全国中医药行业高等教育"十四五"创新教材
长春中医药大学研究生系列创新教材

伤寒证象析要

（供中医学、中西医临床医学等专业用）

主 编　王 军

U0338789

中国中医药出版社
·北 京·

图书在版编目（CIP）数据

伤寒证象析要／王军主编 . —北京：中国中医药
出版社，2023.4（2023.6重印）
全国中医药行业高等教育"十四五"创新教材
ISBN 978-7-5132-7829-4

Ⅰ. ①伤…　　Ⅱ. ①王…　　Ⅲ. ①《伤寒论》-研究-中
医学院-教材　　Ⅳ. ①R222. 29

中国版本图书馆 CIP 数据核字（2022）第 175432 号

中国中医药出版社出版

北京经济技术开发区科创十三街 31 号院二区 8 号楼
邮政编码　100176
传真　010-64405721
河北品睿印刷有限公司印刷
各地新华书店经销

开本 787×1092　1/16　印张 14　字数 307 千字
2023 年 4 月第 1 版　2023 年 6 月第 2 次印刷
书号　978-7-5132-7829-4

定价　53. 00 元
网址　www. cptcm. com

服 务 热 线　010-64405510
购 书 热 线　010-89535836
维 权 打 假　010-64405753

微信服务号　zgzyycbs
微商城网址　https://kdt. im/LIdUGr
官 方 微 博　http://e. weibo. com/cptcm
天猫旗舰店网址　https://zgzyycbs. tmall. com

如有印装质量问题请与本社出版部联系（010-64405510）

全国中医药行业高等教育"十四五"创新教材
长春中医药大学研究生系列创新教材

编纂委员会

总 主 编 邱智东

副总主编 徐晓红 李瑞丽 赵 雷

编 委（按姓氏笔画排序）

王 军　王昕晔　王富春

关树光　孙 聪　贡济宇

苏 鑫　李 璐　宋 岩

张文风　张红石　张茂云

陈 新　岳冬辉　周秀玲

胡亚男　姜 爽　姚 新

聂海洋　梁伍今　温红娟

学术秘书 蒋海琳 路方平

前　言

　　教材建设是课程建设和人才培养的基础保障，教育部、国家发展改革委、财政部发布《关于加快新时代研究生教育改革发展的意见》（教研〔2020〕9号），《意见》指出："研究生教育肩负着高层次人才培养和创新创造的重要使命，是国家发展、社会进步的重要基石，是应对全球人才竞争的基础布局。"这为我们明确了要加强课程教材建设，规范核心课程设置，打造精品示范课程，编写遴选优秀教材，从而提升研究生课程的教学质量。在不断优化课程体系的同时，须创新教学方式，突出创新能力的培养。同时，在课程中融入思想政治教育内容，更加有利于提升研究生思想政治的教育水平。

　　长春中医药大学研究生系列创新教材涵盖了本校硕士研究生一级学科课程、二级学科课程和选修课程。本系列创新教材将长久积淀的学科优势、教学经验呈现其中，注重传承与创新相结合。在组建编纂委员会的过程中，我们邀请了相应学科领域的资深专家对教材内容进行审读，共设置了《内经理论与临床运用》《伤寒证象析要》《金匮要略方证辨析》《温病条辨精选原文评析》《温疫经方案例学》《中医健康管理理论与实践》《中医器械学》《中药化学专论》《中药分析学专论》《高级健康评估》《循证护理学》《卫生事业管理学理论与实践》《预防医学理论与方法》《生物化学与分子生物学》14本分册，编写过程中突出以下"五性"特色。

　　1. 科学性：力求编写内容符合客观实际，概念、定义、论点正确。

　　2. 实用性：本系列创新教材主要针对硕士研究生，编写的内容符合实际需求。

　　3. 先进性：医学是一门不断更新的学科，本系列创新教材的编写过程中尽可能纳入最新的科学技术，避免理论与实际脱节。

4. 系统性：充分考虑各学科的联系性，注意衔接性、连贯性及渗透性。

5. 启发性：引导硕士研究生在学习过程中不断发现问题、解决问题，更好地体现教材的创新性。

本系列创新教材在编写过程中得到了中国中医药出版社的大力支持，编写过程中难免有不足之处，敬请广大师生提出宝贵意见，以便修订时提高。

长春中医药大学研究生系列创新教材编纂委员会

2021 年 9 月

编写说明

《伤寒论》是中医经典著作之一，也是中医临床诊疗的奠基之作，因而是历代中医教育的核心。自开办中医药高等教育以来，《伤寒论》一直是中医药院校的核心课程，既是中医基础与临床之间的桥梁课，也是中医临床技能的提高课。

本教材是长春中医药大学研究生校本教材之一，由基础医学院伤寒教研室全体教师编写而成。由于研究生教育与本科教育不同，对学生的中医思维、临床能力和科研能力有了新的要求，不宜再重复本科教材的框架与内容，避免造成学习内容雷同等问题。因此对教学方法、教学目标、教学内容及教材选用，都有了新的要求。本教材的编写也是对研究生教学工作的一次探索与创新。

本教材的编写思路并未参照国内同类课程中现有的本科、研究生等阶段教材编写方式与体例，创造性地根据学生原有基础、未来临床科研等方面需要及本课程学术内涵的历史传承规律，以《伤寒论》中最常出现的 28 个主证为纲要，对原著条文和相应经方予以总结归纳，并甄选历代《伤寒论》学者注释以增进读者对条文的理解，提高其中医思维能力。

本教材的原文，以明·赵开美复刻本《伤寒论》为蓝本，并参照刘渡舟教授等点校的《伤寒论校注》。为培养学生的古籍阅读能力及体现《伤寒论》本义，故原文采用繁体。

本教材具有以下特点：

一、体现中医经典地位

本教材所体现的教学方法、教学内容与教学目标都紧密围绕经典原文，解析形式以历代伤寒注家论点为参考。侧重发挥授课教师主观能动性，注重学生自主学习能力和中医思维的培养。

二、创立独特编写体例

为避免与本科阶段教学内容相重复，教材以"证"为线索和条文方药的分类依据。在原文诸多主证之中选取临床中最为常见且最具代表性的见证，并借助宋代医家许叔微《伤寒百证歌》等文献著作作为选证依据，确保本教材的传承性与前瞻性。

三、突出培养临床能力

本教材的知识结构尊重中医人才培养规律、充分体现中医思维，使学生们对经典的印象不止停留于原文内容，而是通过对"证"的认识再次学习经典、理解经典，从而运用经典。《伤寒论》原文距今年代久远，大多数同学难以迅速致用。以"证"为主线的经典教学方式可以成为中医经典到现代临床的一座桥梁，使同学们学有所得、得有所用。

希望本教材的出版，能够对中医药院校研究生教育教学的发展和中医药人才的培养产生积极的推动作用。

需要说明的是，尽管编者们在编写过程中殚精竭虑，但仍可能有疏漏错误之处，恳请同道专家及使用本教材的师生提出宝贵意见，以便再版时修订完善。

《伤寒证象析要》编委会

2022 年 6 月

目 录

第一章 发 热 ▷▷▷▷

发热者，谓怫怫然发于皮肤之间，熇熇然散而成热者是也。《伤寒论》中所述发热，可分为六种：若表热在太阳，有汗，属于营卫失和的可用桂枝汤；无汗，属于卫闭营郁的可用麻黄汤。若里热在阳明，属于邪热炽盛，充斥内外的可以选用白虎汤；属于燥屎内结，阳明热实可以选用承气汤。若里热在少阴，同时兼见表证发热，可用麻黄细辛附子汤；里热在少阴，属于阳虚阴盛之发热，可选用通脉四逆汤。

第一节 桂枝汤证

本节主要论述风寒外袭，卫阳浮盛以抗邪，卫外不固，营阴外泄，营卫失调之发热证治。

【原文】

太陽中風，陽浮而陰弱，陽浮者，熱自發，陰弱者，汗自出，嗇嗇惡寒，淅淅惡風，翕翕發熱，鼻鳴乾嘔者，桂枝湯主之。(12)

桂枝湯方

桂枝三兩（去皮）　芍藥三兩　甘草二兩（炙）　生薑三兩（切）　大棗十二枚（擘）

上五味，㕮咀三味，以水七升，微火煮取三升，去滓，適寒溫，服一升。服已須臾，歠熱稀粥一升餘，以助藥力。溫覆令一時許，遍身漐漐微似有汗者益佳，不可令如水流漓，病必不除。若一服汗出病差，停後服，不必盡劑。若不汗，更服依前法。又不汗，後服小促其間。半日許，令三服盡。若病重者，一日一夜服，周時觀之。服一劑盡，病證猶在者，更作服。若汗不出，乃服至二三劑。禁生冷、黏滑、肉麵、五辛、酒酪、臭惡等物。

【名家选注】

成无己曰：阳以候卫，阴以候荣。阳脉浮者，卫中风也；阴脉弱者，荣气弱也。风并于卫，则卫实而荣虚，故发热汗自出也。经曰：太阳病，发热汗出者，此为荣弱卫强者是也。嗇嗇者，不足也，恶寒之貌也。淅淅者，洒淅也，恶风之貌也。卫虚则恶风，荣虚则恶寒，荣弱卫强，恶寒复恶风者，以自汗出，则皮肤缓，腠理疏，是亦恶风也。翕翕者，熇熇然而热也，若合羽所覆，言热在表也。鼻鸣干呕者，风壅而气逆也。与桂枝汤和荣卫而散风邪也。（《注解伤寒论》）

吕震名曰：卫强故阳脉浮，营弱故阴脉弱，卫本行脉外，又得风邪相助，则其气愈外浮。阳主气，风为阳邪，阳盛则气易蒸，故阳浮者热自发也。营本行脉内，更与卫气不谐，则其气愈内弱，阴主血，汗为血液，阴弱则液易泄，故阴弱者汗自出也。啬啬恶寒，内气虚也；淅淅恶风，外体疏也；恶寒未有不恶风，恶风未有不恶寒，二者相因，所以经文互言之。翕翕发热，乃就皮毛上之形容。鼻鸣，阳邪壅也，干呕，阳气逆也，太阳中风之病状如此。谛寀此证，宜用上方，凡欲用仲景方，先须辨证也。（《伤寒寻源》）

第二节　麻黄汤证

本节主要论述风寒外束，卫阳被遏，营阴郁滞，肺气失宣之发热证治。

【原文】

太陽病，頭痛發熱，身疼腰痛，骨節疼痛，惡風無汗而喘者，麻黃湯主之。（35）

麻黃湯方

麻黃三兩（去節）　桂枝二兩（去皮）　甘草一兩（炙）　杏仁七十箇（去皮尖）

上四味，以水九升，先煮麻黃，減二升，去上沫，內諸藥，煮取二升半，去滓，溫服八合。覆取微似汗，不須歠粥，餘如桂枝法將息。

【名家选注】

成无己曰：此太阳伤寒也，寒则伤荣，头痛、身疼、腰痛，以至牵连骨节疼痛者，太阳经，荣血不利也。《内经》曰：风寒客于人，使人毫毛毕直，皮肤闭而为热者，寒在表也，风并于卫，卫实而荣虚者，自汗出，而恶风寒也，寒并于荣，荣实而卫虚者，无汗而恶风也，以荣强卫弱，故气逆而喘，与麻黄汤以发其汗。（《注解伤寒论》）

第三节　白虎汤证

本节主要论述阳明无形邪热炽盛，充斥内外之发热证治。

【原文】

傷寒脈浮滑，此以表有熱，裏有寒，白虎湯主之。（176）

白虎湯方

知母六兩　石膏一斤（碎）　甘草二兩（炙）　粳米六合

上四味，以水一斗，煮米熟湯成，去滓，溫服一升，日三服。

臣億等謹按：前篇云：熱結在裏，表裏俱熱者，白虎湯主之。又云：其表不解，不可與白虎湯。此云脈浮滑，表有熱，裏有寒者，必表裏字差矣。又陽明一證云：脈浮遲，表熱裏寒，四逆湯主之。又少陰一證云：裏寒外熱，通脉四逆湯主之。以此表裏自差，明矣。《千金翼》云白通湯，非也。

【名家选注】

柯琴曰：此条论脉而不及证，因有白虎汤证，而推及其脉也，勿只据脉而不审其证。脉浮而滑为阳，阳主热。《内经》云：脉缓而滑曰热中。是浮为在表，滑为在里，旧本作里有寒者误。此虽表里并言，而重在里热，所谓热结在里，表里似热者也。（《伤寒来苏集》）

吴谦曰：此言伤寒太阳证罢，邪传阳明，表里俱热，而未成胃实之病也。脉浮滑者，浮为表有热之脉，阳明表有热，当发热汗出。滑为里有热之脉，阳明里有热，当烦渴引饮。故曰：表有热，里有热也。此为阳明表里俱热之证，白虎乃解阳明表里俱热之药，故主之也。不加人参者，以其未经汗吐下，不虚故也。（《医宗金鉴》）

第四节 调胃承气汤证

本节主要论述腑实初结，燥热内盛，气滞不甚之发热证治。

【原文】

太陽病三日，發汗不解，蒸蒸發熱者，屬胃也，調胃承氣湯主之。（248）

調胃承氣湯方

甘草二兩（炙） 芒消半升 大黄四兩（清酒洗）

上三味，切，以水三升，煮二物至一升，去滓，内芒消，更上微火一二沸，温頓服之，以調胃氣。

【名家选注】

汪琥曰：此条言太阳病不可拘以日数，但见属胃之证，即可下也。有如太阳病方三日，曾发过汗矣，其不解者，非表邪不解，乃病热不能解也。太阳病止翕翕发热，明知其热在外，今变而为蒸蒸发热，蒸者，熏也，炊也，火气上升之貌。《条辨》云：其热内腾达于外，如蒸炊然，此系太阳之邪转属于胃。经云：已入于腑者，可下而已。与调胃承气汤者，以下证未全具，故大承气中止用硝黄，复加甘草，以调其中，而下其实热也。或曰：太阳病暂三日，胃中何由而实？大便何由而硬？余答云：《尚论篇》云：其热蒸蒸，势必致其汗濈濈，汗出过多，则胃中燥实，大便必硬，但下证未急，故用调胃承气汤缓以攻之也。（《伤寒论辨证广注》）

钱潢曰：蒸蒸发热，犹釜甑之蒸物，热气蒸腾，从内达外，气蒸湿润之状，非若翕翕发之在皮肤也。邪在太阳已三日，表证未解，发热恶寒无汗之候，发汗则当热退身凉而解矣，乃邪气不解，反蒸蒸发热，则其身热汗出不恶寒之阳明证已现，邪不在太阳可知矣。而蒸蒸之热，又为热气自内而出，并不在阳明之经，已入阳明之腑，故曰属胃也。邪既入胃，必致热耗津液，故当调和其胃气。谓之调胃者，盖以大黄去胃热而以甘草和胃也。其所以止用调胃者，以未至潮热便硬，故不须攻下。既无潮热便硬等胃实之证，而三日即用调胃者，以邪既入里，必损胃中之津液，且无太阳表证，故不以为早也。（《伤寒溯源集》）

第五节　大承气汤证

本节主要论述燥屎内结，阳明热实之发热证治。

【原文】

病人小便不利，大便乍難乍易，時有微熱，喘冒不能臥者，有燥屎也，宜大承氣湯。（242）

大承氣湯方

大黃四兩（酒洗）　厚朴半斤（炙，去皮）　枳實五枚（炙）　芒消三合

上四味，以水一斗，先煮二物，取五升，去滓，內大黃，更煮取二升，去滓，內芒消，更上微火一兩沸。分溫再服，得下餘勿服。

【名家选注】

钱潢曰：时有微热，潮热之余也。喘者，中满而急也。冒者，热邪不得下泄，气蒸而郁冒也。胃邪实满，喘冒不宁，故不得卧。《经》所谓胃不和则卧不安也。若验其舌苔黄黑，按之痛，而脉实者，有燥屎在内故也，宜大承气汤。（《伤寒溯源集》）

汪琥曰：燥屎结积于下，浊气攻冲于上，以故时有微热。微热者，热伏于内，不得发泄，此比潮热则更深矣。《后条辨》云：浊气乘于心肺，故既冒且喘也。不得卧者，胃有燥热所扰，即《经》云：胃不和则卧不安也。凡此者，皆是有燥屎之征，故云宜大承气汤。（《伤寒论辨证广注》）

第六节　麻黄细辛附子汤证

本节主要论述少阴阳虚兼表之发热证治。

【原文】

少陰病，始得之，反發熱，脉沉者，麻黃細辛附子湯主之。（301）

麻黄细辛附子湯方

麻黃二兩（去節）　細辛二兩　附子一枚（炮，去皮，破八片）

上三味，以水一斗，先煮麻黃，減二升，去上沫，內諸藥，煮取三升，去滓，溫服一升，日三服。

【名家选注】

成无己曰：少阴病，当无热，恶寒；反发热者，邪在表也。虽脉沉，以始得，则邪气未深，亦当温剂发汗以散之。（《注解伤寒论》）

尤怡曰：此寒中少阴之经，而复外连太阳之证。以少阴与太阳为表里，其气相通故也。少阴始得本无热，而外连太阳则反发热，阳病脉当浮而仍紧，少阴则脉不浮而沉，故与附子、细辛，专温少阴之经，麻黄兼发太阳之表，乃少阴经温经散寒，表里兼治之法也。（《伤寒贯珠集》）

徐大椿曰：少阴病三字所该者广，必从少阴诸现证细细详审，然后反发热知为少阴之发热，否则何以知其非太阳、阳明之发热耶？又必候其脉象之沉，然后益知其为少阴无疑也。凡审证皆当如此。附子细辛为少阴温经之药，夫人知之。用麻黄者，以其发热，则邪犹连太阳，未尽入阴，犹可引之外达。不用桂枝而用麻黄者，盖桂枝表里通用，亦能温里，故阴经诸药皆用之。麻黄则专于发表，今欲散少阴始入之邪，非麻黄不可，况已有附子以温少阴之经矣。（《伤寒论类方》）

第七节　通脉四逆汤证

本节主要论述阴寒内盛，格阳于外之发热证治。

【原文】

少阴病，下利清谷，里寒外热，手足厥逆，脉微欲绝，身反不恶寒，其人面色赤，或腹痛，或乾呕，或咽痛，或利止脉不出者，通脉四逆汤主之。（317）

通脉四逆汤方

甘草二两（炙）　附子大者一枚（生用，去皮，破八片）　乾薑三两，强人可四兩

上三味，以水三升，煮取一升二合，去滓，分温再服。其脉即出者愈。面色赤者，加葱九莖；腹中痛者，去葱，加芍藥二两；呕者，加生薑二两；咽痛者，去芍藥，加桔梗一两；利止脉不出者，去桔梗加人參二两。病皆與方相應者，乃服之。

【名家选注】

成无己曰：下利清谷，手足厥逆，脉微欲绝，为里寒。身热，不恶寒，面色赤，为外热。此阴甚于内，格阳于外，不相通也。与通脉四逆汤，散阴通阳。（《注解伤寒论》）

张志聪曰：此言通脉四逆汤治下利清谷，脉微欲绝也。下利清谷，少阴阴寒之证也；里寒外热，内真寒而外假热也。手足厥逆，则阳气外虚；脉微欲绝，则生气内竭。夫内外俱虚，身当恶寒，今反不恶寒，乃真阴内脱，虚阳外浮，故以通脉四逆汤主之。夫四逆汤而曰通者，以倍干姜，土气温和，又主通脉也。（《伤寒论集注》）

第二章　潮　热 ▷▷▷▷

《伤寒明理论》："伤寒潮热，何以明之？若潮水之潮，其来不失其时也。一日一发，指时而发者，谓之潮热。若日三五发者，即是发热，非潮热也。潮热属阳明，必于日晡发者，乃为潮热……故潮热为可下之证。"正常人于日晡时体温较平时稍高，若阳明有热邪则于日晡体温升高更著，因潮热多是阳明实热征象之一。《伤寒论》中所述潮热，有如下几种：燥屎内结，阳明热实的大承气汤证；实热内结，腑气不通的小承气汤证；少阳病连及阳明的小柴胡汤证和柴胡加芒硝汤证；大结胸病兼阳明腑实的大陷胸汤证。由此可见，潮热一症必是病及阳明可确知。

第一节　大承气汤证

本节主要论述燥屎内结，阳明热实之潮热证治。

【原文】

陽明病，脉遲，雖汗出不惡寒者，其身必重，短氣腹滿而喘，有潮熱者，此外欲解，可攻裏也。手足濈然汗出者，此大便已鞕也，大承氣湯主之；若汗多，微發熱惡寒者，外未解也，其熱不潮，未可與承氣湯；若腹大滿不通者，可與小承氣湯，微和胃氣，勿令至大泄下。（208）

【名家选注】

成无己曰：《经》曰：潮热者，实也。其热不潮，是热未成实，故不可便与大承气汤；虽有腹大满不通之急，亦不可与大承气汤，与小承气汤微和胃气。（《注解伤寒论》）

吴人驹曰：若后来见腹满而喘，其热如潮作者，此阳长而阴必消，知其外之寒邪欲解，里之热邪益甚也，故云可攻。（《医宗承启》）

郑重光曰：脉迟、汗出、不恶寒、身重、短气、腹满、喘、潮热，八者皆阳明外邪欲解，乃可攻里。（《伤寒论条辨续注》）

魏荔彤曰：潮热二字，原兼汗出而言，然发热汗出为太阳中风本有者，何以辨之？不知太阳之发热汗出，自是汗，阳明之大热汗出，自是潮。潮者，潮润之谓；汗者，汗漫之谓，各有意象也。目今谚谓潮湿者即此，乃由热气熏蒸郁闷而作，当每年梅雨之时，衣物之间无不潮湿者此也……试觐本篇下条云"太阳病三日，发汗不解，蒸蒸发热者，属胃也"，详蒸蒸之意，潮热之义，不必更质之他人，还质仲师可耳。（《伤寒论本义》）

【原文】

陽明病，潮熱，大便微鞕者，可與大承氣湯，不鞕者不可與之。若不大便六七日，恐有燥屎，欲知之法，少與小承氣湯，湯入腹中，轉矢氣者，此有燥屎也，乃可攻之。若不轉矢氣者，此但初頭鞕，後必溏，不可攻之，攻之必脹滿不能食也。欲飲水者，與水則噦。其後發熱者，必大便復鞕而少也，以小承氣湯和之。不轉矢氣者，慎不可攻也。（209）

【名家选注】

成无己曰：潮热者实，得大便微硬者，便可攻之，若不硬者，则热未成实，虽有潮热，亦未可攻。（《注解伤寒论》）

【原文】

二陽併病，太陽證罷，但發潮熱，手足漐漐汗出，大便難而讝語者，下之則愈，宜大承氣湯。（220）

【名家选注】

成无己曰：本太阳病并于阳明，名曰并病。太阳证罢，是无表证；但发潮热，是热并阳明。一身汗出为热越，今手足漐漐汗出，是热聚于胃也，必大便难而谵语。（《注解伤寒论》）

【原文】

傷寒，若吐、若下後不解，不大便五六日，上至十餘日，日晡所發潮熱，不惡寒，獨語如見鬼狀。若劇者，發則不識人，循衣摸床，惕而不安，微喘直視，脉弦者生，濇者死。微者，但發熱讝語者，大承氣湯主之。若一服利，則止後服。（212）

【名家选注】

程知曰：此言热归阳明谵语之势重者，而详其微剧死生之候也。若吐、若下皆伤胃气，故津液亡而邪热内结也。五六日至十余日不大便，日晡所发潮热不恶寒，至独语如见鬼状，皆谵语之热重者也。其剧者，热甚于内，至正气昏冒而不识人，其手循衣摸床，其筋脉动惕不安，其气微喘，其目直视，五者皆证之至危恶者也，故辨其死生以决之。（《伤寒经注》）

沈金鳌曰：潮热谵狂俱见，症之极重者矣。阅仲景阳明症论中，有单言潮热者，有单言谵语者，有单言发狂者，此条乃独举潮热谵狂而备言之，明乎其症之重，且凭脉以决其生死也。大约病至此，言脉必弦者少，而涩者多，故弦者生句轻，看专重在涩者死句。欲医者于此，急审其脉，或犹见弦象，则犹有下之一法以救之，不然，可勿药也。（《伤寒论纲目》）

【原文】

陽明病，讝語有潮熱，反不能食者，胃中必有燥屎五六枚也；若能食者，但鞕耳。宜大承氣湯下之。（215）

【名家选注】

成无己曰：谵语潮热为胃热，当消谷引食；反不能食者，胃中有燥屎，而胃中实也。若能食者，胃中虚热，虽硬不得为有燥屎。杂病虚为不欲食，实为欲食；伤寒则胃实热甚者，不能食，胃中虚热甚者能食，与杂病为异也。(《注解伤寒论》)

张锡驹曰：阳明病，若谵语潮热而反不能食者，胃满也，胃满故必有燥屎五六枚；若谵语潮热而能食者，肠满也，肠满故但便硬，俱宜大承气汤。(《伤寒论直解》)

第二节　小承气汤证

本节主要论述实热内结，腑气不通之潮热证治。

【原文】

陽明病，讝語發潮热，脉滑而疾者，小承氣湯主之。因與承氣湯一升，腹中轉氣者，更服一升；若不轉氣者，勿更與之。明日又不大便，脉反微濇者，裏虛也，爲難治，不可更與承氣湯也。(214)

小承氣湯方

大黃四兩　厚朴二兩（炙，去皮）　枳實三枚（大者，炙）

上三味，以水四升，煮取一升二合，去滓，分溫二服。初服湯當更衣，不爾者盡飲之，若更衣者，勿服之。

【名家选注】

尤怡曰：谵语发潮热，胃实之征也。脉滑而疾，则与滑而实者差异矣，故不与大承气而与小承气也。(《伤寒贯珠集》)

吴谦曰：阳明病，谵语，潮热，脉滑而疾者，是可攻之证脉也。然无濈濈然之汗出与小便数、大便鞕燥实等证，则不可骤然攻之，宜先与小承气汤一升试之。若腹中转失秽气，则知肠中燥屎已鞕，以药少未能遽下，所转下者，但屎之气耳。(《医宗金鉴》)

舒诏曰：谵语发潮热，阳明腑证审矣。再验其舌胎干燥，恶热喜冷，则径投大承气急下可也，又何必小承气试之又试为哉？若脉反微涩者，则微为阳虚，涩为液竭，方中宜加参附以补阳气，归地以助阴精，此又法中之法也。(《伤寒集注》)

第三节　小柴胡汤证

本节主要论述少阳不和兼阳明热郁之潮热证治。

【原文】

陽明病，發潮热，大便溏，小便自可，胸脇满不去者，與小柴胡湯。(229)

小柴胡湯方

柴胡半斤　黃芩三兩　人參三兩　半夏半升（洗）　甘草（炙）　生薑（切）各三兩　大棗十二枚（擘）

上七味，以水一斗二升，煮取六升，去滓，再煎取三升，温服一升，日三服。若胸中烦而不呕者，去半夏、人参，加栝楼实一枚；若渴，去半夏，加人参合前成四两半、栝楼根四两；若腹中痛者，去黄芩，加芍药三两；若胁下痞鞕，去大枣，加牡蛎四两；若心下悸、小便不利者，去黄芩，加茯苓四两；若不渴、外有微热者，去人参，加桂枝三两，温覆微汗愈；若欬者，去人参、大枣、生姜，加五味子半升、乾姜二两。

【名家选注】

方有执曰：潮热，少阳阳明之涉疑也。大便溏，小便自可，胃不实也；胸胁满不去，则潮热仍属少阳明矣，故须仍从小柴胡。(《伤寒论修辨》)

王肯堂曰：阳明为病，胃家实是也，今便溏而言阳明病者，谓有阳明外证，身热汗出，不恶寒反恶热之病也。(《伤寒准绳》)

柯琴曰：潮热已属阳明，然大便溏而小便自可，未为胃实。胸胁苦满，便用小柴胡和之，热邪从少阳而解，不复入阳明矣。此是阳明少阳合病，若谓阳明传入少阳，则谬矣。(《伤寒论注》)

【原文】

陽明中風，脉弦浮大而短氣，腹都滿，脇下及心痛，久按之氣不通，鼻乾不得汗，嗜臥，一身及目悉黄，小便難，有潮熱，時時噦，耳前後腫，刺之小差，外不解，病過十日，脉續浮者，與小柴胡湯。(231)

【名家选注】

程知曰：阳明脉大，而兼浮弦，则是太阳、少阳之邪惧未解也……有潮热，邪入阳明之里也；时时哕，邪气盛而正气不得通也。(《伤寒经注》)

张锡驹曰：有潮热者，随旺时而热也。(《伤寒论直解》)

第四节　柴胡加芒硝汤证

本节主要论述邪犯少阳，兼阳明里实，燥热较甚，正气偏虚之潮热证治。

【原文】

傷寒，十三日不解，胸脇滿而嘔，日晡所發潮熱，已而微利，此本柴胡證，下之以不得利，今反利者，知醫以丸藥下之，此非其治也。潮熱者，實也，先宜服小柴胡湯以解外，後以柴胡加芒消湯主之。(104)

柴胡加芒消湯方

柴胡二兩十六銖　黄芩一兩　人参一兩　甘草一兩（炙）　生薑一兩（切）
半夏二十銖（本云五枚，洗）　大棗四枚（擘）　芒消二兩

上八味，以水四升，煮取二升，去滓，内芒消，更煮微沸，分温再服，不解更作。

臣億等謹按：《金匱玉函》方中無芒消。別一方云，以水七升，下芒消二合，

大黄四两，桑螵蛸五枚，煮取一升半，服五合，微下即愈。本云柴胡再服，以解其外，馀二升加芒消、大黄、桑螵蛸也。

【名家选注】

成无己曰：伤寒十三日，再传经尽，当解之时也。若不解，胸胁满而呕者，邪气犹在表里之间，此为柴胡汤证；若以柴胡汤下之，则更无潮热自利。医反以丸药下之，虚其肠胃，邪气乘虚入腑，日晡所发潮热，热已而利也。潮热虽为热实，然胸胁之邪未已，故先与小柴胡汤以解外，后以柴胡加芒硝以下胃热。（《注解伤寒论》）

钱潢曰：前所谓潮热者，胃实也，胃邪虽实，奈少阳半表之邪未去，当先用小柴胡汤以解外邪，然后再以柴胡加入芒硝下之，则胃中之热邪亦解，所胃和则愈也。（《伤寒溯源集》）

张锡驹曰：阳明司阖而主胸，少阳司枢而主胁，胸胁满而呕者，阳明之阖不得少阳之枢以外出也。日晡而阳气衰，阳明之所主也，日晡所发潮热者，阳明气旺，如潮汐之来而不失其时也。阳明气机下陷，故已而微利。此本柴胡症，下之而不得利，今反微利者，知医以丸下之，丸缓留中，不得外出，非其治也。潮热者，阳明气实也，先宜小柴胡以解太阳之邪于外，复以柴胡加芒硝以解阳明之邪于内。（《伤寒论直解》）

吴谦曰：凡伤寒过经不解，热解转属胃腑者多，皆当下之。今伤寒十三日不解，过经，胸胁满而呕，日晡所发潮热，已而微利，此本大柴胡证也。下之而不通利，今反利者，询知为医以丸药迅下之，非其治也。迅下则水虽去而燥者仍存，恐医以下后之利为虚，故复指曰潮热者，实也，是可再下者也。但胸胁之邪未已，故先宜小柴胡汤以解少阳之外，复以小柴胡汤加芒硝，以下少阳之里。不用大黄而加芒硝者，因里不急，且经迅下，唯欲其软坚润燥耳，是又下中兼和之意也。（《医宗金鉴》）

第五节　大陷胸汤证

本节主要论述水热互结于心下胸胁之潮热证治。

【原文】

太阳病，重發汗而復下之，不大便五六日，舌上燥而渴，日晡所小有潮热，從心下至少腹鞕满而痛不可近者，大陷胸汤主之。（137）

大陷胸汤方

大黄六两（去皮）　芒消一升　甘遂一錢匕

上三味，以水六升，先煮大黄取二升，去滓，内芒消，煮一两沸，内甘遂末，温服一升，得快利，止後服。

【名家选注】

成无己曰：重发汗而复下之，则内外重亡津液而邪热内结，致不大便五六日，舌上燥而渴也。日晡潮热者属胃，此日晡小有潮热，非但在胃。（《注解伤寒论》）

方有执曰：此明结胸有阳明内实疑似之辨。晡，日加申时也。小有，言微觉有也。

盖不大便燥渴，日晡潮热，从心下至少腹硬满而痛，皆似阳明内实而涉疑，且变因又同，唯小有潮热不似阳明之甚，可以辨差分。苟非义精见切，鲜有不致误者，所以阳明必以胃家实为正，而凡有一毫太阳证在，皆不得入阳明例者，亦以此也。（《医宗金鉴》）

钱潢曰：日晡，未申之时也。所者，即书云多历年所之所也。不大便，舌上燥渴，日晡潮热，皆阳明证也。潮热而曰小有，则未离太阳而已入阳明矣，故不似全入阳明之甚也。邪在太阳而陷入，则结于胸；邪入阳明而归里则实于胃。（《伤寒溯源集》）

郑重光曰：此明结胸有阳明内实疑似之辨。晡，申时也。小有，似觉有也。不大便燥渴，日晡潮热，皆似阳明内实，唯小有寒热，不似阳明之大热，而阳明又不似此硬满大痛，因以辨其为太阳结胸兼阳明之内实也。（《伤寒论条辨续注》）

第三章　往来寒热 ▷▷▷▷

寒而热，热而寒，寒热相因不已，故名曰往来寒热。往来寒热之证为正邪分争于表里之间，正胜热势外达则发热，邪胜热郁不发则恶寒。正邪分争，消长变化，寒热交替，休作有时，是为往来寒热。"往来寒热"在《伤寒论》中多有出现，如表郁日久，邪正皆微的桂枝麻黄各半汤与桂枝二麻黄一汤；邪犯少阳，枢机不利的小柴胡汤；热结少阳阳明，腑实内结的大柴胡汤；枢机不利，水饮内结的柴胡桂枝干姜汤证，等等。此外，邪犯少阳，连及脾胃、厥热来复等也可引起寒热往来，需细细琢磨。

第一节　桂枝麻黄各半汤证

本节主要论述表郁日久，邪轻证轻之往来寒热证治。

【原文】

太陽病，得之八九日，如瘧狀，發熱惡寒，熱多寒少，其人不嘔，清便欲自可，一日二三度發。脉微緩者，爲欲愈也；脉微而惡寒者，此陰陽俱虛，不可更發汗、更下、更吐也；面色反有熱色者，未欲解也，以其不能得小汗出，身必痒，宜桂枝麻黄各半湯。(23)

桂枝麻黄各半湯方

桂枝一兩十六銖（去皮）　芍藥　生薑（切）　甘草（炙）　麻黄（去節）各一兩　大棗四枚（擘）　杏仁二十四枚（湯浸，去皮尖及兩仁者）

上七味，以水五升，先煮麻黄一二沸，去上沫，内諸藥，煮取一升八合，去滓，温服六合。本云桂枝湯三合，麻黄湯三合，并爲六合，頓服。將息如上法。

臣億等謹按：桂枝湯方，桂枝、芍藥、生薑各三兩，甘草二兩，大棗十二枚。麻黄湯方，麻黄三兩，桂枝二兩，甘草一兩，杏仁七十箇。今以算法約之，二湯各取三分之一，即得桂枝一兩十六銖，芍藥、生薑、甘草各一兩，大棗四枚，杏仁二十三箇零三分枚之一，收之得二十四箇，合方。詳此方乃三分之一，非各半也，宜云合半湯。

【名家选注】

成无己曰：里不和者，呕而利，今不呕，清便自调者，里和也。寒热间日发者，邪气深也；日一发者，邪气复常也；日再发者，邪气浅也；日二三发者，邪气微也。《内经》曰：大则邪至，小则平。言邪甚则脉大，邪少则脉微，今日数多而脉微缓者，是邪气微缓也，故云欲愈。脉微而恶寒者，表里俱虚也。阳，表也，阴，里也。脉微为里虚，恶寒为表虚，以表里俱虚，故不可更发汗、更下、更吐也。阴阳俱虚，则面色青白，反有热色者，表未解也。热色为赤色也。得小汗则和。不得汗，则得邪气外散皮肤而为痒也，与桂枝麻黄各半汤，小发其汗，以除表邪。（《注解伤寒论》）

方有执曰：一日二三度发，乃邪居浅近，则往来易及而频数，故脉亦微缓，而谓为欲愈也。脉微而恶寒以下，重以不得解者言而出其治也。阴言后，阳言前，俱虚，故禁攻也。更，再也。不可汗，已过表也。不可吐下，未见有里也。热色，阳浮外薄也。然阳虽外薄，以阴寒持之而不能散，所以小汗亦不能得出，气郁而痒也。桂枝麻黄各半汤者，总风寒而两解之之谓也。（《伤寒论条辨》）

第二节 桂枝二麻黄一汤证

本节主要论述表郁日久，正微邪微之往来寒热证治。

【原文】

服桂枝湯，大汗出，脉洪大者，與桂枝湯如前法。若形似瘧，一日再發者，汗出必解，宜桂枝二麻黄一湯。（25）

桂枝二麻黄一湯方

桂枝一兩十七銖（去皮）　芍藥一兩六銖　麻黄十六銖（去節）　生薑一兩六銖（切）　杏仁十六個（去皮尖）　甘草一兩二銖（炙）　大棗五枚（擘）

上七味，以水五升，先煮麻黄一二沸，去上沫，內諸藥，煮取二升，去滓，溫服一升，日再服。本云：桂枝湯二分，麻黄湯一分，合爲二升，分再服。今合爲一方，將息如前法。

臣億等謹按：桂枝湯方，桂枝、芍藥、生薑各三兩，甘草二兩，大棗十二枚。麻黄湯方，麻黄三兩，桂枝二兩，甘草一兩，杏仁七十箇。今以算法約之，桂枝湯取十二分之五，即得桂枝、芍藥、生薑各一兩六銖，甘草二十銖，大棗五枚。麻黄湯取九分之二，即得麻黄十六銖，桂枝十銖三分銖之二，收之得十一銖，甘草五銖三分銖之一，收之得六銖，杏仁十五箇九分枚之四，收之得十六箇。二湯所取相合，即共得桂枝一兩十七銖，麻黄十六銖，生薑、芍藥各一兩六銖，甘草一兩二銖，大棗五枚，杏仁十六箇，合方。

【名家选注】

柯琴曰：然服桂枝后大汗，仍可用之更汗，非若麻黄之不可复用也。即大汗出后，脉洪大，大烦渴，是阳邪内陷，不是汗多亡阳。此大汗未止，内不烦渴，是病犹在表，桂枝症未罢，当仍与之，乘其势而更汗之，汗自漐漐，邪不留矣。是法也，可以发汗，汗生于谷也。即可以止汗，精胜而邪却也。若不用此法，使风寒乘汗客于玄府，必复恶寒发热如疟状，然疟发作有时，日不再发，此则风气留其处，故曰再发耳。必倍加桂枝

以解肌，少与麻黄以开表，所谓奇之不去则偶之也。(《伤寒论注》)

陈念祖曰：服桂枝汤取微似有汗者佳，若逼取大汗流漓而出，病反不除，其脉势必变浮缓而为洪大者，察其桂枝证未罢，当仍与桂枝汤，如前啜粥令微似汗之法。是法也，可以发汗，汗生于谷也，即可以止汗，精胜而邪却也，凡系肌腠之病，宜无不愈矣。若犹未能即愈，寒热往来，其形如疟，但疟有定时，而此则作止无常，日再发而与疟分别者，不独肌病，兼见表病，表病汗出必解，宜桂枝二麻黄一汤，此服桂枝后少加麻黄之一法。(《伤寒论浅注》)

第三节　小柴胡汤证

本节主要论述邪犯少阳，胆火内郁，枢机不利之往来寒热证治。

【原文】

伤寒五六日中风，往来寒热，胸胁苦满，嘿嘿不欲饮食，心烦喜呕，或胸中烦而不呕，或渴，或腹中痛，或胁下痞鞕，或心下悸，小便不利，或不渴，身有微热，或欬者，小柴胡汤主之。(96)

【名家选注】

成无己曰：邪在表则寒，邪在里则热。今邪在半表半里之间，未有定处，是以寒热往来也。邪在表，则心腹不满，邪在里，则心腹胀满。今止言胸胁苦满，知邪气在表里之间，未至于心腹满，言胸胁苦满，知邪气在表里也。默默，静也。邪在表，则呻吟不安，邪在里，则烦闷乱。《内经》曰：阳入之阴则静。默默者，邪方自表之里，在表里之间也。邪在表则能食，邪在里则不能食，不欲食者，邪在表里之间，未至于必不能食也。邪在表，则不烦不呕，邪在里，则烦满而呕，烦喜呕者，邪在表方传里也。邪初入里，未有定处，则所传不一，故有或为之证。有柴胡证，但见一证便是，即是此或为之证。(《注解伤寒论》)

方有执曰：伤寒五六日，中风，往来寒热，互文也。言伤寒与中风当五六日之时，皆有此往来寒热以下之证也。五六日，大约言也。往来寒热者，邪入躯壳之里，脏腑之外，两夹界之隙地，所谓半表半里，少阳所主之部位。故入而并于阴则寒；出而并于阳则热；出入无常，所以寒热间作也。胸胁苦满者，少阳之脉循胸络胁，邪凑其经，伏饮搏聚也。默，静也。胸胁既满，谷不化消，所以静默不言，不需饮食也。心烦喜呕者，邪热伏饮搏胸胁者，涌而上逆也。或为诸证者，邪之出入不常，所以变动不一也。(《伤寒论条辨》)

柯琴曰：言往来寒热有三义。少阳自受寒邪，阳气衰少，既不能退寒，又不能发热，至五六日郁热内发，始得与寒气相争而往来寒热，一也。若太阳受寒，过五六日阳气始衰，余邪未尽，转属少阳而往来寒热，二也。风为阳邪，少阳为风脏，一中于风，便往来寒热，不必五六日而始见，三也。少阳脉循胸胁，邪入其经，故苦满；胆气不舒，故默默；木邪犯土，故不欲饮食；相火内炽，故心烦；邪正相争，故喜呕。盖少阳为枢，不全主表，不全主里，故六证皆在表里之间。仲景本意重半里，而柴胡所主又在

半表，故少阳证必见半表，正宜柴胡加减，如悉入里，则柴胡非其任矣。故小柴胡称和解表里之主方。（《伤寒论注》）

【原文】

婦人中風，七八日續得寒熱，發作有時，經水適斷者，此屬熱入血室，其血必結，故使如瘧狀，發作有時，小柴胡湯主之。（144）

【名家选注】

卢之颐曰：妇人中风七八日，再环未半，经水适断，续得寒热，发作有时者，此风乘断罅，入淫血室，乘热乃结，犹未离乎本性之动定，故使如疟状，而休作有时也，小柴胡转枢牡开阖与得其平，则入者出，出者入矣。（《仲景伤寒论疏钞金铮》）

周扬俊曰：续得寒热至中风七八日，此邪已传少阳经，而经水适断。此经不应断而断，明系与邪合归血室，则其血因热而断，亦因热而结矣。热与血结，邪不得去，遂令寒热发作，有如疟状，故当用柴胡汤提出其邪，庶和解于表里之间也。或以小柴胡气分药也，何由入于阴分而出其邪耶？盖血系冲脉，系于肝也，而少阳属胆，胆亦附于肝，柴胡能解肝胆之邪，岂独不解冲脉之邪耶？（《伤寒论三注》）

【原文】

本太陽病不解，轉入少陽者，脇下鞕滿，乾嘔不能食，往來寒熱，尚未吐下，脉沉緊者，與小柴胡湯。（266）

【名家选注】

成无己曰：太阳转入少阳，是表邪入于里。胁下硬满，不能食，往来寒热者，邪在半表半里之间。若已经吐下，脉沉紧者，邪陷入腑为里实；尚未经吐下，而脉沉紧，为传里虽深，未全入腑，外犹未解也，与小柴胡汤以和解之。（《注解伤寒论》）

卢之颐曰：本太阳病不解，转入少阳者，此以经入经，部署形层，亦统归乎枢键矣。胁下满者，以其经循胁里，出气街，其直者，复过胁下，合髀厌中，固应经脉之中节病，正所以验中枢之呈象也。干呕不能食，往来寒热者，悉属不出入，不上下，不内外，不阴阳，不输纳，皆枢病也。（《仲景伤寒论疏钞金铮》）

张志聪曰：此太阳受病而转入少阳也。胁下者，少阳所主之分部，病人少阳枢转不得，故胁下硬满。干呕不能食者，上下之气不和也；往来寒热者，开阖之机不利也。如吐下而脉沉紧，则病入于阴。今尚未吐下，中土不虚，脉沉紧者，乃太阳本寒内与少阳火热相搏，故与小柴胡汤从枢转而达太阳之气于外也。（《伤寒论集注》）

第四节　大柴胡汤证

本节主要论述少阳枢机不利，阳明腑实结聚之往来寒热证治。

【原文】

傷寒十餘日，熱結在裏，復往來寒熱者，與大柴胡湯；但結胸，無大熱者，此爲水結在胸脇也，但頭微汗出者，大陷胸湯主之。（136）

大柴胡湯方

柴胡半斤　黃芩三兩　芍藥三兩　半夏半升（洗）　生薑五兩（切）　枳實四枚（炙）　大棗十二枚（擘）

上七味，以水一斗二升，煮取六升，去滓，再煎，溫服一升，日三服。一方加大黃二兩。若不加，恐不爲大柴胡湯。

【名家选注】

程应旄曰：胸分为清阳所主，阳乃无形之气，气蒸则为津为液，所谓上焦如雾者是也。邪结于此，则津液不复流布，雾气凝而为水，水得热搏则成邪液，清变为浊，填实于胸胁之间，是为结胸。但头微汗出，则知水气上蒸使然，此则大陷胸汤从高达下为合法，与大柴胡汤两解表里之法迥殊。（《伤寒论后条辨》）

钱潢曰：此亦太阳失治之结胸也，言寒伤营证而不以麻黄汤汗解，至十日之久，其邪虽未尽入，而郁热之邪，已内结于里而为结胸，似可攻之证矣。复往来寒热如柴胡汤证，是半表之邪犹未下也。表里皆有邪，未可以大陷胸汤攻之，以陷胸但能攻在里之热邪，而不能解散表邪也，故以大柴胡汤两解之。若但结胸而身无大热者，其邪不在表可知，此但因热结在里，胃气不行，水饮留结于胸胁，乃可攻之候也。犹必但头汗出者，然后知其身虽大热，而邪气不在阴经，阳邪但在上焦阳分，为结邪所隔，不得下达，水液留蓄，亦不得下走，故以大陷胸汤主之。（《伤寒溯源集》）

唐宗海曰：热结在里则似结胸矣，使不往来寒热，而但见烦痛大热等证，便当用大陷胸汤。今复有往来寒热，则热邪虽陷于胸中，而正气尚欲达于身外也，宜用大柴胡汤，有大黄以夺其结热，有柴胡汤以达其正气，为表里两解之法。若但结胸，无往来寒热之证，且无陷胸等烦躁之大热证者，此为水结在胸胁间，非热结也。使纯是水则火不上蒸，无头汗矣，便不得用大陷胸矣。乃虽无大热而尚有热，虽火不结而尚能上蒸为头汗出，则不但水结，尚兼火证矣。故宜以陷胸汤，夺去其水，兼泻其火。（《伤寒论浅注补正》）

第五节　柴胡桂枝干姜汤证

本节主要论述少阳枢机不利，水饮内结之往来寒热证治。

【原文】

傷寒五六日，已發汗而復下之，胸脇滿微結，小便不利，渴而不嘔，但頭汗出，往來寒熱，心煩者，此爲未解也，柴胡桂枝乾薑湯主之。（147）

柴胡桂枝乾薑湯方

柴胡半斤　桂枝三兩（去皮）　乾薑二兩　栝樓根四兩　黃芩三兩　牡蠣二兩（熬）　甘草二兩（炙）

上七味，以水一斗二升，煮取六升，去滓，再煎取三升，溫服一升，日三服，初服微煩，復服汗出便愈。

【名家选注】

方有执曰：胸，太阳阳明也；胁，少阳也。小便不利，太阳之膀胱不清也。渴而不呕，阳明之胃热而气不逆也；头汗出者，三阳之邪热甚于上而气不下行也；往来寒热心烦者，少阳半表半里之邪出入不常也。柴胡黄芩，主除往来之寒热，桂枝甘草，和解未罢之表邪；牡蛎干姜，咸以软其结，辛以散其满；栝蒌根者，苦以滋其渴，凉以散其热。是汤也，亦三阳平解之一法也。（《伤寒论条辨》）

郑重光曰：此少阳证，尚兼太阳，幸下在汗后，邪气不盛，是名微结也。责其病机，实由汗下亡津液，致小便不利，渴而不呕，津液乏而阳虚，故头汗出也。以邪结在经，故尚往来寒热，此则未解之征也。太阳中篇头微汗出，用大陷胸汤，以其热结在里，故从下夺；此头汗出而胸微结，则邪结在经，所以用柴胡桂枝干姜汤也。乃小柴胡汤方中减半夏、人参之助滞，而加桂枝以行太阳，干姜以散满，栝蒌根以滋干，牡蛎以软结。是和里之中，佐以解表之一法也。（《伤寒论条辨续注》）

第六节　其　他

一、邪犯少阳，连及脾胃之往来寒热证治

【原文】

血弱氣盡，腠理開，邪氣因入，與正氣相搏，結於脇下。正邪分爭，往來寒熱，休作有時，嘿嘿不欲飲食。藏府相連，其痛必下，邪高痛下，故使嘔也，小柴胡湯主之。服柴胡湯已，渴者，屬陽明，以法治之。（97）

【名家选注】

成无己曰：人之气血随时盛衰，当月廓空之时，则为血弱气尽，腠理开疏之时也。邪气乘虚，伤人则深。《针经》曰：月廓空，则海水东盛，人血气虚，卫气去，形独居，肌肉减，皮肤缓，腠理开，毛发残，膲理薄，垢落，当是时遇贼风，则其入深者是矣。邪因正虚，自表之里，而结于胁下，与正分争，作往来寒热。默默不欲饮食，此为自外之内。经络与脏腑相连，气随经必传于里，故曰其痛下。痛，一作病。邪在上焦为邪高，邪渐传里为痛下，里气与邪气相搏，逆而上行，故使呕也。与小柴胡汤，以解半表半里之邪。（《注解伤寒论》）

方有执曰：渴亦柴胡或为之一证，然非津液不足，水饮停逆则不渴。或为之渴，寒热往来之暂渴也。今服柴胡汤已毕而渴，则非暂渴。其为热已入胃亡津液而渴可知，故曰属阳明也。（《伤寒论条辨》）

许叔微曰：阴阳交争，故往来寒热。阴气胜，故先寒后热；阳气盛，故先热后寒也。（《伤寒百证歌》）

二、三阳证具，寒热如疟之往来寒热证治

【原文】

病人煩熱，汗出則解，又如瘧狀，日晡所發熱者，屬陽明也。脉實者，宜下之；脉浮虛者，宜發汗。下之與大承氣湯，發汗宜桂枝湯。（240）

【名家选注】

柯琴曰：烦热自汗似桂枝证，寒热如疟似柴胡证。然日晡潮热，斯属阳明，而脉已沉实，确为可下，是承气主证主脉也。当与不大便六七日，互相发明。（《伤寒论注》）

秦之桢曰：似疟者，发作有时而准也。按似疟与潮热，皆不失时候，但热不寒者，名潮热；先寒后热者，名似疟……太阳如疟皆表邪，今日晡发热，此阳明似疟之症。故分脉沉而实，宜下之以大承气；脉若不实而浮，尚是太阳似疟，而以桂枝发汗也。（《伤寒大白》）

章楠曰：邪正相争则烦热，正胜邪却则汗出而解，乃又如疟状而发寒热，其热发于日晡阳明经气旺时，此营卫之邪未净而兼及阳明也，当辨其脉而分治法矣。若脉实者，阳明邪盛而使营卫不和，盖脾胃为营卫之源也，故发热在日晡，同于潮热之腑证，则宜下之，里气通而表亦和矣。若脉浮虚者，邪在营卫，故如疟状，以略兼阳明，而日晡发热，故宜桂枝汤，调营卫以发汗，则邪解也。其言脉实宜下者，既有如疟之表证，亦只可用调胃承气和而下之，故止言承气之法，要人酌宜而用也。（《伤寒论本旨》）

三、厥少热多，阳复太过之往来寒热证

【原文】

傷寒發熱四日，厥反三日，復熱四日，厥少熱多者，其病當愈。四日至七日，熱不除者，必便膿血。（341）

【名家选注】

成无己曰：先热后厥者，阳气邪传里也。发热为邪气在表，至四日后厥者，传之阴也。后三日复传阳经，则复热。厥少则邪微，热多为阳胜，其病为愈。至七日传经尽，热除则愈；热不除者，为热气有余，内搏厥阴之血，其后必大便脓血。（《注解伤寒论》）

吴谦曰：伤寒邪在厥阴，阳邪则发热，阴邪则厥寒，阴阳错杂，互相胜复，故或厥或热也。伤寒发热四日，厥亦四日，是相胜也。今厥反三日，复热四日，是热多厥少，阳胜阴退，故其病当愈也。当愈不愈，热仍不止，则热郁于阴，其后必便脓血也。（《医宗金鉴》）

四、厥多热少，其病为进之往来寒热证

【原文】

傷寒厥四日，熱反三日，復厥五日，其病爲進。寒多熱少，陽氣退，故爲進也。（342）

【名家选注】

程应旄曰：厥阴与少阳，一腑一脏。少阳在三阳为尽，阳尽则阴生，故有寒热之往来；厥阴在三阴为尽，阴尽则阳接，故有寒热之胜复。凡遇此证，不必论其来自三阳，起自厥阴，只论热与厥之多少。热多厥少，知为阳胜；厥多热少，知为阴胜。热在后而不退，则阳过胜，过胜而阴不能复，遂有便血诸热证；厥在后而不退，则阴过胜，过胜而阳不能复，遂有亡阳诸死证。所以调停二者治法，须合乎阴阳进退之机。阳胜宜下，阴胜宜温。（《伤寒论后条辨》）

陈念祖曰：上节言热胜于厥而伤阴，此节言厥胜于热而伤阳也。（《伤寒论浅注》）

第四章　自汗盗汗 ▷▷▷▷

凡汗出非因发散，身无劳作，而自然出者，谓之自汗。盗汗者，睡则汗出，醒则止。《伤寒论》中所述自汗，共有 8 种：营卫不和的桂枝汤证；阳虚漏汗的桂枝加附子汤证；热迫大肠的葛根黄芩黄连汤证；邪热壅肺的麻黄杏仁甘草石膏汤证；阳明热盛的白虎汤证；水停胸胁的十枣汤证；热痞心下，卫阳不足的附子泻心汤证；风湿在表的甘草附子汤证。此外，又有中阳虚燥而汗、亡阳汗出、阳复而汗、风温证自汗出，临证应加以辨别。论中所述盗汗，系因邪欲入，而表未解。总之，汗出于玄府，卫气"肥腠理，司开阖"，人之寐寤亦由卫气之出入。然营卫之气，一阴一阳，阴阳和平，则汗不作。绝非"自汗必属阳虚，盗汗必属阴虚"。

第一节　桂枝汤证

本节主要论述卫外不固，营阴外泄，营卫失调之自汗证治。

【原文】

太陽中風，陽浮而陰弱，陽浮者，熱自發，陰弱者，汗自出，嗇嗇惡寒，淅淅惡風，翕翕發熱，鼻鳴乾嘔者，桂枝湯主之。（12）

【名家选注】

胡嗣超曰：中风者，邪袭太阳，表虚自汗之症也。（《伤寒杂病论》）

周扬俊曰：桂枝血分药也，仲景用以治风伤卫之证者，其义何居？夫营行脉中，卫行脉外，风既伤卫，则卫气疏泄，不能内护其营，而汗因以自出矣。汗者血之液也，苟非以血药直透营分，和营散邪，芍药护营固里，则不但外邪不能即出，且必内入而为府患。然后知和营则外邪出，邪出则卫自密，更不必用固表之药而汗自止矣。（《伤寒论三注》）

柯琴曰：此为仲景群方之魁，乃滋阴和阳，调和营卫，解肌发汗之总方也。凡头痛发热恶风恶寒，其脉浮而弱，汗自出者，不拘何经，不论中风、伤寒、杂病，咸得用此发汗；若妄汗妄下，而表不解者，仍当用此解肌。如所云头痛、发热、恶寒、恶风、鼻鸣干呕等病，但见一症即是，不必悉具，唯以脉弱自汗为主耳。（《伤寒附翼》）

【原文】

病常自汗出者，此爲榮氣和，榮氣和者，外不諧，以衛氣不共榮氣諧和故爾。以榮行脉中，衛行脉外。復發其汗，榮衛和則愈，宜桂枝湯。（53）

【名家选注】

张锡驹曰：卫气者，所以肥腠理，司开阖，卫外而为固也，今不能卫外，故常自汗出，此为荣气和，而卫不和也。卫为阳，荣为阴，阴阳贵乎和合，今荣自和，而卫气不与之和谐，故荣自行于脉中，卫自行于脉外，两不相合，如夫妇之不调也，宜桂枝汤发其汗，调和荣卫之气则愈。（《伤寒论直解》）

【原文】

病人藏無他病，時發熱自汗出而不愈者，此衛氣不和也，先其時發汗則愈，宜桂枝湯。（54）

【名家选注】

程应旄曰：知桂枝汤之功在于和营卫而不专治风，则人病不止于太阳中风，而凡有涉于营卫之病，皆得准太阳中风之一法为之绳墨矣。如病人藏无他病属之里分者，只发热自汗出，时作时止，缠绵日久而不休，此较之太阳中风证之发无止时不同矣。既无风邪则卫不必强，营不必弱，只是卫气不和，致闭固之令有乖。病既在卫，自当治卫，虽药同于中风，服法稍有不同，先其时发汗，使功专于固卫，则汗自敛，热自退而病愈。此不必为太阳中风而桂枝汤可主者一也。（《伤寒论后条辨》）

第二节　桂枝加附子汤证

本节主要论述表证未除，阳气虚弱，阴亦不足之自汗证治。

【原文】

太陽病，發汗，遂漏不止，其人惡風，小便難，四肢微急，難以屈伸者，桂枝加附子湯主之。（20）

桂枝加附子湯方

桂枝三兩（去皮）　芍藥三兩　甘草三兩（炙）　生薑三兩（切）　大棗十二枚（擘）　附子一枚（炮，去皮，破八片）

上六味，以水七升，煮取三升，去滓，溫服一升。本云桂枝湯今加附子。將息如前法。

【名家选注】

吕震名曰：此治汗出漏风之方也……太阳病当取漐漐微似有汗者佳，不可令如水流漓。大发其汗，卫撤藩篱，营不能守，遂至漏不止矣。腠理既开，风无所御，而津液盖随阳气外泄，无复渗膀胱而柔筋脉，乃至小便难，四肢微急，难以屈伸。种种变证，皆因卫气撤护，致在内之津液，直趋于外，有莫御之势，亟当乘津液尚未涸之时，固其卫气，使趋外之津液，还返于内，故主桂枝汤加附子，以固卫之法，为救液之法也。

此证全是卫气外泄，津液内夺之象，而附子乃燥液之品，仲景偏用之救液，此何义也？盖卫阳将脱，非得附子之大力，必不能迅走卫分以回阳，今但使卫阳亟固，先断其外泄之路，则就吾身固有之津液，还返于内，阳回而津自复，更无藉他药生津润燥之

力，此其立方之所以圣也。(《伤寒寻源》)

第三节　葛根黄芩黄连汤证

本节主要论述热迫大肠，兼表证不解之自汗证治。

【原文】

太陽病，桂枝證，醫反下之，利遂不止。脉促者，表未解也；喘而汗出者，葛根黄芩黄連湯主之。(34)

葛根黄芩黄連湯方

葛根半斤　甘草二兩(炙)　黄芩三兩　黄連三兩

上四味，以水八升，先煮葛根，減二升，内諸藥，煮取二升，去滓，分温再服。

【名家选注】

吴谦曰：太阳病桂枝证，宜以桂枝解肌，而医反下之，利遂不止者，是误下，遂协表热陷入而利不止也。若表未解，而脉缓无力，即有下利而喘之里证，法当从桂枝人参汤以治利，或从桂枝加杏子厚朴汤以治喘矣。今下利不止，脉促有力，汗出而喘，表虽未解，而不恶寒，是热已陷阳明，即有桂枝之表，亦当从葛根黄芩黄连汤主治也。方中四倍葛根以为君，芩、连、甘草为之佐，其意专解阳明之肌表，兼清胃中之里热，此清解中兼解表里法也。(《医宗金鉴》)

第四节　麻黄杏仁甘草石膏汤证

本节主要论述邪热壅肺之自汗证治。

【原文】

發汗後，不可更行桂枝湯，汗出而喘，無大熱者，可與麻黄杏仁甘草石膏湯。(63)

麻黄杏仁甘草石膏湯方

麻黄四兩(去節)　杏仁五十箇(去皮尖)　甘草二兩(炙)　石膏半斤(碎，綿裹)

上四味，以水七升，煮麻黄，減二升，去上沫，内諸藥，煮取二升，去滓，温服一升。本云黄耳杯。

【名家选注】

尤怡曰：发汗后，汗出而喘无大热者，其邪不在肌腠，而入肺中，缘邪气外闭之时，肺中已自蕴热，发汗之后，其邪不从汗而出之表者，必从内并于肺耳。(《伤寒贯珠集》)

黄元御曰：汗后表寒未解，郁其肺气，热蒸皮毛，窍开而不能透泄，故汗出而喘。表得汗泄，故外无大热。麻黄发表，杏仁降逆，石膏清金，甘草培土，则表里俱解矣。(《伤寒悬解》)

第五节 白虎汤证

本节主要论述阳明无形邪热炽盛，充斥内外之自汗证治。

【原文】

三陽合病，腹滿身重，難以轉側，口不仁，面垢，讝語遺尿。發汗則讝語。下之則額上生汗，手足逆冷。若自汗出者，白虎湯主之。（219）

【名家选注】

吴谦曰：三阳合病者，太阳、阳明、少阳合而为病也……若从太阳之表发汗则津液愈竭，而胃热愈深，必更增谵语；若从阳明之里下之，则阴益伤而阳无依则散，故额汗肢冷也。要当审其未经汗下，而身热自汗出者，始为阳明的证，宜主以白虎汤，大清胃热，急救津液，以存其阴可也。（《医宗金鉴》）

第六节 十枣汤证

本节主要论述水饮停聚胸胁，气机升降不利之自汗证治。

【原文】

太陽中風，下利嘔逆，表解者，乃可攻之。其人漐漐汗出，發作有時，頭痛，心下痞鞕滿，引脅下痛，乾嘔短氣，汗出不惡寒者，此表解裏未和也，十棗湯主之。（152）

十棗湯方

芫花（熬） 甘遂 大戟

上三味等分，各別擣爲散。以水一升半，先煮大棗肥者十枚，取八合，去滓，內藥末，強人服一錢匕，羸人服半錢，溫服之，平旦服。若下少，病不除者，明日更服，加半錢。得快下利後，糜粥自養。

【名家选注】

吕震名曰：下利呕逆，明是水邪为患，但病属太阳中风而来，必须表罢可攻。漐漐汗出，有似表证，但发作有时，非表矣。头痛有似表证，但汗出不恶寒，则非表矣。而心下痞，硬满引胁下痛，干呕短气诸证，全是水邪内壅之状，乃知汗出亦属水气外蒸，头痛亦属水邪上逆，主里而不主表……故用芫花甘遂大戟三味，皆逐水之峻药，别捣为散，而以大枣作汤，取其甘味载药入至高之分，分逐水邪，从上而下。此法，今人多畏而不敢用，岂知不如此，水邪何由攻下耶。（《伤寒寻源》）

第七节 附子泻心汤证

本节主要论述无形邪热，痞塞心下，兼卫阳不足之自汗证治。

【原文】

心下痞，而復惡寒汗出者，附子瀉心湯主之。（155）

附子瀉心湯方

大黄二兩　黃連一兩　黃芩一兩　附子一枚（炮，去皮，破，別煮取汁）

上四味，切三味，以麻沸湯二升漬之，須臾，絞去滓，內附子汁，分溫再服。

【名家选注】

钱潢曰：伤寒郁热之邪，误入而为痞，原非大实，而复见恶寒汗出者，其命门真阳已虚，以致卫气不密，故玄府不得紧闭而汗出，阳虚不任外气而恶寒也。人但知卫气行于皮肤，而不知乃下焦之真阳蒸谷气而达皮肤，乃为卫气。所以相火居于两肾之间而属少阴，阴气居于肌表而属太阳，为一根一叶，故足太阳膀胱与足少阴肾经，相为表里而成一合也。以热邪痞于心下，则仍以大黄黄连泻之，加附子以扶真阳，助其蒸腾之卫气，则外卫固密矣。因既有附子之加，并入黄芩以为彻热之助，而寒热并施，各司其治，而阴阳之患息，倾否之功又立矣。（《伤寒溯源集》）

第八节　甘草附子汤证

本节主要论述风湿在表，阴盛阳微之自汗证治。

【原文】

風濕相搏，骨節疼煩，掣痛不得屈伸，近之則痛劇，汗出短氣，小便不利，惡風不欲去衣，或身微腫者，甘草附子湯主之。（175）

甘草附子湯方

甘草二兩（炙）　附子二枚（炙，去皮，破）　白朮二兩　桂枝四兩（去皮）

上四味，以水六升，煮取三升，去滓，溫服一升，日三服。初服得微汗則解。能食，汗止復煩者，將服五合。恐一升多者，宜服六七合為始。

【名家选注】

吕震名曰：此段形容风湿相搏之病状最著，湿壅于经，故身肿痛剧，而小便不利，风淫于卫，故汗出短气而恶风不欲去衣。附子白术，宣太阴以驱湿，甘草桂枝，通太阳以散风。凡风湿证，大发其汗，病必不解，此方亦是不欲发汗之意，当取微汗为佳。（《伤寒寻源》）

尤怡曰：此亦湿胜阳微之证，其治亦不出助阳驱湿，如上条之法也。盖风湿在表，本当从汗而解，而汗出表虚者，不宜重发其汗，恶风不欲去衣，卫虚阳弱之征，故以桂枝、附子助阳气，白术、甘草崇土气，云得微汗则解者，非正发汗也，阳胜而阴自解耳。（《伤寒贯珠集》）

第九节　其　他

一、风泄阳气，温蒸阴液，化汗外越之自汗证

【原文】

太陽病，發熱而渴，不惡寒者爲溫病。若發汗已，身灼熱者，名風溫。風溫爲病，脉陰陽俱浮，自汗出，身重，多眠睡，鼻息必鼾，語言難出。若被下者，小便不利，直視失溲。若被火者，微發黄色，劇則如驚癎，時瘛瘲，若火熏之。一逆尚引日，再逆促命期。(6)

【名家选注】

尤怡曰：此温病之的证也。温病者，冬春之月，温暖太甚，所谓非节之暖，人感之而即病者也，此正是伤寒对照处。伤寒变乃成热，故必传经而后渴，温邪不待传变，故在太阳而即渴也。伤寒阳为寒郁，故身发热而恶寒，温病阳为邪引，故发热而不恶寒也，然其脉浮，身热头痛，则与伤寒相似，所以谓之伤寒类病云……风温，温与风得，汗之则风去而温胜，故身灼热也。且夫风温之病，风伤阳气而温损阴气，故脉阴阳俱浮，不似伤寒之阴阳俱紧也。风泄津液而温伤肺气，故自汗出身重，不同伤寒之无汗而体痛也。(《伤寒贯珠集》)

二、脾胃受伤，胃阳虚燥之自汗证

【原文】

太陽病，當惡寒發熱，今自汗出，反不惡寒發熱，關上脉細數者，以醫吐之過也。一二日吐之者，腹中飢，口不能食；三四日吐之者，不喜糜粥，欲食冷食，朝食暮吐。以醫吐之所致也。此爲小逆。(120)

【名家选注】

章楠曰：自汗出而不恶寒发热者，表邪去，营卫和也。邪去则脉和，今关上细数者，知医以吐伤胃中阳和之气也。吐中有发散，故使表邪得解，然其吐时有迟早，而中气受伤有不同。如一二日，邪盛于表而吐之，下焦火升，腹中则饥，上焦气逆，口不能食也。三四日，邪已侵里而吐之，胃阳大伤，不喜糜粥，余热内扰，欲食冷食，非真胃气，食不能消，即所谓客气动膈，胃中虚冷，故朝食暮吐，虽无大害，亦为小逆。(《伤寒论本旨》)

三、少阴阴盛，虚阳外越之自汗证

【原文】

病人脉陰陽俱緊，反汗出者，亡陽也，此屬少陰，法當咽痛而復吐利。(283)

【名家选注】

程应旄曰：阴阳俱紧者，伤寒脉也，法当无汗，反汗出者何也？由肾阳素虚，一遇

寒侵其府，藏气辄不能内守而阳亡于外，既已亡阳，虽太阳病亦属少阴矣。所以孤阳飞越则咽痛，无阳则阴独而复吐利也。（《伤寒论后条辨》）

四、厥阴寒证，阳气来复之自汗证

【原文】

傷寒先厥後發熱，下利必自止，而反汗出，咽中痛者，其喉爲痹。發熱無汗，而利必自止，若不止，必便膿血，便膿血者，其喉不痹。（334）

【名家选注】

程知曰：言厥后发热，热气有余者，有便脓血、喉痹之变也。（《伤寒经注》）

五、肝肺气平，气行营卫之自汗证

【原文】

傷寒發熱，嗇嗇惡寒，大渴欲飲水，其腹必滿；自汗出，小便利，其病欲解。此肝乘肺也，名曰横，刺期門。（109）

【名家选注】

成无己曰：伤寒发热，啬啬恶寒，肺病也。大渴欲饮水，肝气胜也。《玉函》曰：作大渴，欲饮酢浆，是知肝气胜也。伤寒欲饮水者愈，若不愈而腹满者，此肝行乘肺，水不得行也。《经》曰：木行乘金，名横，刺期门，以泻肝之盛气，肝肺气平，水散而津液得通，外作自汗出，内为小便利而解也。（《注解伤寒论》）

钱潢曰：虽系伤寒发热而啬啬恶寒，乃营卫不和之证也。盖以肺主皮毛而通行营卫，肺藏受邪，皮毛不密，故啬啬恶寒也。大渴欲饮水者，注家俱谓木盛则热炽，非也。其腹必满，岂独饮水而后满乎？腹满本为脾病，《经脉别论》云：饮入于胃，游溢精气，上输于脾，脾气散精，上归于肺，通调水道，下输膀胱，水精四布，五经并行。岂有所谓大渴欲饮水之证乎？此因肝木克制土脾，故知其腹必满，以脾病而不能散精，上输于肺，则肺气困弱，何以朝百脉而输精于皮毛乎？是以啬啬恶寒，大渴欲饮水以润其枯涸也。此所谓肝乘肺者，肺本金藏，肝木之所受制，焉能乘之，以肝木之旺气，乘克土之胜，买其余勇，来侮困弱之肺金，于理为不顺，故谓之横。若肺能自振，终不为木所侮，其气自能行营卫，通皮毛而自汗出，则发热恶寒当解；能通水道，输膀胱，则小便利而腹满当消，故曰其病欲解。若未得解者，刺期门以泄肝邪之旺，则脾肺之围解矣。（《伤寒溯源集》）

六、表邪稽久，邪入伤阴之盗汗证

【原文】

太陽病，脉浮而動數，浮則爲風，數則爲熱，動則爲痛，數則爲虛，頭痛發熱，微盗汗出，而反惡寒者，表未解也。醫反下之，動數變遲，膈内拒痛。胃中空虛，客氣動膈，短氣躁煩，心中懊憹，陽氣内陷，心下因鞕，則爲結胸，大陷胸湯主之。

若不結胸，但頭汗出，餘處無汗，劑頸而還，小便不利，身必發黃。（134）

【名家选注】

张锡驹曰：此论中风因下而成结胸也。风性浮越，故浮则为风；风乃阳邪，故数则为热；阴阳相搏，故动则为痛；邪盛则正虚，故数则为虚；病太阳之高表，则头痛；得标阳之热化，则发热。微盗汗出者，邪伤阴分也；恶寒者，邪伤表阳也。邪及于阴，则不复在表，今微汗出而反恶寒者，此表未解也。医反下之，表邪乘虚内入，故动数之脉变迟。（《伤寒论直解》）

吴谦曰：太阳病，脉浮而动数，浮则为风邪脉也，数则为热邪脉也，动则为诸痛脉也。头痛发热，太阳证也。热蒸于阳，阳虚则自汗出，热蒸于阴，阴虚则盗汗出，阴虚当恶热，今反恶寒，故知此非阴虚之盗汗，乃表未解之盗汗，微微而出也。（《医宗金鉴》）

【原文】

陽明病，脉浮而緊者，必潮熱發作有時。但浮者，必盗汗出。（201）

【名家选注】

王肯堂曰：杂病盗汗责其阴虚，伤寒盗汗由邪气在半表半里使然也。若邪气在表则又谓之自汗矣。经曰：微盗汗出，反恶寒者，表未解也。又，阳明当作里实，而脉浮者，云必盗汗，是犹有表邪也。又，三阳合病，目合则汗。是知盗汗邪在表里之间，而悉属和解明矣，非若自汗有表里虚实之别也。（《伤寒准绳》）

张璐曰：脉浮紧而潮热者，太阳寒邪欲入阳明之腑而未入也，邪虽未入，而潮热之证预形矣。脉但浮而盗汗出者，太阳风邪将传少阳之经而未传也，经虽未传，而盗汗之证先见矣。盖少阳气血俱少，本不主汗，以其邪热在里，熏蒸阳明，而阳明肉腠自固，故不得出，乘合目时，脾气不运，肉腠疏豁，则邪热得以透出。所以盗汗虽为少阳证，而实不外乎阳明也。（《伤寒缵论》）

【原文】

三陽合病，脉浮大，上關上，但欲眠睡，目合則汗。（268）

【名家选注】

李中梓曰：睡而汗出，觉即汗止，故名盗汗。睡则胃气行里，而表中阳气不致，故津液泄也；觉即气行于表而止矣。杂病盗汗，主于阴虚；伤寒盗汗，邪在半表半里也。（《伤寒括要》）

第五章 头 汗 ▷▷▷

"但头汗出"只出现在三阳经病，而未涉及三阴经病，且"但头汗出"的主要病机正如叶天士所云："头者诸阳之会，邪搏诸阳，津液上凑，则汗出于头也。"同时需要注意与生理状态下"头汗"相区别，如蒸笼头，系病证名，指小儿睡觉时头部出汗，而无其他症状者；健康者在进辛辣食物或热食时亦可见头汗出，均属生理现象。在临床上做到仔细观察、见微知著，对提高临床疗效大有裨益。原文中所见，有水热互结于心下胸胁之大陷胸汤证；少阳枢机不利，水饮内结之柴胡桂枝干姜汤证；太阳表证未除，阳气微结涉及阳明之小柴胡汤证；阴竭于下，阳无所依附而上越之证；阳明病下后热郁胸膈之栀子豉汤证；湿热蕴结，熏蒸肝胆，腑气壅滞之茵陈蒿汤证等。

第一节　大陷胸汤证

本节主要论述水热互结于心下胸胁之头汗证治。

【原文】

伤寒十馀日，热结在裏，復往来寒热者，與大柴胡湯；但结胸，無大热者，此爲水结在胸脇也，但頭微汗出者，大陷胸湯主之。（136）

【名家选注】

张锡驹曰：此言太阳不能从枢以外出，以致水逆于胸而成结胸也。太阳寒水之气，内出于胸膈，外达于皮肤，从枢以外出，则有往来寒热之象；不能从枢以出而结于胸胁有形之间，则无形寒水之气，结而为有形之水矣。伤寒十余日，若得少阳之枢转，虽热结在里，而复有往来寒热也。此太阳借枢转之机，仍欲外出，故与大柴胡汤转枢以达太阳之气于外。无大热者，热结在里，外无大热也，若不往来寒热，但结胸而外无大热者，此太阳寒水之气不外行于皮表，则内结于胸胁也。水逆于胸而不得外越，故但头微汗出。大陷胸汤主之，水气泄于下，则正气出上，而枢转亦利矣。盖大柴胡为枢转之捷剂，而大陷胸为泄邪之峻药，虽不能转枢，然邪去而枢转，亦何难之有。（《伤寒论直解》）

程应旄曰：胸分为清阳所主，阳乃无形之气，气蒸则为津爲液，所谓上焦如雾者是也。邪结于此，则津液不复流布，雾气凝而为水，水得热搏则成邪液，清变为浊，填实于胸胁之间，是为结胸。但头微汗出，则知水气上蒸使然，此则大陷胸汤从高达下为合法，与大柴胡汤两解表里之法迥殊。（《伤寒论后条辨》）

第二节 柴胡桂枝干姜汤证

本节主要论述少阳枢机不利，水饮内结之头汗证治。

【原文】

伤寒五六日，已發汗而復下之，胸脇滿微結，小便不利，渴而不嘔，但頭汗出，往来寒熱，心煩者，此爲未解也，柴胡桂枝乾薑湯主之。（147）

【名家选注】

张志聪曰：伤寒五六日，当少阴厥阴主气之期，夫厥阴不从标本，从中见少阳之化。少阳少阴并主神机枢转者也。如已发汗而复下之，则神机内郁，不能枢转于外。胸胁满者，少阳之气不能合太阳而外出也；微结者，少阴之气不能合太阳而外出也。三焦不和，故小便不利；结在君火之分，故渴；不涉于中胃，故不呕也；但头汗出者，心液上蒸也；往来寒热者，少阳欲出而不能也；心烦者，少阴欲出而不能也。故曰，此为未解也。宜柴胡桂枝干姜汤。（《伤寒论集注》）

方有执曰：胸，太阳阳明也；胁，少阳也。小便不利，太阳之膀胱不清也。渴而不呕，阳明之胃热而气不逆也；头汗出者，三阳之邪热甚于上而气不下行也；往来寒热心烦者，少阳半表半里之邪出入不常也。柴胡、黄芩，主除往来之寒热，桂枝、甘草，和解未罢之表邪；牡蛎、干姜，咸以软其结，辛以散其满；栝楼根者，苦以滋其渴，凉以散其热。是汤也，亦三阳平解之一法也。（《伤寒论条辨》）

第三节 小柴胡汤证

本节主要论述太阳表证未除，阳气微结涉及阳明之头汗证治。

【原文】

伤寒五六日，頭汗出，微惡寒，手足冷，心下滿，口不欲食，大便鞕，脉細者，此爲陽微結，必有表，復有裏也。脉沉，亦在裏也，汗出爲陽微，假令純陰結，不得復有外證，悉入在裏。此爲半在裏半在外也。脉雖沉緊，不得爲少陰病，所以然者，陰不得有汗，今頭汗出，故知非少陰也，可與小柴胡湯。設不了了者，得屎而解。（148）

【名家选注】

成无己曰：伤寒五六日，邪当传里之时，头汗出，微恶寒者，表仍未解也。手足冷，心下满，口不欲食，大便硬，脉细者，邪结于里也。大便硬为阳结，此邪热虽传于里，然以外带表邪，则热结犹浅，故曰阳微结。脉沉虽为在里，若纯阴结，则更无头汗、恶寒之表证。诸阴脉皆至颈、胸中而还，不上循头，今头汗出，知非少阴也。与小柴胡汤，以除半表半里之邪。服汤已，外证罢而不了了者，为里热未除，与汤取其微利而愈，故云得屎而解。（《注解伤寒论》）

沈金鳌曰：此条但就脉言，曰沉曰细，俱是少阴，固不得与柴胡汤，唯推出头汗，则犹有少阳现症，而非尽在里矣，虽脉已属少阴而仍与柴胡也。且三阴脉不至头，其脉只在身，三阳脉盛于头，阳结则汗在头，今阳微结，虽曰少阳而微恶寒，毕竟尚有太阳表症之意。（《伤寒论纲目》）

第四节　栀子豉汤证

本节主要论述阳明病下后热郁胸膈之头汗证治。

【原文】

陽明病，下之，其外有熱，手足溫，不結胸，心中懊憹，飢不能食，但頭汗出者，栀子豉湯主之。（228）

栀子豉湯方

栀子十四箇（擘）　香豉四合（綿裹）

上二味，以水四升，先煮栀子，得二升半，内豉，煮取一升半，去滓，分爲二服，溫進一服，得吐者，止後服。

【名家选注】

成无己曰：表未罢而下者，应邪热内陷也。热内陷者，则外热而无手足寒；今外有热而手足温者，热虽内陷，然而不深故不作结胸也。心中懊憹，饥不能食者，热客胸中为虚烦也，热自胸中熏蒸于上，故但头汗出而身无汗。与栀子豉汤，以吐胸中之虚烦。（《注解伤寒论》）

舒诏曰：此证下伤脾胃，故心中懊憹，饥不能食，头汗出者，阳虚也。法宜理脾开胃，兼以扶阳，栀豉汤不可用也。（《伤寒集注》）

柯琴曰：外有热，是身热未除。手足温，尚未濈然汗出，此犹未下前证，见不当早下也。不结胸，是胸下无水气，知是阳明之燥热。心中懊憹，是上焦之热不除。饥不能食，是邪热不杀谷；但头汗出而不发黄者，心火上炎，而皮肤无水气也。此指下后变证。夫病属阳明，本有可下之理，然外证未除，下之太早，胃虽不伤，而上焦火郁不达，仍与栀子豉汤吐之，心清而内外自和矣。（《伤寒论注》）

第五节　茵陈蒿汤证

本节主要论述湿热蕴结，熏蒸肝胆，腑气壅滞之头汗证治。

【原文】

陽明病，發熱汗出者，此爲熱越，不能發黄也。但頭汗出，身無汗，劑頸而還，小便不利，渴引水漿者，此爲瘀熱在裏，身必發黄，茵蔯蒿湯主之。（236）

茵蔯蒿湯方

茵蔯蒿六兩　栀子十四枚（擘）　大黄二兩（去皮）

上三味，以水一斗二升，先煮茵蔯减六升，内二味，煮取三升，去滓。分三服。小便当利，尿如皂荚汁状，色正赤，一宿腹减，黄从小便去也。

【名家选注】

程应旄曰：头汗出，身无汗，剂颈而还，足征阳热之气，郁结于内而不得越，故但蒸于头，头为诸阳之首故也。气不下达，故小便不行；腑气过燥，故渴引水浆。瘀热在里，指无汗言。无汗而小便利者属寒；无汗而小便不利者属湿热。两邪交郁，不能宣泄，故窨而发黄。解热除郁，无如茵陈，栀子清上，大黄涤下，通身之热得泄，何黄之不散也。(《伤寒论后条辨》)

沈明宗曰：此辨津越与发黄也。湿热相蒸，腾达于外，故发热汗出，而汗属胃中津液，出则表里气通，是无郁蒸，故不发黄，而为热越，但胃燥，须当急下以救津液。若但头汗出，身无汗，剂颈而还，乃肌表之气郁而不通，里滞不行，故小便不利，胃热津枯，渴饮水浆，为瘀热在里，势必发黄。故用茵陈合大黄、栀子清热开郁，微利内瘀之热也。(《伤寒六经辨证治法》)

第六节 其 他

一、阴竭于下，阳无所依附而上越之头汗证

【原文】

三陽合病，腹滿身重，難以轉側，口不仁，面垢，讝語遺尿。發汗則讝語。下之則額上生汗，手足逆冷。若自汗出者，白虎湯主之。(219)

【名家选注】

柯琴曰：此本阳明病，而略兼太、少也。胃气不通，故腹满。阳明主肉，无气以动，故身重。难以转侧者，少阳行身之侧也。口者，胃之门户。胃气病，则津液不能上行，故不仁。阳明病则颜黑，少阳病则面微有尘，阳气不荣于面，故垢。膀胱不约为遗溺遗尿者，太阳本病也。虽三阳合病，而阳明证多，则当独取阳明矣。无表证则不宜汗，胃未实则不当下。此阳明半表半里证也，里热而非里实，故当用白虎，而不当用承气。若妄汗则津竭而谵语，误下则亡阳而额汗出、手足厥也。此自汗出，为内热甚者言耳，接遗尿句来。(《伤寒论注》)

二、火劫误治后阴阳虚竭之头汗证

【原文】

太陽病中風，以火劫發汗，邪風被火熱，血氣流溢，失其常度。兩陽相熏灼，其身發黃。陽盛則欲衄，陰虛小便難。陰陽俱虛竭，身體則枯燥，但頭汗出，劑頸而還，腹滿微喘，口乾咽爛，或不大便，久則讝語，甚者至噦，手足躁擾，撚衣摸床。小便利者，其人可治。(111)

【名家选注】

章楠曰：太阳中风而被火劫，不能外解，风夹火热内攻，血气流溢，失其常度，风火皆阳邪，两阳相熏灼，津液被煎，身体枯燥而无汗。《内经》言：胃中悍气，循咽上冲头而外走空窍。今邪闭于表，经气不通，而胃中悍气上蒸，故头汗出，而剂颈以下无汗。三焦水道不行，郁而发黄。阳邪上盛则欲衄，阴虚气不化，则小便难，以是阴液阳津俱虚渴，脾肺之气不输布，则腹满而喘。邪热上蒸，口渴咽烂，或不大便。而邪久闭，必发谵语，甚则气逆而哕。心神无主，手足躁扰，捻衣摸床。皆邪闭正败之象也。若小便利者，肾气未绝，三焦犹通，尚可救治，否则必死也。（《伤寒论本旨》）

卢之颐曰：太阳病，本之于风，以火劫发汗，流溢血气，失其常度者，此以热灼气亡，风行血涣，两相熏灼，身形因之色变耳。盖阳盛者阴必虚，阴虚则溲坚于下，阳盛则血菀于上。既菀且坚，阴阳同归于虚竭，身体为之枯燥也。盖风翼火炎者头汗蒸，气随风散者咽干烂；肠枯者，转便难；胃涩者，必谵哕。手足躁扰者，风火之征；捻衣摸床者，筋衰之验。若小便利者，尚有余沫及膀胱，孤阴不致损灭耳。（《仲景伤寒论疏钞金铧》）

三、阳明病火劫伤津而迫津外泄之头汗证

【原文】

陽明病，被火，額上微汗出，而小便不利者，必發黃。（200）

【名家选注】

章楠曰：邪入阳明化热，必自汗而热得外越；若被火攻，反使邪热内走而上蒸，额上微汗出，其三焦阻遏，小便不利，而水湿内留，热蒸其湿，必发黄矣。（《伤寒论本旨》）

卢之颐曰：阳明病被火，额上微汗出，剂颈而还，小便不利者，此邪热被火不得越，致千中见之湿化，必黄呈形层之以外也。（《仲景伤寒论疏钞金铧》）

吴谦曰：阳明病无汗，不以葛根汤发其汗，而以火劫取汗，致热盛津干，引饮水停，为热上蒸，故额上微汗出，而周身反不得汗也。若小便利，则从燥化，必烦渴，宜白虎汤；小便不利，则从湿化，必发黄，宜茵陈蒿汤。（《医宗金鉴》）

四、阳明病热入血室之头汗证治

【原文】

陽明病，下血譫語者，此為熱入血室，但頭汗出者，刺期門，隨其實而寫之，濈然汗出則愈。（216）

【名家选注】

章楠曰：邪入阳明化热，必自汗而热得外越；若被火攻，反使邪热内走而上蒸，额上微汗出，其三焦阻遏，小便不利，而水湿内留，热蒸其湿，必发黄矣。（《伤寒论本旨》）

吴谦曰：阳明病无汗，不以葛根汤发其汗，而以火劫取汗，致热盛津干，引饮水停，为热上蒸，故额上微汗出，而周身反不得汗也。若小便利，则从燥化，必烦渴，宜白虎汤；小便不利，则从湿化，必发黄，宜茵陈蒿汤。（《医宗金鉴》）

第六章　头　痛 ▷▷▷

凡整个头部及头的前、后、偏侧部疼痛，总称头痛。三阳经脉和厥阴经脉都上至头部，所以都有头痛证。《伤寒论》中所述头痛，共有六种：风寒外袭，营卫失调的桂枝汤证；卫阳被遏，营阴郁滞的麻黄汤证；肝寒犯胃，浊阴上逆的吴茱萸汤证；水饮停聚胸胁，气机升降不利的十枣汤证；水饮内停，营卫郁遏的桂枝去桂加茯苓白术汤证；霍乱兼表之头痛。

第一节　桂枝汤证

本节主要论述风寒外袭，营卫失调之头痛证治。

【原文】

太陽病，頭痛，發熱，汗出，惡風，桂枝湯主之。（13）

【名家选注】

成无己曰：头痛者，太阳也；发热汗出恶风者，中风也。与桂枝汤，解散风邪。（《注解伤寒论》）

方有执曰：前条有脉无头痛以揭病名，此有头痛无脉以言治，互相详略耳，无异殊也。（《伤寒论条辨》）

卢之颐曰：此非文有简略，乃气有微甚故也。设无头痛便非风至太阳，设无发热便属形神俱郁，设无汗出不可治以桂枝，设无恶风便非本于风气。（《仲景伤寒论疏钞金錍》）

钱潢曰：头痛虽见之于太阳总证，而未见于中风之首条，首条虽具脉证，以正中风之名，而尚未显言其治法，此条虽有证无脉而前后互见，并详明其治法矣。其脉证治法，于三处互见，仲景立言，或详或略，忽现忽隐，正神龙见首不见尾，见尾不见首之妙，开后学辨证施治之法门，其为天下后世虑也深也。（《伤寒溯源集》）

柯琴曰：此条是桂枝本证，辨症为主，合此症即用此汤，不必问其伤寒、中风、杂病也。今人凿分风、寒，不知辨症，故仲景佳方置之疑窟。四症中头痛是太阳本症，头痛发热恶风，与麻黄症同。本方重在汗出，汗不出者，便非桂枝症。（《伤寒论注》）

【原文】

傷寒，不大便六七日，頭痛有熱者，與承氣湯。其小便清者，知不在裏，仍在表也，當須發汗。若頭痛者，必衄。宜桂枝湯。（56）

【名家选注】

张璐曰：若小便清者，为里无热，邪未入里可知，则不可下，仍当散表。以头痛有热，寒邪怫郁于经，势必致衄，然无身疼目瞑，知邪气原不为重，故不用麻黄而举桂枝，以解散营中之邪热，则寒邪亦得解散矣。(《伤寒缵论》)

吴谦曰：伤寒不大便六七日，里已实，似可下也。头痛热未已，表未罢，可汗也。然欲下则有头痛发热之表，欲汗则有不大便之里，值此两难之时，唯当以小便辨之。其小便浑赤，是热已在里，即有头痛发热之表，亦系里热，与承气汤下之可也；若小便清白，是热尚在表也，即有不大便之里，仍系表邪，宜以桂枝汤解之。然伤寒头痛，不论表里，若苦头痛者，是热剧于营，故必作衄，衄则营热解矣。方其未衄之时，无汗宜麻黄汤，有汗宜桂枝汤，汗之则不衄而解矣。(《医宗金鉴》)

第二节 麻黄汤证

本节主要论述风寒外束，卫阳被遏，营阴郁滞之头痛证治。

【原文】

太陽病，頭痛發熱，身疼腰痛，骨節疼痛，惡風無汗而喘者，麻黃湯主之。(35)

【名家选注】

张志聪曰：此论寒伤太阳通体之表气，而为麻黄汤证。太阳病头痛者，病太阳之气在上也。发热者，感太阳之标阳而为热也。太阳之气为寒邪所伤，故身痛腰痛。经云：节之交，三百六十五会，神气之所游行出入，寒伤神气，故骨节疼痛。肌表不和，故恶风。寒邪凝敛于皮毛，故无汗。表气不通，故喘。宜麻黄汤，通达阳气以散表邪。(《伤寒论集注》)

程知曰：足太阳经脉，起目内眦，循头背腰骨，故所过疼痛。疼痛者，重着而痛，若冬气之凝结也。(《伤寒经注》)

第三节 吴茱萸汤证

本节主要论述肝寒犯胃，浊阴上逆之头痛证治。

【原文】

乾嘔吐涎沫，頭痛者，吳茱萸湯主之。(378)

吳茱萸湯方

吳茱萸一升（洗）　人參三兩　生薑六兩（切）　大棗十二枚（擘）

上四味，以水七升，煮取二升，去滓，溫服七合，日三服。

【名家选注】

成无己曰：干呕、吐涎沫者，里寒也；头痛者，寒气上攻也，与吴茱萸汤温里散

寒。(《注解伤寒论》)

李中梓曰：巅顶脑后痛者，太阳也；头额痛者，阳明也；头角痛者少阳也。三阴脉至颈而还故无头痛，唯厥阴脉会于巅，故亦有头痛。(《伤寒括要》)

张璐曰：凡用吴茱萸汤，有三证：一为阳明食谷欲呕；一为少阴吐利，手足厥冷，烦躁欲死；此则干呕，吐涎沫，头痛。经络证候各殊，而治则一者。总之下焦浊阴之气上乘于胸中清阳之界，真气反郁在下，不得安其本位。有时欲上不能，但冲动浊气，所以干呕、吐涎沫也。头痛者，厥阴之经与督脉会于巅也；食谷欲呕者，浊气在上也；吐利者，清气在下也；手足厥冷者，阴寒内盛也；烦躁欲死者，虚阳扰乱也。故主吴茱萸汤。以茱萸专主开豁胸中逆气，兼人参、姜、枣以助胃中之真阳，共襄祛浊之功，由是清阳得以上升，而浊阴自必下降矣。(《伤寒缵论》)

柯琴曰：呕而无物，胃虚可知矣；吐唯涎沫，胃寒可知矣；头痛者，阳气不足，阴寒得以乘之也。吴茱萸汤温中益气，升阳散寒，呕痛尽除矣。(《伤寒论注》)

第四节　十枣汤证

本节主要论述水饮停聚胸胁，气机升降不利之头痛证治。

【原文】

太陽中風，下利嘔逆，表解者，乃可攻之。其人漐漐汗出，發作有時，頭痛，心下痞鞕滿，引脅下痛，乾嘔短氣，汗出不惡寒者，此表解裏未和也，十棗湯主之。(152)

【名家选注】

柯琴曰：若其人汗出似乎表症，然发作有时，则病不在表矣。头痛是表症，然既不恶寒，又不发热，但心下痞硬而满，胁下牵引而痛，是心下水气泛溢，上攻于脑而头痛也。(《伤寒论注》)

沈明宗曰：然不恶风寒，即表解而内热蒸腾。里证已急，所以姑置太阳头痛为表解里未和，当以十枣汤下痰为急。(《伤寒六经辨证法治》)

尤怡曰：虽头痛而发作有时，知非风邪在经，而是饮气上攻也，故宜十枣汤下气逐饮。(《伤寒贯珠集》)

第五节　桂枝去桂加茯苓白术汤证

本节主要论述水饮内停，在内影响气机升降，在外阻遏太阳经气之头痛证治。

【原文】

服桂枝湯，或下之，仍頭項強痛，翕翕發熱，無汗，心下滿微痛，小便不利者，桂枝去桂加茯苓白术湯主之。(28)

桂枝去桂加茯苓白术湯方

芍藥三兩　甘草二兩（炙）　　生薑（切）　　白术　茯苓各三兩　大棗十二枚（擘）

上六味，以水八升，煮取三升，去滓，温服一升，小便利则愈。本云桂枝汤今去桂枝加茯苓、白术。

【名家选注】

魏荔彤曰：此条亦太阳风寒两伤，误治而成表里之证，明其治以示禁也。太阳伤风之为病，头项强痛，翕翕发热而汗出，今汗不出而头项强痛，翕翕发热者，则中风而兼伤寒矣，理应两治其邪，若但与桂技治风，不效矣。（《伤寒论本义》）

吴谦曰：去桂当是去芍药。此方去桂，何以治仍头项强痛、发热、无汗之表乎？细玩服此汤，曰余依桂枝汤法煎服，其意自见。（《医宗金鉴》）

第六节　霍乱兼表证

本节主要论述霍乱兼表之头痛证治。

【原文】

霍亂，頭痛發熱，身疼痛，熱多欲飲水者，五苓散主之；寒多不用水者，理中丸主之。（386）

五苓散方

猪苓十八銖（去皮）　澤瀉一兩六銖　白术十八銖　茯苓十八銖　桂枝半兩（去皮）

上五味，擣爲散，以白飲和服方寸匕，日三服。多飲煖水，汗出愈。如法將息。

理中丸方

人參　乾薑　甘草（炙）　白术各三兩

上四味，擣篩，蜜和爲丸，如雞子黃許大。以沸湯數合，和一丸，研碎，溫服之，日三四，夜二服。腹中未熱，益至三四丸，然不及湯。湯法：以四物依兩數切，用水八升，煮取三升，去滓，溫服一升，日三服。若臍上築者，腎氣動也，去术，加桂四兩；吐多者，去术，加生薑三兩；下多者，還用术；悸者，加茯苓二兩；渴欲得水者，加术，足前成四兩半；腹中痛者，加人參，足前成四兩半；寒者，加乾薑，足前成四兩半；腹滿者，去术，加附子一枚。服湯後如食頃，飲熱粥一升許，微自溫，勿發揭衣被。

【名家选注】

成无己曰：头痛发热，则邪自风寒而来。（《注解伤寒论》）

李中梓曰：凡吐利，以无寒热，不头痛为阴，以有寒热头痛为阳。更以饮水不饮水辨之，百不失也。（《伤寒括要》）

张锡驹曰：霍乱者，呕吐而利也；头痛发热身疼痛，内霍乱而外兼伤寒也。（《伤寒论直解》）

吴谦曰：霍乱者，水饮内发，故吐泻交作也。风寒外袭，故头痛发热，身疼痛也。（《医宗金鉴》）

章楠曰：霍乱吐利，病属脾胃，虽有发热头痛身疼之表证，必当治里为主，若攻表，则内气不振，表气徒伤，而邪不解。（《伤寒论本旨》）

【原文】

問曰：病發熱頭痛，身疼惡寒，吐利者，此屬何病？答曰：此名霍亂。霍亂自吐下，又利止，復更發熱也。（383）

【名家选注】

魏荔彤曰：病发热头痛，身疼恶寒，俱为外感之邪，与伤寒之太阳，同但伤寒太阳无吐利……人知不同于伤寒之病矣，抑知所以不同于伤寒之理乎？伤寒者，外感病，霍乱者，内伤病也。伤寒之发热头痛身疼恶寒，风寒在营卫；霍乱之头痛身疼恶寒，必兼吐下，风寒在胃府也。风寒外邪，何以遽入于胃府？则平日中气虚欠，暴感风寒，透表入里，为病于内。因其风寒客邪，故发热头痛身疼恶寒与伤寒同；因其暴感胃府，故兼行吐利与伤寒异。此二病分关之源头也。（《伤寒论本义》）

第七节　其　他

一、阳明中寒，饮邪上逆之头痛证

【原文】

陽明病，反無汗，而小便利，二三日嘔而欬，手足厥者，必苦頭痛。若不欬不嘔，手足不厥者，頭不痛。（197）

【名家选注】

程知曰：阳明，法多汗，反无汗而小便利，寒气直中于里而水液下行也。至二三日呕而咳，胃中之寒邪上逆也；手足厥，胃弱而寒气见于四肢也；寒上逆而发于外，则苦头痛矣。若不咳，不呕，不厥，则不苦头痛，是邪下注而不上逆者也。以知寒邪伤人，有自表传里者，亦有直中于里而后传表者。（《伤寒经注》）

张志聪曰：气不横充必上逆而苦头痛。（《伤寒论集注》）

二、胆火上扰，清窍不利之头痛证

【原文】

傷寒，脉弦細，頭痛發熱者，屬少陽。少陽不可發汗，發汗則譫語，此屬胃。胃和則愈，胃不和，煩而悸。（265）

【名家选注】

张璐曰：头痛发热，为太阳伤寒之候，以其脉不浮紧而弦细，故知邪入少阳之界矣。（《伤寒缵论》）

黄元御曰：少阳为三阳之始，阳气未盛，故脉弦细。少阳经脉自头走足，病则经气逆升，壅于头上，故善头痛。（《伤寒悬解》）

三、太阳少阳并病，经气不利之头痛证治

【原文】

太陽與少陽併病，頭項强痛，或眩冒，時如結胸，心下痞鞕者，當刺大椎第一間、肺俞、肝俞，慎不可發汗。發汗則讝語、脉弦。五日讝語不止，當刺期門。（142）

【名家选注】

尤怡曰：头项强痛者，太阳之邪未罢；或眩冒、时如结胸，心下痞硬者，少阳之邪方盛也。（《伤寒贯珠集》）

黄元御曰：太阳传少阳两经并病，太阴则头项强痛，少阳则或觉眩冒。（《伤寒悬解》）

陈念祖曰：太阳与少阳并病，二阳之经脉，交会于头项，受邪则头项强痛。二阳之经脉，皆起于目而行于头，受邪则目或旋晕而眩，头如复戴而冒。（《伤寒论浅注》）

四、太阳病误火后上盛下虚之头痛证

【原文】

太陽病，二日反躁，凡熨其背，而大汗出，大熱入胃，胃中水竭，躁煩必發讝語。十餘日振慄自下利者，此爲欲解也。故其汗從腰以下不得汗，欲小便不得，反嘔，欲失溲，足下惡風，大便鞕，小便當數，而反不數，不多，大便已，頭卓然而痛，其人足心必熱，穀氣下流故也。（110）

【名家选注】

成无己曰：此以火热内燥，津液不得下通，故小便不数及不多也。若火热消，津液和，则结硬之便得润，因自大便也。便已，头卓然而痛者，先大便硬，则阳气不得下通，既得大便，则阳气降下，头中阳虚，故卓然而痛。（《注解伤寒论》）

第七章 头 眩 ▷▷▷

"眩也、运也、冒也，三者形俱相近，有谓之眩运者，有谓之眩冒者。运为运转之运，世谓之头旋者是矣。冒为蒙冒之冒，世谓之昏迷是矣。"《伤寒论》中论述头眩主要有如下几种情况：一为脾虚水停，水气冲逆之头眩，治疗用茯苓桂枝白术甘草汤；一为肾阳虚弱，水邪泛溢之头眩，治用真武汤；此外，还有阳明中寒欲作谷疸之头眩，阳明中风、邪热上扰之头眩，阴尽于下、阳脱于上之头眩等，不可不知。

第一节　茯苓桂枝白术甘草汤证

本节主要论述脾虚水停，水气冲逆之头眩证治。

【原文】

伤寒若吐、若下後，心下逆满，氣上衝胸，起則頭眩，脉沉緊，發汗則動經，身爲振振搖者，茯苓桂枝白朮甘草湯主之。(67)

茯苓桂枝白朮甘草湯方

茯苓四兩　桂枝三兩（去皮）　　白朮　甘草各二兩（炙）

上四味，以水六升，煮取三升，去滓，分温三服。

【名家选注】

成无己曰：吐下后，里虚，气上逆者，心下逆满，气上冲胸，表虚阳不足，起则头眩；脉浮紧，为邪在表，当发汗；脉沉紧，为邪在里，则不可发汗。发汗则外动经络，损伤阳气，阳气外虚，则不能主持诸脉，身为振振摇也，与此汤以和经益阳。（《注解伤寒论》）

尤怡曰：此伤寒邪解而饮发之证，饮停于中则满，逆于上则气冲而头眩，入于经则身振振而动摇，《金匮》云："膈间支饮，其人喘满，心下痞坚，其脉沉紧"；又云："心下有痰饮，胸胁支满，目眩"；又云："其人振振身瞤剧，必有伏饮是也，发汗则动经者，无邪可发，而反动其经气，故与茯苓、白术以蠲饮气；桂枝、甘草以生阳气。"所谓病痰饮者，当以温药和之也。（《伤寒贯珠集》）

第二节　真武汤证

本节主要论述肾阳虚弱，水邪泛溢之头眩证治。

【原文】

太陽病發汗，汗出不解，其人仍發熱，心下悸，頭眩，身瞤動，振振欲擗地者，真武湯主之。（82）

真武湯方

茯苓 芍藥 生薑各三兩（切） 白术二兩 附子一枚（炮，去皮，破八片）

上五味，以水八升，煮取三升，去滓，溫服七合，日三服。

【名家选注】

尤怡曰：发汗过多，不能解太阳之邪，而反动少阴之气，于是身仍发热，而悸眩瞤动等证作矣。少阴之气，水气也，心属火而水乘之，故悸；头为阳而阴和之，故眩；经脉纲维一身，以行血气，故水入之则振振瞤动也。擗，犹据也，眩动之极，心体不安，思欲据地而自固也。此与阳虚外亡有别，阳虚者，但须四逆以复阳，此兼水饮，故必真武以镇水。（《伤寒贯珠集》）

第三节 其 他

一、阳明中寒欲作谷疸之头眩证

【原文】

陽明病，脉遲，食難用飽，飽則微煩頭眩，必小便難，此欲作穀癉。雖下之，腹滿如故，所以然者，脉遲故也。（195）

【名家选注】

程应旄曰：脉迟为寒，则不能宣行胃气，故非不能饱，特难用饱耳。饥则气尚流通，饱即填滞，以故上焦不行而有向，微烦头眩证，下脘不通而有小便难证。小便难中包有腹满证在内。欲作谷疸者，中焦升降失职，则水谷之气不行，郁黩而成黄也。曰谷疸者，明非邪热也，下之兼前后部言，茵陈汤、五苓散之类也。曰腹满如故，则小便仍难，而疸不得除可知。再出脉迟，欲人从脉上悟出胃中冷来。蓄热成黄之腹满，下之可去。此谷气不得宣泄，属气虚寒使然，下之益虚其虚矣，故腹满如故。（《伤寒论后条辨》）

钱潢曰：脉迟，中寒也。食难用饱，饱则微烦者，胃寒不化，强饱则满闷而烦也。头眩者，谷不腐化而浊气郁蒸也。（《伤寒溯源集》）

二、阳明中风，邪热上扰之头眩证

【原文】

陽明病，但頭眩，不惡寒，故能食而欬，其人咽必痛，若不欬者，咽不痛。（198）

【名家选注】

钱潢曰：但头眩者，热在上也……此条纯系热邪，当与阳明中寒之不咳、不呕、手

足不厥、头不痛一条两相对待，盖示人以风寒之辨也。(《伤寒溯源集》)

三、阴尽于下，阳脱于上之头眩证

【原文】

少阴病，下利止而头眩，时时自冒者，死（297）。

【名家选注】

喻昌曰：下利既止，其人似可得生，乃头眩时时自冒者，复为死候。盖人身阴阳相为依附者也。阴亡于下，则诸阳之上聚于头者纷然而动，所以头眩，时时自冒，阳脱于上而主死也。可见阳回利止则生，阴尽利止则死矣。(《尚论篇》)

第八章　咽　痛 ▷▷▷▷

　　喉通于肺，咽通于胃，咽喉发声音，进饮食，通呼吸，是人身要地。脾足太阴脉夹咽，肝足厥阴脉循喉咙之后，肾足少阴脉循喉咙。咽喉者，诸阴之所集也。《伤寒论》中所述"咽痛"证，共有八种：虚火上炎的猪肤汤证；少阴客热咽痛之甘草汤证、桔梗汤证；痰热咽痛之苦酒汤证；少阴客寒咽痛之半夏散及汤证；阴盛格阳的通脉四逆汤证；阴虚阳逆的甘草干姜汤和芍药甘草汤证；燥热竭阴的大承气汤证；肺热脾寒的麻黄升麻汤证。此外，临证时不可不知咽痛之因于热者有火热炎上和虚阳上扰之别。

第一节　猪肤汤证

本节主要论述少阴阴虚，虚火上炎之咽痛证治。

【原文】

少陰病，下利咽痛，胸滿心煩，豬膚湯主之。(310)

豬膚湯方

豬膚一斤

上一味，以水一斗，煮取五升，去滓，加白蜜一升，白粉五合，熬香，和令相得，溫分六服。

【名家选注】

柯琴曰：少阴下利，下焦虚矣。少阴脉循喉咙，其支者，出络心，注胸中。咽痛胸满心烦者，肾火不藏，循经而上走于阳分也。阳并于上，阴并于下，火不下交于肾，水不上承于心，此未济之象。猪为水畜，而津液在肤，君其肤以除上浮之虚火；佐白蜜、白粉之甘，泻心润肺而和脾，滋化源，培母气。水升火降，上热自除而下利止矣。（《伤寒论注》）

程知曰：少阴下利，则阴气下竭；咽痛、胸满、心烦，则火邪上逼，故与猪肤以入肾而润燥。猪肤者，猪肉外皮去其肥白者是也。此与用黑驴皮之意同，盖猪，水畜也，其气先入肾，少阴燥热以是润之，加白蜜以助其上润心肺，加白米粉熬香，以佐其温养中土也。（《伤寒经注》）

吕震名曰：下利咽痛，有阴盛而阳格于上者，治以驱阴复阳，若通脉四逆加桔梗是也；有阴虚而液不上蒸者，治宜育阴复液，若本方猪肤汤是也。（《伤寒寻源》）

第二节　甘草汤证与桔梗汤证

本节主要论述少阴客热，循经上扰之咽痛证治。

【原文】

少陰病，二三日，咽痛者，可與甘草湯，不差，與桔梗湯。(311)

甘草湯方

甘草二兩

上一味，以水三升，煮取一升半，去滓，溫服七合，日二服。

桔梗湯方

桔梗一兩　甘草二兩

上二味，以水三升，煮取一升，去滓，溫分再服。

【名家选注】

吴谦曰：少阴病二三日，咽痛无他证者，乃少阴经客热之微邪，可与甘草汤缓泻其少阴之热也。若不愈者，与桔梗汤，即甘草汤加桔梗以开郁热。不用苦寒者，恐其热郁于阴经也。(《医宗金鉴》)

章楠曰：若风寒外闭少阴而咽痛者，仲景用半夏汤、散辛温开泄之法矣，此少阴伏热内发，循经上灼而咽痛，虽不合用辛温开泄，亦不可用凉药以遏其外出之势，故用甘草甘平和中，导邪外达；如不差，更加桔梗上通其气，盖火郁不得外出，故痛，通其气，使火外达，则痛自止矣。(《伤寒论本旨》)

张志聪曰：甘草生用，主调经脉而清火热……本论汤方甘草俱炙，炙则助脾土而守中；唯此生用，生则和经脉而流通，学者不可以其近而忽之也。(《伤寒论集注》)

陈念祖曰：甘草生用，能清上焦之火而调经脉。若不差，与桔梗汤以开提肺气，不使火气壅遏于会厌狭隘之地也。(《长沙方歌括》)

【原文】

太陽病，下之，其脈促，不結胸者，此爲欲解也。脈浮者，必結胸。脈緊者，必咽痛。脈弦者，必兩脇拘急。脈細數者，頭痛未止。脈沉緊者，必欲嘔。脈沉滑者，協熱利。脈浮滑者，必下血。(140)

【名家选注】

方有执曰：凡在太阳，皆表证也，误下则变，亦有乱生而不可以一途拘者。促为阳邪上盛……紧则寒邪客于下焦，下焦有少阴，少阴之脉，循咽夹舌本，客邪为热，循经而上冲，所以知必作咽痛也。(《伤寒论条辨》)

胡嗣超曰：太阳本无下症，医不明此而误下之，变症固难枚举……浮而紧，邪结上焦也，故咽痛。(《伤寒杂病论》)

第三节　苦酒汤证

本节主要论述痰热壅阻，咽喉不利之咽痛证治。

【原文】

少陰病，咽中傷，生瘡，不能語言，聲不出者，苦酒湯主之。(312)

苦酒湯方

半夏十四枚（洗，破如棗核）　雞子一枚（去黃，內上苦酒，著雞子殼中）

上二味，內半夏著苦酒中，以雞子殼置刀環中，安火上，令三沸，去滓，少少含嚥之，不差，更作三劑。

【名家选注】

秦之桢曰：夫寒邪夹痰，伏于咽喉而痛，可用半夏以散痰，桂枝以散邪。若热痰攻咽成疮，而声音不出，则不可妄用辛温，故去桂枝，易以苦酒、鸡子白，温散润燥治之。(《伤寒大白》)

唐宗海曰：此生疮，即今之喉痛、喉蛾，肿塞不得出声。今有用刀针破之者，有用巴豆烧焦烙之者，皆是攻破之，使不壅塞也。仲景用生半夏，正是破之也。予亲见治重舌，敷生半夏，立即消破，即知咽喉肿闭亦能消而破之矣。且半夏为降痰要药，凡喉肿则痰塞，此仲景用半夏之妙，正是破之又能去痰，与后世刀针、巴豆等法较见精密。况兼鸡清之润、苦酒之泄，真妙法也。(《伤寒论浅注补正》)

钱潢曰：少阴之阴热上攻，终非三阳之热邪可比，故始终禁用寒药，然非辛温滑利，不足以开上焦痰热之结邪，故用半夏为君。郁热上蒸，则上焦天气不清，所以咽中伤烂，肺受火刑，金实无声，故语言不能，声音不出。肺为人身之天气，象形以为用，故以鸡子白之清凉滑窍为臣……阴火上逆，非寒凉可治，当用酸敛以收之，故用味酸性敛之苦酒为佐，使阴中热淫之气敛降，如雾敛云收，则天清气朗而清明如故矣……今之优人，每遇声哑，即以生鸡子白啖之，声音即出，亦此方之遗意也。(《伤寒溯源集》)

第四节　半夏散及汤证

本节主要论述寒客咽喉，痰湿凝聚之咽痛证治。

【原文】

少陰病，咽中痛，半夏散及湯主之。(313)

半夏散及湯方

半夏（洗）　桂枝（去皮）　甘草（炙）

上三味，等分。各別搗篩已，合治之，白飲和服方寸匕，日三服。若不能散服者，以水一升，煎七沸，內散兩方寸匕，更煮三沸，下火令小冷，少少嚥之。半夏有毒，不當散服。

【名家选注】

程知曰：此言客寒咽痛治法也。少阴病，其人但咽痛而无燥渴、心烦、咽疮、不眠诸热证，则为寒邪所客，痰涎壅塞而痛可知，故以半夏之辛温涤痰，桂枝之辛热散寒，甘草之甘平缓痛。（《伤寒经注》）

柯琴曰：少阴之脉循喉咙，夹舌本，故有咽痛症。若因于他症而咽痛者，不必治其咽。如脉阴阳俱紧，反汗出而吐利者，此亡阳也，只回其阳，则吐利止而咽痛自除。如下利而胸满心烦者，是下焦虚而上焦热也，升水降火，上下和调而痛自止。若无他症而但咽痛者，又有寒热之别。见于二三日，是阴火上冲，可与甘草汤，甘凉泻火以缓其热；不瘥者，配以桔梗，兼辛以散之，所谓奇之不去而偶之也。二方为正治之轻剂，以少阴为阴中之阴，脉微细而但欲寐，不得用苦寒之剂也。若其阴症似阳，恶寒而呕吐者，非甘桔所能疗，当用半夏之辛温，散其上逆之邪，桂枝之甘温，散其阴寒之气，缓以甘草之甘平，和以白饮之谷味，或为散，或为汤，随病之意也。如咽中因痛而且伤，生疮，不能言，语声不出者，不得即认为热症，必因呕而咽痛，胸中之痰饮未散，仍用半夏之辛温，取苦酒之酸以敛疮，鸡子白之清以发声，且三味相合，而半夏减辛烈之猛，苦酒缓收敛之骤，取鸡子白之润滋其咽喉，又不令泥痰饮于胸膈也。（《伤寒附翼》）

第五节　通脉四逆汤证

本节主要论述阴寒内盛，格阳于外之咽痛证治。

【原文】

少陰病，下利清穀，裏寒外熱，手足厥逆，脉微欲絕，身反不惡寒，其人面色赤，或腹痛，或乾嘔，或咽痛，或利止脉不出者，通脉四逆湯主之。（317）

【名家选注】

成无己曰：下利清谷，手足厥逆，脉微欲绝，为里寒；身热，不恶寒，面色赤，为外热。此阴甚于内，格阳于外，不相通也，与通脉四逆汤，散阴通阳。（《注解伤寒论》）

章楠曰：咽痛者，寒闭其阳，郁于咽喉，故去芍药之敛，加桔梗上通其气也。（《伤寒论本旨》）

【原文】

病人脉陰陽俱緊，反汗出者，亡陽也，此屬少陰，法當咽痛而復吐利。（283）

【名家选注】

程应旄曰：阴阳俱紧者，伤寒脉也，法当无汗，反汗出者何也？由肾阳素虚，一遇寒侵其府，藏气辄不能内守而阳亡于外，既已亡阳，虽太阳病亦属少阴矣。所以孤阳飞越则咽痛，无阳则阴独而复吐利也。（《伤寒论后条辨》）

周扬俊曰：脉至阴阳俱紧，阴寒极矣。寒邪入里，岂能有汗？乃反汗出者，则是真阳素亏，无阳以固其外，遂致腠理疏泄，不发热而汗自出也。圣人特垂训曰：此属少阴，正用四逆急温之时，庶几真阳骤回，里证不作，否则阴邪上逆则为咽痛，为吐，阴寒下注而复为利，种种危候，不一而足也。（《伤寒论三注》）

第六节　甘草干姜汤证和芍药甘草汤证

本节主要论述阴虚阳逆之咽痛证治。

【原文】

傷寒脉浮，自汗出，小便數，心煩，微惡寒，脚攣急，反與桂枝欲攻其表，此誤也。得之便厥，咽中乾，煩躁，吐逆者，作甘草乾薑湯與之，以復其陽；若厥愈足溫者，更作芍藥甘草湯與之，其脚即伸；若胃氣不和，譫語者，少與調胃承氣湯；若重發汗，復加燒針者，四逆湯主之。（29）

甘草乾薑湯方

甘草四兩（炙）　乾薑二兩

上二味，以水三升，煮取一升五合，去滓，分溫再服。

芍藥甘草湯方

白芍藥　甘草（炙）各四兩

上二味，以水三升，煮取一升五合，去滓，分溫再服。

問曰：證象陽旦，按法治之而增劇，厥逆，咽中乾，兩脛拘急而譫語。師曰：言夜半手足當溫，兩脚當伸。後如師言，何以知此？答曰：寸口脉浮而大，浮爲風，大爲虛，風則生微熱，虛則兩脛攣，病形象桂枝，因加附子參其間，增桂令汗出，附子溫經，亡陽故也。厥逆咽中乾，煩躁，陽明內結，譫語煩亂，更飲甘草乾薑湯，夜半陽氣還，兩足當熱，脛尚微拘急，重與芍藥甘草湯，爾乃脛伸，以承氣湯微溏，則止其譫語，故知病可愈。（30）

【名家选注】

张锡驹曰：此病得太阳而见少阴之里证，反与桂枝汤欲攻其太阳之表，此误也。得之则太少表里阴阳之气不相顺接，便为厥。咽中干者，少阴之水不能上滋也；烦躁者，感少阴水火之气也；吐逆者，少阴之阴寒甚也。太少为水火之主，而中土为之交通，故用温中土之干姜、甘草，以复其阳。若厥愈足温者，更与芍药甘草，以复其阴，故其脚即伸。（《伤寒论直解》）

邵仙根曰：此症即阴虚于下而又阳逆于上，则必先复阳气，而后复其阴气。（《伤寒指掌》）

吕震名曰：此方因系误用桂枝，阳越于上，致有厥逆、咽中干、烦躁、吐逆、谵语诸变，特出此复阳救逆之法，观方中甘草倍干姜，专任其甘缓之性，特微加干姜为向导，引阳还返于下，并非资干姜之辛热以复阳也，用者须识此意……阳越于上，既用甘草干姜汤以复其阳，而挛急未解，明是津液不荣经脉，但以芍药甘草和之，而脚即伸，

亦正所以救桂枝之逆也，此法试之颇验，不可以其平易而忽之。(《伤寒寻源》)

第七节　大承气汤证

本节主要论述燥热炽盛，真阴将竭之咽痛证治。

【原文】

少陰病，得之二三日，口燥咽乾者，急下之，宜大承氣湯。(320)

【名家选注】

成无己曰：伤寒传经五六日，邪传少阴，则口燥舌干而渴，为邪渐深也。今少阴病得之二三日，邪气未深入之时，便作口燥咽干者，是邪热已甚，肾水干也，急与大承气汤下之，以全肾也。(《注解伤寒论》)

方有执曰：口燥咽干者，少阴之脉，循喉咙，夹舌本，邪热客于经，而肾水为之枯竭也。然水干则土燥，土燥则水愈干，所以急于下也。(《伤寒论条辨》)

第八节　麻黄升麻汤证

本节主要论述阳气内郁，肺热脾寒之咽痛证治。

【原文】

傷寒六七日，大下後，寸脉沉而遲，手足厥逆，下部脉不至，喉咽不利，唾膿血，泄利不止者，爲難治，麻黄升麻湯主之。(357)

麻黄升麻湯方

麻黄二兩半（去節）　升麻一兩一分　當歸一兩一分　知母十八銖　黄芩十八銖　葳蕤十八銖（一作菖蒲）　芍藥六銖　天門冬六銖（去心）　桂枝六銖（去皮）　茯苓六銖　甘草六銖（炙）　石膏六銖（碎，綿裹）　白朮六銖　乾薑六銖

上十四味，以水一斗，先煮麻黄一兩沸，去上沫，内諸藥，煮取三升，去滓，分温三服。相去如炊三斗米頃令盡，汗出愈。

【名家选注】

张锡驹曰：此论上热下寒，阴阳不相交接而为难治之病也。伤寒六七日，乃由阴出阳之期也。大下后虚其阳气，故寸脉沉迟而手足厥冷也。下为阴，下部脉不至，阴虚而不得上通于阳也。咽喉不利吐脓血者，阳热在上也；泄利不止者，阴寒在下也。此阳独居上而阴独居下，两不相接，故为难治。(《伤寒论直解》)

汪琥曰：麻黄、升麻，升肺脾之阳。知母、黄芩、石膏、葳蕤、天门冬，能清肺家之燥热，以下后则津液重亡，兼之唾脓血，则肺愈燥而热故也。白术、茯苓、炙甘草，温补脾虚，兼主泄利。下多亡阴，故以芍药、当归和补中下二焦之阴，肝与脾兼受其益也。用干姜者，温中气以济知、芩、石膏之寒也。用桂枝者，谓营卫而兼升阳之用也。服药令尽，使汗出愈者，非用上药以发汗，此以见阴阳和则汗微出，而厥逆等候自

除之意。(《伤寒论辨证广注》)

第九节 其 他

一、火热炎上之咽痛证

【原文】

太陽病中風，以火劫發汗，邪風被火熱，血氣流溢，失其常度。兩陽相熏灼，其身發黃。陽盛則欲衄，陰虛小便難。陰陽俱虛竭，身體則枯燥，但頭汗出，劑頸而還，腹滿微喘，口乾咽爛，或不大便，久則讝語，甚者至噦，手足躁擾，捻衣摸床。小便利者，其人可治。(111)

【名家选注】

成无己曰：风为阳邪，因火热之气，则邪风愈甚，迫于血气，使血气流溢，失其常度。风与火气，谓之两阳。两阳相熏灼……《内经》曰：火气内发，上为口干咽烂者，火热上熏也。(《注解伤寒论》)

【原文】

脉浮热甚，而反灸之，此爲實，實以虛治，因火而動，必咽燥吐血。(115)

【名家选注】

钱潢曰：灸法中虽有补泻之分，然但宜用之于虚寒，而不宜施之于实热，此而灸之，是实证而以虚治之，此所谓实其实也，所以热邪因火势而上炎，故令咽中干燥，阳盛搏阴，故血菀于上而为唾血也。(《伤寒溯源》)

【原文】

陽明中風，口苦咽乾，腹滿微喘，發熱惡寒，脉浮而緊，若下之，則腹滿小便難也。(189)

【名家选注】

章楠曰：此即言邪中阳明者，易于化热，故口苦咽干也。(《伤寒论本旨》)

【原文】

陽明病，但頭眩，不惡寒，故能食而欬，其人咽必痛。若不欬者，咽不痛。(198)

【名家选注】

成无己曰：风邪攻胃，胃气上逆则咳。咽门者，胃之系，咳甚则咽伤，故必咽痛。若胃气不逆，则不咳，其咽亦不痛也。(《注解伤寒论》)

程应旄曰：阳明以下行为顺，逆则上行，故中寒则有头痛证，中风则有头眩证。以不恶寒而能食，知其郁热在里也。寒上攻能令咳，其咳兼呕，故不能食而手足厥；热上攻亦令咳，其咳不呕，故能食而咽痛。以胃气上通于肺，而咽为胃府之门也。夫咽痛唯

少阴有之，今此以咳伤致痛，若不咳则咽不痛，况更有头眩不恶寒以证之，不难辨其为阳明之郁热也。（《伤寒论后条辨》）

【原文】

陽明病，脉浮而緊，咽燥口苦，腹滿而喘，發熱汗出，不惡寒反惡熱，身重。若發汗則躁，心憒憒反讝語。若加温針，必怵惕煩躁不得眠。若下之，則胃中空虛，客氣動膈，心中懊憹，舌上胎者，栀子豉湯主之。（221）

【名家选注】

吴人驹曰：发热汗出，不恶寒反恶热，咽燥口苦，腹满而喘，阳明之内热已甚。（《医宗承启》）

【原文】

少陽之爲病，口苦，咽乾，目眩也。（263）

【名家选注】

黄元御曰：少阳之气，化于相火，其经自头走足，病则气逆而火炎，升燎咽喉而上燔头目，少阳之兼证不一，而口苦、咽干、目眩则为主证，以相火之上郁故也。（《伤寒悬解》）

【原文】

傷寒先厥後發熱，下利必自止，而反汗出，咽中痛者，其喉爲痹。發熱無汗，而利必自止，若不止，必便膿血，便膿血者，其喉不痹。（334）

【名家选注】

黄宝臣曰：厥阴伤寒先病标阴之气而厥，后得中见之化而发热，既得热化，则前之下利当必自止。然阴不得有汗，而反汗出且咽中痛者，以厥阴从中见少阳之热化太过，下利虽自止，而阴液外泄，火气内燔，循经上炎，故咽为之痛也，且不特痛而为痹矣。（《伤寒辨证集解》）

第九章　咳　嗽 ▷▷▷▷

《伤寒明理论》："咳者謦咳之咳，俗谓之嗽者是也。肺主气，形寒饮冷则伤之，使气上而不下，逆而不收，冲击膈咽，令喉中淫淫如痒，习习如梗，是令咳也。甚者续续不已，连连不止，坐卧不安，语言不竟，动引百骸，声闻四近矣。咳之由来，有肺寒而咳者，有停饮而咳者，有邪气在半表半里而咳者。虽同曰咳，而治各不同也。"《伤寒论》中论咳有如下几种：水饮与表寒相合而咳者，为小青龙汤所主；水饮与里寒相合而咳者，为真武汤所主；而阳邪传里，动肺而咳者为小柴胡汤所主；阴邪传里，动肺而咳者为四逆散所主；此外，还有阳明中寒、寒饮上逆之咳，阳明中风、热邪上扰之咳，少阴病被火劫伤阴之咳等，又不可不识。

第一节　小青龙汤证

本节主要论述风寒束表，水饮内停之咳嗽证治。

【原文】

傷寒表不解，心下有水氣，乾嘔發熱而欬，或渴，或利，或噎，或小便不利、少腹滿，或喘者，小青龍湯主之。(40)

小青龍湯方

麻黄（去節）　芍藥　細辛　乾薑　甘草（炙）　桂枝（去皮）各三兩　五味子半升　半夏半升（洗）

上八味，以水一斗，先煮麻黄，減二升，去上沫，内諸藥，煮取三升，去滓，温服一升。若渴，去半夏，加栝樓根三兩；若微利，去麻黄，加蕘花，如一雞子，熬令赤色；若噎者，去麻黄，加附子一枚，炮；若小便不利，少腹滿者，去麻黄，加茯苓四兩；若喘，去麻黄，加杏仁半升，去皮尖。且蕘花不治利，麻黄主喘，今此語反之，疑非仲景意。

臣億等謹按：小青龍湯，大要治水。又按《本草》，蕘花下十二水，若去水，利則止也。又按《千金》，形腫者應内麻黄，乃内杏仁者，以麻黄發其陽故也。以此證之，豈非仲景意也。

【名家选注】

陈念祖曰：伤寒表之寒邪不解，而动里之水气，遂觉心下有水气。盖太阳主寒水之气，运行于皮肤，出入于心胸，今不能运行出入，以致寒水之气泛溢而无所底止。水停于胃则干呕；水气与寒邪留恋而不解故发热；肺主皮毛，水气合之，则发热而咳。是发热而咳，为心下有水气之阴证，然水性之变动不居，不得不于未然之时，先作或然之想。或水蓄而正津不行则为渴；或水渍入肠间则为利；或逆之于上则为噎；或留而不行，则为小便不利，少腹满；或如麻黄证之喘，而兼证处显出水证，则为水气之喘者。以上诸证不必悉具，但见一二证即是也，以小青龙汤主之。（《伤寒论浅注》）

第二节　小柴胡汤证

本节主要论述邪犯少阳，胆火内郁，枢机不利之咳嗽证治。

【原文】

傷寒五六日中風，往來寒熱，胸脇苦滿，嘿嘿不欲飲食，心煩喜嘔，或胸中煩而不嘔，或渴，或腹中痛，或脇下痞鞕，或心下悸，小便不利，或不渴，身有微熱，或欬者，小柴胡湯主之。（96）

【名家选注】

程应旄曰：咳者，半表之寒凑入于肺，故去参、枣，加五味子，易生姜为干姜，以温之，虽肺寒不减黄芩，恐干姜助热也。（《伤寒论后条辨》）

第三节　真武汤证

本节主要论述肾阳虚弱，水邪泛溢之咳嗽证治。

【原文】

少陰病，二三日不已，至四五日，腹痛，小便不利，四肢沉重疼痛，自下利者，此爲有水氣。其人或欬，或小便利，或下利，或嘔者，真武湯主之。（316）

【名家选注】

汪琥曰：真武汤专治少阴里寒停水，君主之药当是附子一味，为其能走肾温经而散寒也……若咳者，水寒射肺，肺叶张举，既加细辛、干姜以散水寒，不妨加五味子以敛肺，但五味子酸味太厚，不须半升之多也。（《伤寒论辨证广注》）

第四节　猪苓汤证

本节主要论述阴虚有热，水热互结之咳嗽证治。

【原文】

少陰病，下利六七日，欬而嘔渴，心煩不得眠者，猪苓湯主之。（319）

猪苓湯方

猪苓（去皮）　茯苓　阿膠　澤瀉　滑石各一兩

上五味，以水四升，先煮四物，取二升，去滓，内阿膠烊盡，溫服七合，日三服。

【名家选注】

张志聪曰：咳者，肺主皮毛而里邪外出也；呕渴心烦者，少阴合心主之神而来复于阳也；不得眠者，因于烦也。凡此皆为阳热下利，故以猪苓汤主之，所以结下利之义也。（《伤寒论集注》）

第五节　四逆散证

本节主要论述少阴阳气内郁兼肺寒气逆之咳嗽证治。

【原文】

少阴病，四逆，其人或欬，或悸，或小便不利，或腹中痛，或泄利下重者，四逆散主之。（318）

四逆散方

甘草（炙）　枳實（破，水漬，炙乾）　柴胡　芍藥

上四味，各十分，搗篩，白飲和服方寸匕，日三服。欬者，加五味子、乾薑各五分，并主下利；悸者，加桂枝五分；小便不利者，加茯苓五分；腹中痛者，加附子一枚，炮令坼；泄利下重者，先以水五升，煮薤白三升，煮取三升，去滓，以散三方寸匕内湯中，煮取一升半，分溫再服。

【名家选注】

吴谦曰：此则少阳厥阴，故君柴胡以疏肝之阳，臣芍药以泻肝之阴，佐甘草以缓肝之气，使枳实以破肝之逆，三物得柴胡，能外走少阳之阳，内走厥阴之阴，则肝胆疏泄之性遂，而厥可通也。或咳或下利者，邪饮上下为病，加五味子、干姜，温中以散饮也。（《医宗金鉴》）

第六节　其　他

一、阳明中寒，寒饮上逆之咳嗽证

【原文】

陽明病，反無汗，而小便利，二三日嘔而欬，手足厥者，必苦頭痛。若不欬不嘔，手足不厥者，頭不痛。（197）

【名家选注】

程应旄曰：阳明病，反无汗，阳虚不必言矣。而小便利，阳从下泄，中谁与温？积之稍久，胃中独治之寒，厥逆上攻，故二三日呕而咳，手足厥。一皆阴邪用事，必苦头痛者，阴盛自干乎阳，其实与阳邪无涉。头痛者标，咳、呕、手足厥冷者为本。条中有一呕字，不能食可知。（《伤寒论后条辨》）

二、阳明中风，热邪上扰之咳嗽证

【原文】

陽明病，但頭眩，不惡寒，故能食而欬，其人咽必痛。若不欬者，咽不痛。（198）

【名家选注】

钱潢曰：但头眩者，热在上也。不恶寒，即阳明篇首所谓不恶寒，反恶热之义也。能食，阳明中风也，咳者，热在上焦，而肺气受伤也，中风之阳邪，壅于上焦，故咽门必痛也。若不咳者，上焦之邪热不甚，故咽亦不痛，此条纯是热邪，当与前条之不咳、不呕、手足不厥、头不痛一条，两相对待，示人以风寒之辨也。（《伤寒溯源集》）

三、少阴病，被火劫伤阴之咳嗽证

【原文】

少陰病，欬而下利讝語者，被火氣劫故也，小便必難，以強責少陰汗也。（284）

【名家选注】

吴谦曰：少阴属肾，主水者也。少阴受邪，不能主水，上攻则咳，下攻则利。邪从寒化，真武汤证也；邪从热化，猪苓汤证也。今被火气劫汗，则从热化而转属于胃，故发谵语；津液内竭，故小便难。是皆由强发少阴之汗故也。欲救其阴，白虎、猪苓二汤，择而用之可耳。（《医宗金鉴》）

第十章　喘 ▷▷▷

　　喘者，张口抬肩，呼吸急促，出易而纳难。其病因虽多，不过虚实二端。实喘气长而有余，胸胀气粗，声高有力，以呼出为快；虚喘气短而不续，气怯声低，以深吸为快，动则喘甚。《伤寒论》中所述"喘"证，共有六种：邪逆胸肺，肺气不利的桂枝加厚朴杏子汤证；风寒外束，肺气失宣的麻黄汤证；水寒上乘，肺气厥逆的小青龙汤证；肺热壅盛，肺气不宣的麻黄杏仁甘草石膏汤证；热迫大肠的葛根黄芩黄连汤证；热实内结，腑气不通的大承气汤证。此外，又有里热干肺致喘、肺燥而喘、形寒饮冷致喘及阳气上脱之喘，不可不知。

第一节　桂枝加厚朴杏子汤证

　　本节主要论述风寒在表，营卫不和，肺气上逆之喘证治。

　　【原文】
　　喘家，作桂枝湯，加厚朴杏子佳。（18）
　　【名家选注】
　　陈念祖曰：桂枝本为解肌，若喘则为邪据于表，表气不通而作，宜麻黄而不宜桂枝矣。然亦有桂枝证悉具，唯喘一证不同，当知是平日素有喘之人，名曰喘家，喘虽愈，而得病又作，审系桂枝证，亦不可专用桂枝汤，宜加厚朴，从脾而输其气，杏子从肺以利其气佳。（《伤寒论浅注》）

　　【原文】
　　太陽病，下之微喘者，表未解故也，桂枝加厚朴杏子湯主之。（43）
　　桂枝加厚朴杏子湯方
　　桂枝三兩（去皮）　　甘草二兩（炙）　　生薑三兩（切）　　芍藥三兩　　大棗十二枚（擘）　　厚朴二兩（炙，去皮）　　杏仁五十枚（去皮尖）
　　上七味，以水七升，微火煮取三升，去滓，温服一升，覆取微似汗。
　　【名家选注】
　　成无己曰：下后大喘，则为里气太虚，邪气传里，正气将脱也；下后微喘，则为里气上逆，邪不能传里，犹在表也。与桂枝汤以解外，加厚朴、杏仁以下逆气。（《注解伤寒论》）
　　吴谦曰：太阳病，当汗而反下之，下利脉促，喘而汗出，不恶寒者，乃邪陷于里，热在阳明，葛根黄芩黄连汤证也。今太阳病当汗而反下之，不下利而微喘，是邪陷于胸，未入于胃，表仍未解也。故仍用桂枝汤以解肌表，加厚朴、杏子以降逆定喘也。（《医宗金鉴》）

吕震名曰：此亦当与葛根黄连黄芩汤参看……同属喘之一证，有表有里，不可不辨。下后汗出而喘者，其喘必盛，是里热壅遏，火炎故也；下后微喘者，其汗必不大出，是表邪闭遏，气逆故也。表未解仍宜从表，治主桂枝解表，加朴杏以下逆气。按本草厚朴杏仁，主消痰下气，故又曰：喘家作桂枝汤，加厚朴杏子佳也。（《伤寒寻源》）

第二节　麻黄汤证

本节主要论述风寒外束，卫阳被遏，营阴郁滞，肺气失宣之喘证治。

【原文】

太陽病，頭痛發熱，身疼腰痛，骨節疼痛，惡風無汗而喘者，麻黃湯主之。（35）

【名家选注】

沈金鳌曰：本症重在发热身疼，无汗而喘。其喘者，因风寒外来，阳气不伸而郁于内也。太阳为开，本症又宜开，故仲景立麻黄法以开之。（《伤寒论纲目》）

柯琴曰：此为开表逐邪发汗之峻剂也……此汤入胃行气于玄府，输精于皮毛，斯毛脉合精而濈濈汗出，在表之邪，其尽去而不留，痛止喘平，寒热顿解，不烦啜粥而藉汗于谷也。（《伤寒附翼》）

王晋三曰：麻黄汤，破营方也。试观立方大义，麻黄轻清入肺，杏仁重浊入心，仲景治太阳初病，必从心营肺卫入意也。分言其功能，麻黄开窍发汗，桂枝和阳解肌，杏仁下气定喘，甘草安内攘外，四者各擅其长，有非诸药之所能及。（《绛雪园古方选注》）

【原文】

太陽與陽明合病，喘而胸滿者，不可下，宜麻黃湯。（36）

【名家选注】

成无己曰：阳受气于胸中，喘而胸满者，阳气不宣发，壅而逆也。心下满、腹满，皆为实，当下之。此以为胸满，非里实，故不可下，虽有阳明，然与太阳合病，为属表，是与麻黄汤发汗。（《注解伤寒论》）

汪琥曰：或问阳明病已见胸满之候，何以不兼治阳明？余曰：病因喘而致胸满，胸前者，虽为阳明之部分，其实乃肺之室也，喘而胸满，则肺气必实而胀，所以李东璧《本草》云：麻黄汤虽太阳发汗重剂，实为发散肺经火郁之药。彼盖以喘而胸满，为肺有火邪实热之证，汤中有麻黄杏仁，专于泄肺利气，肺气泄利，则喘逆自平，又何有于阳明之胸满邪？（《伤寒论辨证广注》）

【原文】

陽明病，脉浮，無汗而喘者，發汗則愈，宜麻黃湯。（235）

【名家选注】

张锡驹曰：阳明病脉浮者，邪在表也。邪在表则表气闭拒而肺气不利，故无汗而喘，发其表汗则愈，宜麻黄汤。(《伤寒论直解》)

章楠曰：此言正阳阳明伤寒之证治也。若无汗而喘，脉浮紧，头痛恶寒者，太阳寒伤营也。此寒伤阳明而无头痛，得之一日，其恶寒自罢，脉亦浮而不紧矣。然无汗而喘，则邪闭于表，与太阳同也。盖肺为华盖而朝百脉，阳明经脉连肺，故喘；肺与皮毛相合，故无汗，必当从麻黄例发汗则愈。是麻黄汤为开达营卫肌肉、发表祛邪之总法，非独治太阳病也。(《伤寒论本旨》)

第三节 小青龙汤证

本节主要论述风寒束表，水饮内停之喘证治。

【原文】

傷寒表不解，心下有水氣，乾嘔發熱而欬，或渴，或利，或噎，或小便不利、少腹滿，或喘者，小青龍湯主之。(40)

【名家选注】

邵仙根曰：发热无汗是表不解，干呕而咳，是水气为患，饮寒相抟，逆于肺胃之间也。饮之为病，随气升降，水气下而不上，则或渴或利；上而不下，则或喘或噎；留而不行，则小便不利。表寒与水饮内外合邪，用小青龙汤以两解表里之邪，立加减法以治或然之症也。(《伤寒指掌》)

吕震名曰：故方中用麻黄桂枝细辛之属，以散寒而解表；用半夏干姜五味之属，以蠲饮而降逆，复以芍药甘草，两和表里。但表里错杂之邪，病出恒不一致，若微利者……若喘者，水邪射肺也，故去麻黄，加杏仁以下肺气。此方本不至发汗，故或用麻黄，或去麻黄，皆相表里证之轻重，而为加减之圆机活法也。(《伤寒寻源》)

【原文】

傷寒心下有水氣，欬而微喘，發熱不渴。服湯已渴者，此寒去欲解也。小青龍湯主之。(41)

【名家选注】

陈念祖曰：且夫寒水之气，太阳所专司，运行于肤表，出入于胸膈，有气而无形。苟人伤于寒，则不能运行出入，停于心下，病无形之寒水，化而为有形之水气。水寒伤肺而气上逆，则为咳而微喘。(《伤寒论浅注》)

第四节 麻黄杏仁甘草石膏汤证

本节主要论述邪热壅肺之喘证治。

【原文】

發汗後，不可更行桂枝湯，汗出而喘，無大熱者，可與麻黃杏仁甘草石膏湯。(63)

【名家选注】

柯琴曰：仲景每于汗下后表不解者，用桂枝更汗而不用麻黄。此则内外皆热而不恶寒，必其用麻黄汤后，寒解而热反甚，与"发汗，解，半日许复烦，下后而微喘者"不同。发汗而不得汗，或下之而仍不汗喘不止，其阳气重也。若与桂枝加厚朴杏仁汤，下咽即毙矣。故于麻黄汤去桂枝之辛热，加石膏之甘寒，佐麻黄而发汗，助杏仁以定喘，一加一减，温解之方，转为凉散之剂矣。（《伤寒论注》）

黄元御曰：汗后表寒未解，郁其肺气，热蒸皮毛，窍开而不能透泄，故汗出而喘。表得汗泄，故外无大热。麻黄发表，杏仁降逆，石膏清金，甘草培土，则表里俱解矣。此大青龙证之轻者，以在汗后，故不用青龙。（《伤寒悬解》）

王晋三曰：喘家作桂枝汤，加厚朴杏子，治寒喘也。今以麻黄、石膏加杏子，治热喘也。麻黄开毛窍，杏仁下里气，而以甘草载石膏辛寒之性，从肺发泄，俾阳邪出者出，降者降，分头解散。喘虽忌汗，然此重在急清肺热以存阴，热清喘定，汗即不辍，而阳亦不亡矣。观二喘一寒一热，治法仍有营卫分途之义。（《绛雪园古方选注》）

【原文】

下後不可更行桂枝湯，若汗出而喘，無大熱者，可與麻黄杏子甘草石膏湯。（162）

【名家选注】

成无己曰：汗下虽殊，既不当损正气则一，邪气所传既同，遂用一法治之。《经》所谓若发汗、若下、若吐后者是矣。（《注解伤寒论》）

第五节　葛根黄芩黄连汤证

本节主要论述热迫大肠，兼表证不解之喘证治。

【原文】

太陽病，桂枝證，醫反下之，利遂不止。脉促者，表未解也；喘而汗出者，葛根黄芩黄連湯主之。（34）

【名家选注】

周扬俊曰：太阳误下，脉促未解，何为不用桂枝而用葛根？利不止，热邪因下而入阳明府矣。但有未尽之表，恐其尽入，则以本经之药提出之太阳。误下而喘，又何不用杏子厚朴而改用芩连？利而脉促，热邪因下而停阳明府矣。既有内滞之热，未必下走，故以芩连之寒荡涤之。然后知下利脉促喘汗，皆因热入也。不去甘草，和其中也。（《伤寒论三注》）

陈蔚曰：太阳桂枝证而反下之，邪由肌腠而内陷于中土，故下利不止。脉促与喘汗者，内陷之邪欲从肌腠外出而不能出，涌于脉道，如疾行而蹶，为脉促。涌于华盖，肺主气而上喘，肺主皮毛而汗出。方主葛根从里以达于表，从下以腾于上，辅以芩、连之苦，苦以坚之，坚毛窍而止汗，坚肠胃而止泻。又辅以甘草之甘，妙得苦甘相合，与人

参同味而同功，所以补中土而调脉道，真神方也。（《长沙方歌括》）

第六节　大承气汤证

本节主要论述燥屎内结，阳明热实之喘证治。

【原文】

陽明病，脉遲，雖汗出不惡寒者，其身必重，短氣腹滿而喘，有潮熱者，此外欲解，可攻裏也。手足濈然汗出者，此大便已鞕也，大承氣湯主之；若汗多，微發熱惡寒者，外未解也，其熱不潮，未可與承氣湯；若腹大滿不通者，可與小承氣湯，微和胃氣，勿令至大泄下。（208）

【名家选注】

程应旄曰：邪虽离表，仍逗留不肯遽入里，直待有潮热，方算得外欲解，不然则身重短气、腹满而喘之证，仍算外，不算里。（《伤寒论后条辨》）

周扬俊曰：大黄，血分药也，乃仲景命为承气何哉？热邪结于肠胃，使中焦之津液干枯，而上下之气不复升降，非气味苦寒、力猛性速者，不足攻其滞而顺其气也，故一味大黄，则热可去、邪可下、实可通矣。然圣人以为未也，邪热既盛，膈且痞，使大黄欲下，而膈间之痞足以当之，势必急下不得，而反上呕，故厚朴去痞者也，加厚朴而上焦之逆气可下矣。然圣人又以为未也，邪热既结，胸必痛，使大黄、厚朴欲下，而胸中之满足以滞之，势必急下不能，而反增其满，故枳实泄满者也，合枳实而中焦之滞气可下矣。然圣人又以为未足也，邪结既定，中必燥，燥则津液已干，而大黄合枳、朴，性急如火，若奔马委辔，而一枥当住，可奈何？于是圣人思所以软之，芒硝味咸，咸则润，润则无坚不软，遂使上中二焦之气得以直达于下而无壅滞之患矣。王海藏谓此汤必痞满燥坚实全而后可用，信哉。（《伤寒论三注》）

【原文】

傷寒，若吐、若下後不解，不大便五六日，上至十餘日，日晡所發潮熱，不惡寒，獨語如見鬼狀。若劇者，發則不識人，循衣摸床，惕而不安，微喘直視，脉弦者生，濇者死。微者，但發熱譫語者，大承氣湯主之。若一服利，則止後服。（212）

【名家选注】

柯琴曰：目直视不识人、循衣摸床等症，是日晡发热时事，不发时自安，故勿竟断为死证。还将脉推之，凡谵语脉短者死。涩者短也，短则气病；弦者长也，长则气治。凡直视、谵语、喘满者死。此微喘而不满，只是气之不承，非气之不治耳。（《伤寒论注》）

【原文】

傷寒四五日，脉沉而喘滿，沉爲在裏，而反發其汗，津液越出，大便爲難，表虛裏實，久則譫語。（218）

【名家选注】

方有执曰：满，胃实也，逆溢则喘。（《伤寒论条辨》）

舒诏曰：脉沉而喘满，则知为阳明宿燥阻滞，浊气上干而然也，故曰沉为在里，明非表也。（《伤寒集注》）

【原文】

病人小便不利，大便乍難乍易，時有微熱，喘冒不能臥者，有燥屎也，宜大承氣湯。（242）

【名家选注】

程应旄曰：屎燥胃干，三焦不通而菀热，非阳明邪盛之热，故微；浊气乘肺，故喘……总是屎气不下行，上扰乎清道也。（《伤寒论后条辨》）

秦之桢曰：小便不利，里热互词；大便乍难乍易，里热互词；时有微热，潮热互词，喘冒不得卧下，大实大满互词。故曰有燥屎，宜大下。（《伤寒大白》）

第七节 其 他

一、阳明热盛，肺气不降之喘证

【原文】

陽明中風，口苦咽乾，腹滿微喘，發熱惡寒，脉浮而緊，若下之，則腹滿小便難也。（189）

【名家选注】

章楠曰：此即言邪中阳明者，易于化热，故口苦咽干也。腹满微喘者，阳明当肺胃之间，肺胃气郁故也。其身发热而又恶寒者，邪在表分也。脉紧者，兼寒也。以无头项强痛，故非太阳，而为阳明之经证。邪未入腑，若误下之，则伤脾肾，脾伤而腹更满，肾伤则小便难，以下焦气化不宣也。此辨阳明表证误下，则邪陷太阴而腹更满，以太阴为阳明之里也。（《伤寒论本旨》）

【原文】

陽明病，脉浮而緊，咽燥口苦，腹滿而喘，發熱汗出，不惡寒反惡熱，身重。若發汗則躁，心愦愦反讝語。若加溫針，必怵惕煩躁不得眠。若下之，則胃中空虛，客氣動膈，心中懊憹，舌上胎者，梔子豉湯主之。（221）

【名家选注】

吴人驹曰：发热汗出，不恶寒反恶热，咽燥口苦，腹满而喘，阳明之内热已甚。但脉仍浮紧而不大，身虽不痛，但重而不轻。如是者，发汗烧针皆不可，谓其内热而焰不可助也。若下之，则胃中本来空虚，误下，顿令客气乘虚而动膈。（《医宗承启》）

郑重光曰：咽燥口苦，腹满而喘，是阳明里热；发热、汗出、不恶寒，是阳明表热。因阳明之热自内达外，则里证为急，故此条以里证列前。（《伤寒论条辨续注》）

尤怡曰：浮而紧，阳明表里之脉然也；咽燥口苦，腹满而喘，发热汗出，不恶寒，反恶热，身重，阳明之里之证然也。是为邪已入里，则气连于表，内外牵制，汗下俱碍。（《伤寒贯珠集》）

二、火热内盛，肺燥津伤之喘证

【原文】

太陽病中風，以火劫發汗，邪風被火熱，血氣流溢，失其常度。兩陽相熏灼，其身發黃。陽盛則欲衄，陰虛小便難。陰陽俱虛竭，身體則枯燥，但頭汗出，劑頸而還，腹滿微喘，口乾咽爛，或不大便，久則讝語，甚者至噦，手足躁擾，捻衣摸床。小便利者，其人可治。（111）

【名家选注】

张锡驹曰：此火攻之危症也。夫风为阳邪，太阳病中风，复以火劫发汗，则邪风被火热之气，逼其血气流溢于外，而失其行阴行阳之常度矣。风火为两阳，风火炽盛，两相熏灼……夫所谓阳盛者，乃风火之阳，非阳气之阳也。风火伤阴，亦能伤阳，故阴阳俱虚竭也……脾为津液之主，而肺为水之上源，火热竭其水津，脾肺不能转输，故腹满微喘也。（《伤寒论直解》）

章楠曰：太阳中风而被火劫，不能外解，风夹火热内攻，血气流溢，失其常度，风火皆阳邪，两阳相熏灼，津液被煎，身体枯燥而无汗……以是阴液阳津俱虚竭，脾肺之气不输布，则腹满而喘。（《伤寒论本旨》）

三、形寒饮冷，闭遏肺气之喘证

【原文】

未持脈時，病人手叉自冒心，師因教試令欬，而不欬者，此必兩耳聾無聞也。所以然者，以重發汗，虛故如此。發汗後，飲水多必喘，以水灌之亦喘。（75）

【名家选注】

成无己曰：喘，肺疾。饮水多喘者，饮冷伤肺也；以冷水灌洗而喘者，形寒伤肺也。（《注解伤寒论》）

卢之颐曰：肾之液入心为汗，则汗从心出，有出无入，两虚心肾矣。耳者，肾之候，肾虚，耳失聪，心虚，手自冒。既经发汗，则八万四千毛孔，尽得开张，喘应自止，复饮水喷寒，致开机转合，则毛孔重封，吸呼呼吸，仍交通不表，动成执碍，势必重喘，灌亦如是。（《仲景伤寒论疏钞金铧》）

柯琴曰：未发汗，因风寒而喘者，是麻黄症。下后微喘者，桂枝加厚朴杏仁症。喘而汗出者，葛根黄连黄芩症。此汗后津液不足，饮水多而喘者，是五苓症。以水灌之亦喘者，形寒饮冷，皆能伤肺，气迫上行，是以喘也。（《伤寒论注》）

章楠曰：上言胃中干，烦躁欲饮水，少少与之，则愈，正如亢旱得微雨，则万物苏矣，若饮多而壅于胃口，肺气逆而必喘，或因烦躁，以水灌其身，闭遏肺气，亦必作喘

也。(《伤寒论本旨》)

四、阳气上脱之喘证

【原文】

夫實則譫語，虛則鄭聲。鄭聲者，重語也。直視譫語，喘滿者死，下利者亦死。(210)

【名家选注】

方有执曰：实以邪言，谵语，呢喃不了之妄语也；虚以正言，以重语释郑声者，谓语声之出，由于邪实正虚，浊恶而厌听也。又曰：直视，精不荣于目也；谵语，神不主乎心也。喘则阳争于上，利则阴夺于下。胃，中土也，阴阳争夺于上下，而中气不守，故无法可治，而皆主死也。(《伤寒论条辨》)

王丙曰：直视，视物而目睛不转动也。谵语非死证，唯直视而谵语者可危，以风火烁其真精也，然犹有可治之法，所恐者，喘满而孤阳独升，下利而真阴复竭，则皆主死耳。(《伤寒论注》)

【原文】

少陰病，六七日，息高者死。(299)

【名家选注】

舒诏曰：肾主收藏，肾气不衰则收藏自固，气化自裕而肺气肃然下行。若肾气惫，则收藏之本废矣，真气涣散无归，上游胸中，肺气不得下达，有升无降，乃息高喘促而死矣。(《伤寒集注》)

【原文】

下利，手足厥冷，無脉者，灸之不温，若脉不還，反微喘者，死。少陰負趺陽者，爲順也。(362)

【名家选注】

成无己曰：下利，手足厥逆无脉者，阴气独胜，阳气大虚也。灸之，阳气复，手足温而脉还，为欲愈；若手足不温，脉不还者阳已绝也。反微喘者阳气脱也。(《注解伤寒论》)

方有执曰：喘，言息短而声不续，阳气衰绝也。(《伤寒论条辨》)

第十一章 心 悸 ▷▷▷

　　心悸，指患者自觉心中悸动，惊惕不安，甚则不能自主的一种病证，其重者为怔忡。《伤寒论》中所述心悸，共有九种：心之阳气不足的桂枝甘草汤证；气血亏虚的小建中汤证；心之阴阳两虚的炙甘草汤证；胃阳虚，中焦停饮的茯苓甘草汤证；心阳虚，下焦阴寒上逆的桂枝加桂汤证；脾虚水停的茯苓桂枝白术甘草汤证；肾阳虚水泛的真武汤证；少阴枢机不利，阳气郁遏之四逆散证，少阳枢机不利之小柴胡汤证。凡此种种，却不外两端，即成无己《伤寒明理论》中所言"心悸之由，不越二种，一者气虚也，二者停饮也"。

第一节　桂枝甘草汤证

　　本节主要论述心阳不足，心失所养之心悸证治。

【原文】

發汗過多，其人叉手自冒心，心下悸，欲得按者，桂枝甘草湯主之。(64)

桂枝甘草湯方

桂枝四兩（去皮）　甘草二兩（炙）

上二味，以水三升，煮取一升，去滓，頓服。

【名家选注】

钱潢曰：阳本受气于胸中，故膻中为气之海，上通于肺而为呼吸，位处心胸之间。发汗过多，则阳气散亡，气海空虚，所以叉手自冒覆其心胸，而心下觉惕惕然悸动也。(《伤寒溯源集》)

尤怡曰：其人叉手自冒心者，里虚欲为外护也；悸，心动也；欲得按者，心中筑筑不宁，欲得按而止之也。是宜补助心阳为主。(《伤寒贯珠集》)

吴谦曰：发汗过多，外亡其液，内虚其气，气液两虚，中空无倚，故心下悸，惕惕然不能自主，所以叉手冒心，欲得自按，以护庇而求定也，故用桂枝甘草汤，以补阳气而生津液，自可愈矣。(《医宗金鉴》)

徐大椿曰：发汗不误，误在过多，汗为心之液，多则心气虚，二味扶阳补中，此乃阳虚之轻者，甚而振振欲擗地，则用真武汤矣。(《伤寒论类方》)

陈念祖曰：此一节言发汗而伤其心气也。(《伤寒论浅注》)

唐宗海曰：发汗伤其心气者，又因汗多伤其营气，心火随营气大泄，因致心气虚，欲叉手冒心以护之。心下指膈间，言心火从包络下抵膈间，由肺入连网，乃下行入气

海，今其心火不能布于膈间，故心下悸。主用桂枝以宣心阳。膈与胃相连，故主用甘草以实其胃。（《伤寒论浅注补正》）

第二节　小建中汤证

本节主要论述中焦虚寒，气血亏虚，复被邪扰之心悸证治。

【原文】

傷寒二三日，心中悸而煩者，小建中湯主之。（102）

小建中汤方

桂枝三兩（去皮）　甘草二兩（炙）　大棗十二枚（擘）　芍藥六兩　生薑三兩（切）　膠飴一升

上六味，以水七升，煮取三升，去滓，内飴，更上微火消解。温服一升，日三服。嘔家不可用建中湯，以甜故也。

【名家选注】

成无己曰：伤寒二三日，邪气在表，未当传里之时，心中悸而烦，是非邪气搏所致。心悸者，气虚也；烦者，血虚也。以气血内虚，与小建中汤先建其里。（《注解伤寒论》）

卢之颐曰：寒伤仅二三日，未罅竭扬乎心汗，遂尔心气内洞而中悸。悸而烦者，缘水寒之下承火位者，淫亢则害，殆转甚矣。建中建立中央，则土气盛；土气盛，则水气不行；水气不行，则心火气盛；心火气盛，则心自愈。此即郁伏循环，助土辅火之要法，亦即子能令母实，母能令子虚耳。（《仲景伤寒论疏钞金錍》）

周扬俊曰：二三日为病不久，心中悸烦，则其悸为阳气素虚，而烦为欲传之候可知。盖血者，心之液也，中气既虚，可复汗之乎？于是倍芍药以益营，入胶饴以养胃，仍不去姜桂以散邪，使中气建立，不为振撼，则外袭之邪不攻自撤。（《伤寒论三注》）

第三节　炙甘草汤证

本节主要论述心阴阳两虚之心悸证治。

【原文】

傷寒脉結代，心動悸，炙甘草湯主之。（177）

炙甘草湯方

甘草四兩（炙）　生薑三兩（切）　人參二兩　生地黄一斤　桂枝三兩（去皮）　阿膠二兩　麥門冬半升（去心）　麻仁半升　大棗三十枚（擘）

上九味，以清酒七升，水八升，先煮八味取三升，去滓，内膠烊消盡。温服一升，日三服。一名復脉湯。

【名家选注】

成无己曰：心中悸动，知真气内虚也，与炙甘草汤，益虚补血气而复脉。(《注解伤寒论》)

张璐曰：或问炙甘草汤一证，但言脉结代，心动悸，并不言从前所见何证，曾服何药所致，细绎其方，不出乎滋养真阴，回枯润燥，兼和营散邪之剂。必缘其人胃气素虚，所以汗下不解，胃气转伤，真阴槁竭，遂致心悸脉代，与水停心悸之脉，似是而非。水则紧而虚则代，加之以结，则知正气虽亏，尚有阳邪伏结，凌烁真阴，阴阳相搏，是以动悸不宁耳。邪留不解，阴已大亏，计唯润燥养阴，和营散邪，乃为合法。(《伤寒缵论》)

程知曰：曰伤寒则有邪气未解也。心主血脉，曰脉结代心动悸，则是阴虚而真气不相续也，故峻补其阴以生血，更助其阳以散寒。生地、麦冬、阿胶、麻仁，养阴药也，人参、生姜、桂枝、甘草，养阳药也。无阳则无以绾摄微阴，故方中全用桂枝汤，乃去芍药，而渍以清酒，所以挽真气于将绝之候，而避中寒于脉弱之时也。(《伤寒经注》)

汪琥曰：此条伤寒必系发汗过剂，汗多亡阳，阳亡则气馁，又汗为血液，汗多则血虚，血虚气馁，故心动悸而脉结代也。(《伤寒论辨证广注》)

周扬俊曰：伤寒正气既虚，邪虽未尽，则补正居多，今脉结代心动悸，非无阳以宣其气，更无阴以养其心乎？故不得不以甘草人参益其中气，地黄阿胶助其营血也。然必加桂枝麦冬麻子仁者，其故不可不察也。(《伤寒论三注》)

尤怡曰：脉结代者，邪气阻滞而营卫涩少也，心动悸者，神气不振而都城震惊也，是虽有邪气，而攻取之法，无所施矣，故宜人参、姜、桂，以益卫气，胶、麦、麻、地、甘、枣，以益营气，营卫即充，脉复神完，而后从而取之，则无有不服者矣。此又扩建中之制，为阴阳并调之法如此。(《伤寒贯珠集》)

吴谦曰：心动悸者，谓心下筑筑惕惕然动而不自安也。若因汗下者多虚，不因汗下者多热，欲饮水小便不利者属饮，厥而下利者属寒。今病伤寒，不因汗下而心动悸，又无饮热寒虚之证，但据结代不足之阴脉，即主以炙甘草汤者，以其人平日血气衰微，不任寒邪，故脉不能续行也。此时虽有伤寒之表未罢，亦在所不顾，总以补中生血复脉为急，通行营卫为主也。(《医宗金鉴》)

第四节　茯苓甘草汤证

本节主要论述胃阳不足，水停中焦之心悸证治。

【原文】

伤寒厥而心下悸，宜先治水，当服茯苓甘草汤，却治其厥。不尔，水渍入胃，必作利也。(356)

茯苓甘草汤方

茯苓二两　桂枝二两（去皮）　甘草一两（炙）　生薑三两（切）

上四味，以水四升，煮取二升，去滓，分温三服。

【名家选注】

成无己曰：《金匮要略》曰：水停心下，甚者则悸。厥虽寒胜，然以心下悸，为水饮内甚，先与茯苓甘草汤治其水，而后治其厥；若先治厥，则水饮浸渍入胃，必作下利。（《注解伤寒论》）

方有执曰：《金匮》曰：水停心下，甚者则悸。然则悸为水甚，而厥则寒甚也。寒无象而水有质，水去则寒消。入胃者，水能渗土也。（《伤寒论条辨》）

柯琴曰：心下悸是有水气，今乘其未及渍胃时先治之，不致厥利相连，此治法有次第也。（《伤寒论注》）

钱潢曰：《金匮》云水停心下，甚者则悸。太阳篇中有饮水多者，心下必悸。此二语虽皆仲景本文，然此条并不言饮水，盖以伤寒见厥，则阴寒在里，里寒则胃气不行，水液不布，必停蓄于心下，阻绝气道，所以筑筑然而悸动。故宜先治其水，当服茯苓甘草汤以渗利之，然后却与治厥之药。不尔，则水液既不流行，必渐渍入胃，寒厥之邪在里，胃阳不守，必下走而作利也。（《伤寒溯源集》）

魏荔彤曰：厥阴为病必厥，前言之，然厥阴病既厥而复利，则危道也，不可不思患预防之矣。盖病至厥阴，以阳升为欲愈之机，以阳陷为将危之道，此其大关也。若夫厥而下利，则阳无升之理，而有陷之势，所以必以治下利为第一义。无论其厥之为寒为热，而俱以下利为必不可犯之证。如伤寒病厥，厥阴病也，而心下悸者，亦如太阳之心下悸，为水邪乘心，心阳失御之故也，见此则治厥为缓，而治水为急，何也？厥犹可以观发热之多少，以审阳升降之迟速，水则必趋于下而力能牵阳下坠者也。法用茯苓甘草汤以治水，使水涤而阳气有升无降，此正从标水以治本阳也。（《伤寒论本义》）

章楠曰：水气逼心则悸，以在膈间故也。如入胃，必作下利。若邪在太阳而夹水，有用小青龙，有用五苓散，皆兼通太阳以泄水也。今邪在厥阴，不能兼治，故先用茯苓甘草汤化三焦之气以行水，后治其厥也。（《伤寒论本旨》）

第五节　桂枝加桂汤证

本节主要论述心阳亏虚，下焦阴寒，乘虚上逆之心悸证治。

【原文】

燒針令其汗，針處被寒，核起而赤者，必發奔豚。氣從少腹上衝心者，灸其核上各一壯，與桂枝加桂湯更加桂二兩也。（117）

桂枝加桂湯方

桂枝五兩（去皮）　芍藥三兩　生薑三兩（切）　甘草二兩（炙）　大棗十二枚（擘）

上五味，以水七升，煮取三升，去滓，溫服一升。本云桂枝湯今加桂滿五兩。所以加桂者，以能泄奔豚氣也。

【名家选注】

成无己曰：烧针发汗，则损阴血，而惊动心气。针处被寒，气聚而成核。心气因惊而虚，肾气乘寒气而动，发为奔豚。《金匮要略》曰：病有奔豚，从惊发得之。肾气欲上乘心，故其气从少腹上冲心也。先灸核上，以散其寒，与桂枝加桂汤，以泄奔豚之气。（《注解伤寒论》）

黄元御曰：汗后阳虚脾陷，木气不舒，一被外寒，闭其针孔，风木郁动，必发奔豚。若气从少腹上冲心胸，便是奔豚发矣。宜先灸核上各一壮，以散外寒，即以桂枝加桂汤疏风木而降奔冲也。（《伤寒悬解》）

王丙曰：烧针入穴，既开难闭，汗出后寒易袭之，凝于穴道，肉为之僵故核起，血为之郁故色赤。必发奔豚者，寒气从穴入则心愈衰，肾中之气必从少腹上而冲心也。灸之寒即出矣，以桂枝汤和之，《难经》所谓损其心者，谓其荣卫也。（《伤寒论注》）

第六节　茯苓桂枝白术甘草汤证

本节主要论述脾虚水停，水气冲逆之心悸证治。

【原文】

傷寒若吐、若下後，心下逆滿，氣上衝胸，起則頭眩，脉沉緊，發汗則動經，身爲振振搖者，茯苓桂枝白朮甘草湯主之。（67）

【名家选注】

钱潢曰：阳气已为吐下所虚，若更发其汗，必至亡阳而致经脉动惕，身不自持而振振然动摇矣。动经振摇，与上编心悸头眩、身动而振振欲擗地者几希矣，故用桂枝以解散外邪、通行阳气，而以茯苓、白术、甘草补中气而治其吐下之虚也。（《伤寒溯源集》）

吴谦曰：伤寒若过发汗，则有心下悸，叉手冒心，脐下悸，欲作奔豚等证。今误吐下，则胸虚邪陷，故心下逆满，气上冲胸也。若脉浮紧，表仍不解，无汗当用麻黄汤，有汗当用桂枝汤，一汗而胸满气冲可平矣。（《医宗金鉴》）

第七节　真武汤证

本节主要论述肾阳虚弱，水邪泛溢之心悸证治。

【原文】

太陽病發汗，汗出不解，其人仍發熱，心下悸，頭眩，身瞤動，振振欲擗地者，真武湯主之。（82）

【名家选注】

成无己曰：发汗不解仍发热，邪气未解也；心下悸、头眩、身瞤动、振振欲擗地者，汗出亡阳也。里虚为悸，上虚为眩，经虚为身瞤振振摇，与真武汤主之，温经复

阳。(《注解伤寒论》)

方有执曰：悸，怔忡也；眩，昏晕也；瞤，月取动也；振振；振作也；擗，拊心也。言心怔而忡，头昏而晕，肉瞤而动，手拊心而无可奈何。厥逆，筋惕肉瞤变文之互词也……大敌当前，良将重选，是故茯苓行水，术性导湿，湿导水行，祖龙归海也。芍药收阴，附子回阳，阳回阴收，铁甲当关也。生姜以醒其昏，为救厥逆之剧。(《伤寒论条辨》)

汪琥曰：此条病，乃太阳真寒证。真阳素虚之人，卒中风寒，先宜补里固表，然后可用温解之法，今者暂见太阳病，即强发汗，汗出者，谓汗已大出也。若汗出不彻仍发热，为阳邪之气未解，此则汗已大出而不解，乃病剧而邪不在表矣。汗多亡阳，真气内虚，阴中之火离其本根而游走于外，故仍发热。心下悸云云者，心阳不安则悸，阳虚于上则头眩。(《中寒论辨证广注》)

郑重光曰：发汗不解，误汗可知。心悸，头眩，身瞤动，振振欲擗地者，皆汗多亡阳，卫气解散，振振然彷徨四顾，无可置身，欲擗地而避处其中。阴证似阳，欲坐井中以避热。此汗多亡阳，欲入地中以就实也，极阳虚甚。大敌在前，良将重选，而真武汤者，正位北方，为司水之神。大哉青龙，不得不藉真武神方而拯溺也。此本为误服大青龙汤致逆者立法。(《伤寒论条辨续注》)

吴谦曰：大汗出，仍热不解者，阳亡于外也；心下悸，筑筑然动，阳虚不能内守也；头眩者，头晕眼黑，阳微气不能升也；身瞤动者，蠕蠕然瞤动，阳虚液涸，失养于经也。振，耸动也。振振欲擗地者，耸动不已，不能兴起，欲堕于地，阳虚气力不能支也。(《医宗金鉴》)

陈念祖曰：虚人不可发汗，汗后变证无常。兹先言太阳：太阳发汗，其热当解，今汗出不解，正气虚也。其人仍发热，徒虚正气，而热仍在也。汗为心液，心液亡则心下悸。夫津液者，和合而为膏，上补益于脑髓，今津液不足，则脑为之不满，而头为之眩。身为脾之所主，今脾气因过汗而虚，不外行于肌肉，则身无所主持而瞤动。动摇不能撑持而欲擗地之状者，以真武汤主之。(《伤寒论浅注》)

高学山曰：心下悸，与脐下悸不同，脐下是动悸，有驳驳跳动之象，阴气之将上也；心下是虚悸，有怯怯饥馁之形，阳气之外驰也。脐下心下，为阴阳所居之位，故其移宫之景各如此。(《伤寒尚论辨似》)

第八节　四逆散证

本节主要论述少阴阳气内郁，不达四末之心悸证治。

【原文】

少阴病，四逆，其人或欬，或悸，或小便不利，或腹中痛，或泄利下重者，四逆散主之。(318)

【名家选注】

吴人驹曰：悸属阳虚，而表寒为甚，加桂枝同柴胡以治表。(《医宗承启》)

舒诏曰：虚寒协饮，上逆而咳，凌心而悸。（《伤寒集注》）

黄元御曰：寒水侮土，四肢厥逆，其人或肺逆而为咳，或木郁而为悸，或土湿木遏而小便不利，或寒气凝滞而腹中痛，或清气沉陷而泄利下重者，是皆土郁而木贼也，宜四逆散。甘草、枳实，培土而泻滞，柴胡、芍药，疏木而清风也。（《伤寒悬解》）

章楠曰：此即明热厥之证治也，以其邪热闭郁，经腑之气不调，故有或咳或悸等证，其脉必沉细而数也。唯当以四逆散开郁伸阳为主治，与彼之治寒厥而用姜附四逆汤者大不同也……悸者以心主营，营中郁闭也，故加桂枝通营。（《伤寒论本旨》）

胡嗣超曰：又或咳、悸、小便不利，或腹中痛，或泄利下重，而四逆者，是非水火有胜负之分，乃阴枢之关键不利。故从阳经之枢机处随症加减，一分解之，则阴阳之开阖自顺矣。（《伤寒杂病论》）

成无己曰：悸者，气虚而不能通行，心下筑筑然悸动也。桂，犹圭也。引导阳气，若执以使。茯苓味甘而淡，用以渗泄。（《注解伤寒论》）

吴谦曰：或悸者，饮停侮心，加桂枝通阳以益心也。（《医宗金鉴》）

第九节　小柴胡汤证

本节主要论述邪犯少阳，胆火内郁，枢机不利之心悸证治。

【原文】

伤寒五六日中风，往来寒热，胸胁苦满，嘿嘿不欲饮食，心烦喜呕，或胸中烦而不呕，或渴，或腹中痛，或胁下痞鞕，或心下悸，小便不利，或不渴，身有微热，或欬者，小柴胡汤主之。（96）

【名家选注】

张志聪曰：或心下悸而小便不利者，涉于少阴之肾气矣。（《伤寒论集注》）

陈念祖曰：或涉于少阴之肾气，则心下悸而小便不利。（《伤寒输注》）

唐宗海曰：或三焦中火弱水盛，水气逆于心下膈膜之间，则心下悸。（《伤寒论浅注补正》）

成无己曰：若心下悸，小便不利者，去黄芩，加茯苓。心下悸小便不利，水蓄而不行也。《内经》曰：肾欲坚，急食苦以坚之。坚肾则水益坚。黄芩味苦寒，去之则蓄水浸行。《内经》曰：淡味渗泄为阳。茯苓味甘淡，加之则津液通流。（《伤寒明理论》）

卢之颐曰：若心下悸小便不利者，去黄芩之岑高，加茯苓之潜踵，镇定中黄，转输癃闭。（《仲景伤寒论疏钞金锌》）

王丙曰：心下悸小便不利者，水蓄不行也，黄芩苦寒，恐伤君火，故加茯苓以保心气而导水邪。（《伤寒论注》）

第十节 其 他

一、水停中焦之心悸证

【原文】

太陽病，小便利者，以飲水多，必心下悸；小便少者，必苦裏急也。（127）

【名家选注】

方有执曰：饮水多则心下悸者，心为火脏，水多则受制也；小便少则水停，所以里急也。（《伤寒论条辨》）

柯琴曰：此望问法，《内经》所云：一者因得之。审其上下得一之情是也。见其饮水，即问其小便。小便利则水结上焦，不能如雾，故心下悸可必。小便少则水蓄下焦，不能如渎，故里急可必。（《伤寒论注》）

程知曰：太阳有经病，有腑病，膀胱者，太阳之府。故以小便之利不利辨表里之多寡也。云太阳病，则有表未除也，小便利，则邪未入腑，多与之水，则表邪与之争，故心下悸。其小便少者，则热入其腑，故苦里急。（《伤寒经注》）

沈明宗曰：此以小便验里证虚实也。饮水多而小便利，病人心下悸者，属阳虚不能制水而利也。心下不悸而小便利者，无里证也。（《伤寒六经辨证治法》）

钱潢曰：心下者，胃之部也，悸者，水满胃中，气不得流通而动惕也。（《伤寒溯源集》）

章楠曰：小便下脱落一不字，必由初编传抄之误也，若果小便利，则水下行，焉有停逆心悸之证乎！其水不消者，因三焦气窒之故，心为君火，故遇水邪而悸也。若小便少，比之不利略通，其水就下，不犯心，故不悸而少腹里急也。（《伤寒论本旨》）

黄宝臣曰：太阳病邪热入里当小便不利，今小便利者，以饮水多也。饮水多不能尽从下泄，势必停积于中焦，上凌于心而为心下悸。（《伤寒辨证集解》）

唐宗海曰：盖上节以小便利不利分有血无血，此又以小便利不利分水之在上在下。谓小便利者，水不结在下，以饮水过多，必停在胸膈间，上凌于火而心下悸，是水在上，故膀胱不里急也。若小便不利者，以饮水多，不停胸膈间，必下结于膀胱，无上凌心悸之证，必有苦里急之证矣。词其爽真，读者当玩。（《伤寒论浅注补正》）

二、少阳病误治气虚之心悸证

【原文】

少陽中風，兩耳無所聞，目赤，胸中滿而煩者，不可吐下，吐下則悸而驚。（264）

【名家选注】

柯琴曰：少阳主胆，胆无出入，妄行吐下，津液重亡。胆虚则心亦虚，所生者受

病，故悸也；胆虚则肝亦虚，腑病及脏，故惊也。(《伤寒论注》)

汪琥曰：邪在少阳，有吐下之禁，止因烦满，故误行吐下之法。成注又云：吐则伤气，气虚者悸，下则亡血，血虚者惊。愚以惊悸皆主于心。胸满而烦者，邪已离表，未全入里，为半在表半在里之证，乃上焦病也。上焦与心相近，误吐且下，则气血衰耗，而神明无主，以故怵然而悸，惕然而惊也。(《伤寒论辨证广注》)

第十二章 结 胸 ▷▷▷▷

结胸，胸腹硬满，按之而痛的，称为"结胸"，属于热与水结的实证。结胸一症，主要分大、小两个类型：大结胸的症状，是从心下至少腹均硬满而痛，不能触按，痛势严重，可用大陷胸汤攻之；小结胸的症状，属于痰、热微结，正在心下，按之才痛，不按不痛，可用小陷胸汤清利痰热；如果上述大结胸的症状，兼有微热、头上汗出，属于水热之邪上蒸的，可用大陷胸丸缓攻。此外，寒实结胸属于寒水痰实，结于胸膈，可用三物白散温逐寒邪，涤痰破结。

第一节 大陷胸汤证

本节主要论述水热互结于心下胸胁之结胸证治。

【原文】

太陽病，脉浮而動數，浮則爲風，數則爲熱，動則爲痛，數則爲虛，頭痛發熱，微盗汗出，而反惡寒者，表未解也。醫反下之，動數變遲，膈內拒痛。胃中空虛，客氣動膈，短氣躁煩，心中懊憹，陽氣內陷，心下因鞕，則爲結胸，大陷胸湯主之。若不結胸，但頭汗出，餘處無汗，劑頸而還，小便不利，身必發黃。(134)

【名家选注】

成无己曰：结胸为高邪，陷下以平之，故治结胸曰陷胸汤。甘遂味苦寒，苦性泄，寒胜热。虽曰泄热，而甘遂又若夫间之。遂直达之气，陷胸破结，非直达者不能透，是以甘遂为君。芒硝味咸寒。《内经》曰：咸味下泄为阴。又曰：咸以软之。气坚者，以咸软之；热胜者，以寒消之，是以芒硝为臣。大黄味苦寒，将军也，荡涤邪寇，除去不平，将军之功也。陷胸涤热，是以大黄为使。利药之中，此为快剂，伤寒错恶，结胸为甚，非此汤则不能通利之。剂大而数少，取其迅疾，分解结邪，此奇方之制也。（《伤寒明理论》）

【原文】

傷寒六七日，結胸熱實，脉沉而緊，心下痛，按之石鞕者，大陷胸湯主之。(135)

【名家选注】

汪琥曰：或问脉沉紧，焉知非寒实结胸？余答曰：胸中者，阳气之所聚也。邪热当胸而结，直至心下，石硬且痛，则脉不但沉紧，甚至有伏而不见者，医人乌可以脉沉紧

为非热耶？大抵辨结胸之法，但当凭证最为有准。（《伤寒论辨证广注》）

【原文】

伤寒十餘日，热結在裏，復往來寒熱者，與大柴胡湯；但結胸，無大熱者，此爲水結在胸脇也，但頭微汗出者，大陷胸湯主之。（136）

【名家选注】

柯琴曰：上条言热入是结胸之因，此条言水结是结胸之本，互相发明结胸病源。若不误下则热不入，热不入则水不结，若胸胁无水气，则热必入胃而不结于胸胁矣。此因误下热入，太阳寒水之邪，亦随热而陷于胸胁间，水邪热邪结而不散，故名曰结胸。粗工不解此义，竟另列水结胸一症，由是多歧滋惑矣。不思大陷胸汤丸，仲景用甘遂、葶苈何为耶？无大热，指表言，未下时大热，下后无大热，可知大热乘虚入里矣。但头微汗出者，热气上蒸也。余处无汗者，水气内结也。水结于内，则热不得散；热结于内，则水不得行。故用甘遂以直攻其水，任硝、黄以大下其热，所谓其次治六腑也。又大变乎五苓、十枣等法。（《伤寒来苏集》）

【原文】

太陽病，重發汗而復下之，不大便五六日，舌上燥而渴，日晡所小有潮熱，從心下至少腹鞕滿而痛不可近者，大陷胸湯主之。（137）

【名家选注】

方有执曰：此明结胸有阳明内实疑似之辨。晡，日加申时也。小有，言微觉有也。盖不大便燥渴，日晡潮热，从心下至少腹硬满而痛，皆似阳明内实而涉疑，且变因又同，唯小有潮热不似阳明之甚，可以辨差分。苟非义精见切，鲜有不致误者，所以阳明必以胃家实为正，而凡有一毫太阳证在，皆不得入阳明例者，亦以此也。（《伤寒论条辨》）

第二节 大陷胸丸证

本节主要论述水热互结，病位偏上之结胸证治。

【原文】

病發於陽，而反下之，熱入因作結胸；病發於陰，而反下之，因作痞也。所以成結胸者，以下之太早故也。結胸者，項亦强，如柔痓狀，下之則和，宜大陷胸丸。（131）

大陷胸丸方

大黃半斤　葶藶子半升（熬）　芒消半升　杏仁半升（去皮尖，熬黑）

上四味，搗篩二味，内杏仁、芒消，合研如脂，和散，取如彈丸一枚，別搗甘遂末一錢匕，白蜜二合，水二升，煮取一升，温頓服之，一宿乃下，如不下，更服，取下爲效。禁如藥法。

【名家选注】

柯琴曰：阳者，指外而言，形躯是也；阴者，指内而言，胸中心下是也。此指人身之外为阳、内为阴，非指阴经之阴，亦非指阴证之阴。发阴、发阳，俱指发热。结胸与痞，俱是热症。作痞不言热入者，热原发于里也。误下而热不得散，因而痞硬。不可以发阴作无热解也。

　　头不痛而项犹强，不恶寒而头汗出，故如柔痉状。此表未尽除而里证又急，丸以缓之，是以攻剂为和剂也。(《伤寒来苏集》)

第三节　小结胸证

　　本节主要论述痰热互结，正在心下之结胸证治。

【原文】

　　小结胸病，正在心下，按之则痛，脉浮滑者，小陷胸汤主之。(138)

小陷胸汤方

　　黄连一两　半夏半升（洗）　　栝楼实大者一枚

　　上三味，以水六升，先煮栝楼，取三升，去滓，内诸药，煮取二升，去滓，分温三服。

【名家选注】

　　张兼善曰：从心下至少腹石硬而满，不可近者，大结胸也；正在心下，未及腹胁，按之痛未至石硬，小结胸也；形证之分如此。盖大结胸者，是水结在胸腹，故其脉沉紧，小结胸者，是痰结于心下，故其脉浮滑，水结宜下，故用甘遂、葶、杏、硝、黄等，痰结宜消，故用栝楼、半夏等。(《伤寒论纲目》)

第四节　寒实结胸证

　　本节主要论述寒水痰实，结于胸膈之结胸证治。

【原文】

　　寒实结胸，无热证者，与三物小白散。(141 下)

白散方

　　桔梗三分　巴豆一分（去皮心，熬黑，研如脂）　　贝母三分

　　上三味为散，内巴豆，更于臼中杵之，以白饮和服，强人半钱匕，羸者减之。病在膈上必吐，在膈下必利。不利，进热粥一杯；利过不止，进冷粥一杯。

【名家选注】

　　吴谦曰：是方也，治寒实痰水结胸，极峻之药也。君以巴豆，极辛极烈，攻逐寒水，斩关夺门，所到之处，无不破也。佐以贝母，开胸之结；使以桔梗，为之舟楫，载巴豆搜逐胸邪，悉尽无余。膈上者必吐，膈下者必利。然唯知任毒以攻邪，不量强羸，鲜能善其后也，故羸者减之，不利进热粥，利过进冷粥。盖巴豆性热，得热则行，得冷则止。不用水而用粥者，借谷气以保胃也。(《医宗金鉴》)

第十三章　胸胁痛 ▷▷▷▷

胸胁痛者，以胸胁部胀满、疼痛为主要症状。胸胁处，经脉所过，病证主治所及也。胸者，阳明也；胁者，少阳也。言痛者，其因有二，即不通则痛与不荣则痛。本篇多为前者。《伤寒论》中所述"胸胁痛"之相关汤证证治共九种：外有表邪，胸阳不振的桂枝去芍药汤证；邪盛阳郁，肺气上逆的麻黄汤证；邪入少阳，枢机不利的小柴胡汤证；少阳不和，阳明燥热的柴胡加芒硝汤证；邪犯少阳，弥漫三焦的柴胡加龙骨牡蛎汤证；枢机不利，气津两伤的柴胡桂枝干姜汤证；饮停胁下，阻碍气机的十枣汤证；痰邪停胸，阳气闭塞的瓜蒂散证；肾阴不足，虚火上扰的猪肤汤证。此外，本证兼见于热入血室、阳虚水饮、邪热入里、肝寒乘脾及肾阳不足等情况。

第一节　桂枝去芍药汤证

本节主要论述表邪未解，胸阳不振之胸胁痛证治。

【原文】

太陽病，下之後，脉促胸滿者，桂枝去芍藥湯主之。（21）

桂枝去芍藥湯方

桂枝三兩（去皮）　甘草二兩（炙）　生薑三兩（切）　大棗十二枚（擘）

上四味，以水七升，煮取三升，去滓，溫服一升。本云桂枝湯，今去芍藥。將息如前法。

【名家选注】

成无己曰：脉来数，时一止复来者，名曰促。促为阳盛，则不因下后而脉促者也。此下后脉促，不得为阳盛也。太阳病下之，其脉促不结胸者，此为欲解。此下后脉促而复胸满，则不得为欲解，由下后阳虚，表邪渐入而客于胸中也。与桂枝汤以散客邪，通行阳气，芍药益阴，阳虚者非所宜，故去之。（《注解伤寒论》）

吴谦曰：太阳病，表未解而下之，胸实邪陷，则为胸满，气上冲咽喉不得息，瓜蒂散证也。胸虚邪陷，则为气上冲，桂枝汤证也。今下之后，邪陷胸中，胸满脉促，似乎胸实而无冲喉不得息之证，似乎胸虚又见胸满之证，故不用瓜蒂散以治实，亦不用桂枝汤以治虚，唯用桂枝之甘辛，以和太阳之表，去芍药之酸收，以避胸中之满。（《医宗金鉴》）

第二节　麻黄汤证

本节主要论述风寒外束，肺气失宣之胸胁痛证治。

【原文】

太陽與陽明合病，喘而胸滿者，不可下，宜麻黃湯。(36)

【名家选注】

成无己曰：阳受气于胸中，喘而胸满者，阳气不宣发，壅而逆也。心下满、腹满，皆为实，当下之。此以为胸满，非里实，故不可下，虽有阳明，然与太阳合病，为属表，是与麻黄汤发汗。(《注解伤寒论》)

尤怡曰：胸中为阳之位，喘而胸满者，病发于阳而盛于阳也。邪在阳则可汗，在阴则可下，此以阳邪盛于阳位，故不可下之以虚其里，里虚则邪且陷矣。而宜麻黄汤汗之以疏其表，表疏则邪自解矣。(《伤寒贯珠集》)

第三节　小柴胡汤证

本节主要论述邪入少阳，胆火内郁，枢机不利之胸胁痛证治。

【原文】

太陽病，十日以去，脉浮細而嗜臥者，外已解也。設胸滿脅痛者，與小柴胡湯。脉但浮者，與麻黃湯。(37)

【名家选注】

柯琴曰：脉微细，但欲寐，少阴症也。浮细而嗜卧，无少阴症者，虽十日后，尚属太阳，此表解而不了了之谓。设见胸满嗜卧，亦太阳之余邪未散；兼胁痛，是太阳少阳合病矣，以少阳脉弦细也。少阳为枢，枢机不利，一阳之气不升，故胸满胁痛而嗜卧，与小柴胡和之。若脉浮而不细，是浮而有力也，无胸胁痛，则不属少阳。但浮而不大，则不涉阳明，是仍在太阳也。太阳为开，开病反合，故嗜卧。与麻黄汤以开之，使卫气行阳，太阳仍得主外而喜寤矣。(《伤寒论注》)

【原文】

傷寒五六日中風，往來寒熱，胸脅苦滿，嘿嘿不欲飲食，心煩喜嘔，或胸中煩而不嘔，或渴，或腹中痛，或脅下痞鞕，或心下悸，小便不利，或不渴，身有微熱，或欬者，小柴胡湯主之。(96)

【名家选注】

吴人驹曰：伤寒至五六日，与夫风之初中者，其见证则略同。盖寒至五六日，则化为热，其气同于风之温者。邪胜共正则为寒，正复胜邪则为热，寒热往来者，当邪正之交争，胜负未有定在也。背则属之表，腹则属乎里。胸胁处于表里之两间，满之所在，则知邪之所据也。阳证多语，阴则无声，默默者，不多不无之状貌也。虚则能受，实则不能受，不欲食者，非能与不能也。身为邪胜，心不能不烦热。胃遭搏激，但欲得呕而逆。若此者，咸属于两间。盖太阳为开，阳明为阖，少阳为枢，枢也是，非阖非开之间也。故汗之则犯太阳，下之则犯阳明，唯有和之为是。和之者，不汗不下，而寓有且汗且下于其间也，故小柴胡汤取用为专任。亦非教人即以全方为用也，但处乎其中，而复出或若之七条，能变而通之，可以仿例乎其一切也。(《医宗承启》)

【原文】

　　血弱氣盡，腠理開，邪氣因入，與正氣相搏，結於脇下。正邪分爭，往來寒熱，休作有時，嘿嘿不欲飲食。藏府相連，其痛必下，邪高痛下，故使嘔也，小柴胡湯主之。服柴胡湯巳，渴者，屬陽明，以法治之。(97)

【名家选注】

　　成无己曰：人之气血随时盛衰，当月郭空之时，则为血弱气尽，腠理开疏之时也。邪气乘虚，伤人则深。《针经》曰：月郭空，则海水东盛，人血气虚，卫气去，形独居，肌肉减，皮肤缓，腠理开，毛发残，膲理薄，垢落，当是时遇贼风，则其入深者是矣。邪因正虚，自表之里，而结于胁下，与正分争，作往来寒热。默默不欲饮食，此为自外之内。经络与脏腑相连，气随经必传于里，故曰其痛下。痛，一作病。邪在上焦为邪高，邪渐传里为痛下，里气与邪气相搏，逆而上行，故使呕也。与小柴胡汤，以解半表半里之邪。服小柴胡汤，表邪已而渴，里邪传于阳明也，以阳明治之。(《注解伤寒论》)

【原文】

　　傷寒四五日，身熱惡風，頸項强，脇下滿，手足溫而渴者，小柴胡湯主之。(99)

【名家选注】

　　吴谦曰：伤寒四五日，邪在三阳之时。身热恶风，太阳证也；颈项强，太阳阳明证也；胁下满，手足温而渴，阳明少阳证也。此为三阳合病之始，固当权其孰缓孰急，以施其治。然其人胁下满，手足温而渴，是已露去表入里，归并少阳之机，故独从少阳以为治也。主以小柴胡汤者，和解其表里也。此三阳合病不必悉具柴胡证，而当用柴胡之一法也。(《医宗金鉴》)

【原文】

　　陽明病，發潮熱，大便溏，小便自可，胸脇滿不去者，與小柴胡湯。(229)

【名家选注】

　　成无己曰：阳明病潮热，为胃实，大便硬而小便数；今大便溏，小便自可，则胃热未实，而水谷不别也。大便溏者，应气降而胸胁满去；今反不去者，邪气犹在半表半里之间，与小柴胡汤以去表里之邪。(《注解伤寒论》)

【原文】

　　陽明病，脇下鞕滿，不大便而嘔，舌上白胎者，可與小柴胡湯，上焦得通，津液得下，胃氣因和，身濈然汗出而解。(230)

【名家选注】

成无己曰：阳明病，腹满，不大便，舌上胎黄者，为邪热入腑可下；若胁下硬满，虽不大便而呕，舌上白胎者，为邪未入腑，在表里之间，与小柴胡汤以和解之。上焦得通，则呕止；津液得下，则胃气因和，汗出而解。（《注解伤寒论》）

【原文】

陽明中風，脈弦浮大而短氣，腹都滿，脇下及心痛，久按之氣不通，鼻乾不得汗，嗜臥，一身及目悉黃，小便難，有潮熱，時時噦，耳前後腫，刺之小差，外不解，病過十日，脈續浮者，與小柴胡湯。（231）

【名家选注】

成无己曰：浮大为阳，风在表也；弦则为阴，风在里也。短气腹满，胁下及心痛，风热壅于腹中而不通也。若寒客于内而痛者，按之则寒气散而痛止；此以风热内壅，故虽久按而气亦不通。阳明病，鼻干不得卧，自汗出者，邪在表也；此鼻干不得汗而嗜卧者，风热内攻，不干表也。一身面目悉黄，小便难，有潮热，时时哕者，风热攻于胃也。阳明之脉出大迎，循颊车，上耳前，过客主人，热胜则肿，此风热在经，故耳前后肿，刺之经气通，肿则小差。如此者，外证罢则可攻。若外证不解，虽过十日，脉续浮者，邪气犹在半表半里，与小柴胡汤以和解之。（《注解伤寒论》）

【原文】

本太陽病不解，轉入少陽者，脇下鞭滿，乾嘔不能食，往來寒熱，尚未吐下，脈沉緊者，與小柴胡湯。（266）

【名家选注】

卢之颐曰：本太阳病不解，转入少阳者，此以经入经，部署形层，亦统归乎枢键矣。胁下满者，以其经循胁里，出气街，其直者，复过胁下，合髀厌中，固应经脉之中节病，正所以验中枢之呈象也。干呕不能食，往来寒热者，悉属不出入，不上下，不内外，不阴阳，不输纳，皆枢病也。（《仲景伤寒论疏钞金錍》）

【原文】

太陽病，下之，其脈促，不結胸者，此爲欲解也。脈浮者，必結胸。脈緊者，必咽痛。脈弦者，必兩脇拘急。脈細數者，頭痛未止。脈沉緊者，必欲嘔。脈沉滑者，協熱利。脈浮滑者，必下血。（140）

【名家选注】

方有执曰：凡在太阳，皆表证也，误下则变，亦有乱生而不可以一途拘者。促为阳邪上盛，阳盛于上而不结胸，则邪必待散而欲愈可知。浮为热在上焦，下后脉浮，则邪热上搏必结于胸可诊。紧则寒邪客于下焦，下焦有少阴，少阴之脉，循咽夹舌本，客邪为热，循经而上冲，所以知必作咽痛也。弦为邪搏少阳，少阳之脉循胁，所以知两胁必拘急也。细数者，邪气因循而欲传，故知头痛未止也。沉紧，有寒气也，故气上逆而必欲呕。沉滑，邪干水分也，故必协热作利。浮滑，气伤血分也，故知必致下血。夫以病在太阳，一误下之余，而其变乱有如此者。是故君子不可不慎也。（《伤寒论条辨》）

【原文】

少陽中風，兩耳無所聞，目赤，胸中滿而煩者，不可吐下，吐下則悸而驚。（264）

【名家选注】

成无己曰：少阳之脉，起于目眦，走于耳中；其支者，下胸中贯膈。风伤气，风则为热。少阳中风，气壅而热，故耳聋，目赤，胸满而烦。邪在少阳，为半表半里。以吐除烦，吐则伤气，气虚者悸；以下除满，下则亡血，血虚者惊。（《注解伤寒论》）

第四节　柴胡加芒硝汤证

本节主要论述少阳不和，阳明燥热之胸胁痛证治。

【原文】

傷寒，十三日不解，胸脇滿而嘔，日晡所發潮熱，已而微利，此本柴胡證，下之以不得利，今反利者，知醫以丸藥下之，此非其治也。潮熱者，實也，先宜服小柴胡湯以解外，後以柴胡加芒消湯主之。（104）

【名家选注】

成无己曰：伤寒十三日，再传经尽，当解之时也。若不解，胸胁满而呕者，邪气犹在表里之间，此为柴胡汤证；若以柴胡汤下之，则更无潮热自利。医反以丸药下之，虚其肠胃，邪气乘虚入腑，日晡所发潮热，热已而利也。潮热虽为热实，然胸胁之邪未已，故先与小柴胡汤以解外，后以柴胡加芒硝以下胃热。（《注解伤寒论》）

张锡驹曰：阳明司阖而主胸，少阳司枢而主胁，胸胁满而呕者，阳明之阖不得少阳之枢以外出也。日晡而阳气衰，阳明之所主也，日晡所发潮热者，阳明气旺，如潮汐之来而不失其时也。阳明气机下陷，故已而微利。此本柴胡症，下之而不得利，今反微利者，知医以丸药下之，丸缓留中，不得外出，非其治也。潮热者，阳明气实也，先宜小柴胡以解太阳之邪于外，复以柴胡加芒硝以解阳明之邪于内。（《伤寒论直解》）

第五节　柴胡加龙骨牡蛎汤证

本节主要论述邪犯少阳，弥漫三焦，表里俱病之胸胁痛证治。

【原文】

傷寒八九日，下之，胸滿煩驚，小便不利，讝語，一身盡重，不可轉側者，柴胡加龍骨牡蠣湯主之。（107）

柴胡加龍骨牡蠣湯方

柴胡四兩　龍骨　黃芩　生薑（切）　鉛丹　人參　桂枝（去皮）　茯苓各一兩半　半夏二合半（洗）　大黃二兩　牡蠣一兩半（熬）　大棗六枚（擘）

上十二味，以水八升，煮取四升，內大黃，切如碁子，更煮一兩沸，去滓，溫服一升。本云柴胡汤今加龍骨等。

【名家选注】

沈明宗曰：伤寒八九日，邪气尚在三阳表里之间，但少阳居多，当从小柴胡汤和之而为正法，反以承气攻伤胸胃之气，表邪尽陷于胸，痰邪抟结胸中，心君不宁则烦；伤动少阳之气，而气逆则胸满；邪冲于心，心神飞越，故烦惊谵语，一身尽重。此非阳明内实谵语之比也。盖心神不宁，而小肠之气亦不下达，故小便不利。伤动少阳之气，故身体不可转侧。所以随经取用小柴胡汤。去甘草者，不敢再泻心气，且缓众药之功；黄芩同桂枝，以去太少表里之邪；半夏、茯苓涤饮而通水道；龙骨、牡蛎收摄神明返舍；铅丹、大黄以逐内陷之邪，从下而出：人参养元气而育神明；姜枣调荣卫而救误下之逆。此即少阳犯吐下则惊而悸之见证也。（《伤寒六经辨证治法》）

第六节　柴胡桂枝干姜汤证

本节主要论述少阳枢机不利，气津两伤之胸胁痛证治。

【原文】

傷寒五六日，已發汗而復下之，胸脇滿微結，小便不利，渴而不嘔，但頭汗出，往來寒熱，心煩者，此爲未解也，柴胡桂枝乾薑湯主之。（147）

【名家选注】

成无己曰：伤寒五六日，已经汗下之后，则邪当解。今胸胁满，微结，小便不利，渴而不呕，但头汗出，往来寒热心烦者，即邪气犹在半表半里之间，为未解也。胸胁满微结，寒热心烦者，邪在半表半里之间也。小便不利而渴者，汗下后，亡津液内燥也。若热消津液，令小便不利而渴者，其人必呕，今渴而不呕，知非里热也。伤寒汗出则和，今但头汗出而余处无汗者，津液不足而阳虚于上也，与柴胡桂枝干姜汤，以解表里之邪，复津液而助阳也。（《注解伤寒论》）

第七节　十枣汤证

本节主要论述水饮停聚胸胁，气机升降不利之胸胁痛证治。

【原文】

太陽中風，下利嘔逆，表解者，乃可攻之。其人漐漐汗出，發作有時，頭痛，心下痞鞕滿，引脇下痛，乾嘔短氣，汗出不惡寒者，此表解裏未和也，十棗湯主之。（152）

【名家选注】

沈明宗曰：太阳表证而见下利呕逆，即当解表，不可攻下。但心下痞硬满，引胁下痛，干呕短气，乃邪气内入，与素积痰饮搏结而侵阳明少阳，故漐漐汗出，发作有时。然不恶风寒，即表解而内热蒸腾。里证已急，所以姑置太阳头痛为表解里未和，当以十

枣汤下痰为急。(《伤寒六经辨证法治》)

第八节　瓜蒂散证

本节主要论述痰实阻滞胸膈，气机不利之胸胁痛证治。

【原文】

病如桂枝證，頭不痛，項不強，寸脈微浮，胸中痞鞕，氣上衝喉咽，不得息者，此爲胸有寒也，當吐之，宜瓜蒂散。(166)

瓜蒂散方

瓜蒂一分（熬黃）　赤小豆一分

上二味，各別擣篩，爲散已，合治之，取一錢匕，以香豉一合，用熱湯七合，煮作稀糜，去滓，取汁和散，溫頓服之。不吐者，少少加，得快吐乃止。諸亡血虛家，不可與瓜蒂散。

【名家选注】

吴谦曰：病如桂枝证，乃头项强痛，发热汗出，恶风脉浮缓也。今头不痛，项不强，是桂枝证不悉具也。寸脉微浮，是邪去表未远，已离其表也。胸中痞硬，气上冲喉不得息，是邪入里未深而在胸中，必胸中素有寒饮之所致也。寒饮在胸，不在肌腠，解肌之法，无可用也。痞硬在胸，而不在心下，攻里之法，亦无所施。唯有高者越之一法，使胸中寒饮一涌而出，故宜吐之以瓜蒂散也。(《医宗金鉴》)

【原文】

病人手足厥冷，脈乍緊者，邪結在胸中，心下滿而煩，飢不能食者，病在胸中，當須吐之，宜瓜蒂散。(355)

【名家选注】

吴谦曰：病人手足厥冷，若脉微而细，是寒虚也，寒虚者可温可补。今脉乍紧者，是寒实也，寒实者宜温宜吐也。时烦吐蛔，饥不能食，乃病在胃中也；今心中烦满，饥不能食，是病在胸中也。寒饮实邪壅塞胸中，则胸中阳气为邪所遏，不能外达四肢，是以手足厥冷，胸满而烦，饥不能食也。当吐之，宜瓜蒂散涌其在上之邪，则满可消，而厥可回矣。(《医宗金鉴》)

第九节　猪肤汤证

本节主要论述少阴阴虚，虚火上炎之胸胁痛证治。

【原文】

少陰病，下利咽痛，胸滿心煩，豬膚湯主之。(310)

【名家选注】

柯琴曰：少阴下利，下焦虚矣。少阴脉循喉咙，其支者，出络心，注胸中。咽痛、胸满、心烦者，肾火不藏，循经而上走于阳分也。阳并于上，阴并于下，火不下交于肾，水不上承于心，此未济之象。猪为水畜，而津液在肤。君其肤以除上浮之虚火，佐白蜜、白粉之甘，泻心润肺而和脾，滋化源，培母气，水升火降，上热自除而下利止矣。(《伤寒论注》)

第十节　其　他

一、热入血室，肝胆不和之胸胁痛证

【原文】

婦人中風，發熱惡寒，經水適來，得之七八日，熱除而脉遲身涼。胸脇下滿，如結胸狀，讝語者，此爲熱入血室也，當刺期門，隨其實而取之。(143)

【名家选注】

钱潢曰：此以中风寒热之时，适遇冲任盈满当泻之候，或热邪煎逼，胞脉已开，子宫之血方出，而热邪排闼直入，致为热入血室也。热但内入血室，阳分无邪，故热除而身凉。邪已陷入阴中，遂现阴症之脉，故脉迟也。冲脉侠脐上行，至胸中而散，且胸胁为少阳脉之所至，肝为厥阴藏血之脏，与少阳相表里，藏病腑也病，即下文所谓藏府相连，故少阳亦病而胸下满如结胸状也。谵语者，邪在阴分，即下文所云昼日明了，暮而谵语，如见鬼状也。此为邪热入于足厥阴肝经藏血之脏，当刺肝经之募穴名期门者，以泄其邪。乃随其邪气所实之处，而泻其有余之邪也。(《伤寒溯源集》)

二、阳虚不化，水饮上犯之胸胁痛证

【原文】

得病六七日，脉遲浮弱，惡風寒，手足溫。醫二三下之，不能食，而脇下滿痛，面目及身黃，頸項強，小便難者，與柴胡湯，後必下重。本渴飲水而嘔者，柴胡湯不中與也，食穀者噦。(98)

【名家选注】

尤怡曰：其人脉迟，弱而不数，手足温而不热，为太阴本自有湿，而热又入之，相得不解，交蒸互郁，而面目悉黄矣。颈项强者，湿痹于上也；胁下满痛者，湿聚于中也；小便难者，湿不下走也；皆湿与热相得之故也。医以其胁下满痛，与柴胡汤以解其邪，后必下重者，邪外解而湿下行，将欲作利也……本渴而饮水呕者，《金匮》所谓先渴却呕者，为水停心下，此属饮家也。饮在心下，则食谷必哕，所谓诸呕吐，谷不得下者，小半夏汤主之是也，岂小柴胡所能治哉？(《伤寒贯珠集》)

吴谦曰：得病六七日，少阳入太阴之时也。脉迟太阴脉也，浮弱太阳脉也，恶风寒太阳证也，手足温太阴证也，医不以柴胡桂枝汤解而和之，反二、三下之，表里两失矣。今不能食，胁下满痛，虽似少阳之证，而实非少阳也。面目及身发黄，太阴之证已俱也；颈项强，则阳明之邪未已也。小便难者，数下夺津之候也。此皆由医之误下，以致表里杂揉，阴阳同病。若更以有少阳胁下满痛之一证不必悉具，而又误与柴胡汤，则后必下重，是使邪更进于太阴也。虽有渴证，乃系数下夺津之渴。其饮水即呕，亦非少阳本证之呕，缘误下所致，故柴胡汤不中与也。（《医宗金鉴》）

【原文】

傷寒吐下後，發汗，虛煩，脉甚微，八九日心下痞鞕，脇下痛，氣上衝咽喉，眩冒，經脉動惕者，久而成痿。（160）

【名家选注】

程知曰：此即前茯苓桂枝白术甘草证，而明其增重者久必致痿也。吐、下、复汗，三法并用，津液竭尽矣，故虚烦，脉微。用法不当，正气既微，邪复搏结，故虚邪夹水饮上逆而心下痞硬，并胁下痛也。逆而不已，则上冲咽喉，又不已，则上冲头目而眩晕。水饮所入，不能营养经脉，徒增胸胁逆满，故四肢不运，久而成痿废也。（《伤寒经注》）

三、邪热入里之胸胁痛证

【原文】

傷寒熱少微厥，指頭寒，嘿嘿不欲食，煩躁，數日小便利，色白者，此熱除也，欲得食，其病爲愈。若厥而嘔，胸脇煩滿者，其後必便血。（339）

【名家选注】

成无己曰：指头寒者，是厥微热少也；默默不欲食烦躁者，邪热初传里也；数日之后，小便色白，里热去；欲得食为胃气已和，其病为愈。厥阴之脉，夹胃贯膈，布胁肋。厥而呕，胸胁烦满者，传邪之热，甚于里也。厥阴肝主血，后数日热不去，又不得外泄，迫血下行，必致便血。（《注解伤寒论》）

四、肝寒乘脾，肾阳不足之胸胁痛证

【原文】

病脇下素有痞，連在臍傍，痛引少腹，入陰筋者，此名藏結，死。（167）

【名家选注】

黄元御曰：肝脉行于两胁，素有痞者，肝气之郁结也。脐当脾胃之交，中气所在，胁下之痞，连在脐旁，土败木郁，肝邪之乘脾也。肝主筋，自少腹而络阴器，前阴者，宗筋之聚，肝气郁结，则痛引少腹，而入阴筋。土木郁迫，痞塞不开，此名脏结，久而木贼土崩，必主死矣。（《伤寒悬解》）

第十四章　腹满痛 ▷▷▷▷

腹满痛，即腹部胀满疼痛。本章所述之腹满痛，其部位包括脐之上下的大腹和小腹，以及小腹两侧之少腹部。《伤寒论》中所述腹满痛，共有十九种：燥屎阻滞的大承气汤证；实热内结的小承气汤证；腑实初结的调胃承气汤证；邪热留扰、气机阻滞的栀子厚朴汤证；脾虚失运的厚朴生姜半夏甘草人参汤证；脾伤气滞络瘀的桂枝加芍药汤证、桂枝加大黄汤证；血热结于下焦的桃核承气汤证；瘀热互结下焦的抵当汤证、抵当丸证；上热下寒的黄连汤证；邪热炽盛的白虎汤证；湿热蕴结的茵陈蒿汤证；脾肾阳虚的桃花汤证；阳虚水停的真武汤证；脾肾阳虚，寒凝气滞的四逆汤证；阴寒凝结脾络的通脉四逆汤证；少阴阳气内郁的四逆散证；阴阳易之阴津被耗，筋脉失养的烧裈散证。

第一节　大承气汤证

本节主要论述燥屎内结，阳明热实之腹满痛证治。

【原文】

大下後，六七日不大便，煩不解，腹满痛者，此有燥屎也。所以然者，本有宿食故也，宜大承氣湯。（241）

【名家选注】

成无己曰：大下之后，则胃弱不能消谷，至六七日不大便，则宿食已结不消，故使烦热不解而腹满痛，是知有燥屎也。与大承气汤以下除之。（《注解伤寒论》）

方有执曰：烦不解，则热未退可知；腹满痛，则胃实可诊，故曰有燥屎。（《伤寒论条辨》）

柯琴曰：未病时本有宿食，故虽大下之后，仍能大实，痛随利减也。（《伤寒论注》）

程知曰：此亦辨燥屎之候也。大下之后，宜乎病解矣，乃复六七日不大便，烦不解，而腹满痛，此必有燥屎未下而然，盖宿食经热为之硬结也。（《伤寒经注》）

程应旄曰：即此而推之，不独未下可用大承气，即大下之后，不妨重用之也。以有六七日不大便、烦不解、腹满痛之证，乃燥屎之明征也。烦不解，指大下后之证；腹满痛，指六七日不大便后之证。从前宿食经大下，而栖泊于曲折之处，胃中尚有此，故烦不解；久而宿食结成燥屎，挡住去路，新食之浊秽总畜于腹，故满痛。（《伤寒论后条辨》）

【原文】

發汗不解，腹满痛者，急下之，宜大承氣湯。（254）

【名家选注】

吴谦曰：发汗后表已解，腹满不痛者，乃腹满时减，减复如故之虚满也，当温之，厚朴生姜半夏甘草人参汤证也。今发汗后表不解，腹满大痛者，乃腹满不减，减不足言之实满也，当下之，宜大承气汤，盖以里急，先攻里后和表也。（《医宗金鉴》）

黄元御曰：发汗不解，是非表证，乃胃阳之实也。汗之愈亡其阴，燥屎阻其胃火，伤及太阴，故腹满而痛。阳亢阴亡，则成死证，故当急下之。（《伤寒悬解》）

【原文】

腹满不减，减不足言，当下之，宜大承氣汤。（255）

【名家选注】

成无己曰：腹满不减，邪气实也。《经》曰：大满大实，自可除下之。大承气汤，下其满实。若腹满时减，非内实也，则不可下。（《注解伤寒论》）

柯琴曰：下后无变证，则非妄下。腹满如故者，下之未尽耳，故当更下之也。（《伤寒论注》）

程知曰：言大满宜下也。腹满而略不减，即小有所减，亦不足以宽其急，所谓大满大实也，故宜急下。（《伤寒经注》）

钱潢曰：此承上文言，下之而腹满不减，虽或稍减而不足以言减，是胃中邪食过于坚实，不为攻下所夺也，当下之，宜大承气汤。然有下之而脉症不为少减者，死证也。（《伤寒溯源集》）

第二节　小承气汤证

本节主要论述实热内结，腑气不通之腹满痛证治。

【原文】

陽明病，脈遲，雖汗出不惡寒者，其身必重，短氣腹滿而喘，有潮熱者，此外欲解，可攻裏也。手足濈然汗出者，此大便已鞕也，大承氣湯主之；若汗多，微發熱惡寒者，外未解也，其熱不潮，未可與承氣湯；若腹大滿不通者，可與小承氣湯，微和胃氣，勿令至大泄下。（208）

【名家选注】

成无己曰：《经》曰：潮热者，实也。其热不潮，是热未成实，故不可便与大承气汤，虽有腹大满不通之急，亦不可与大承气汤，与小承气汤微和胃气。（《注解伤寒论》）

吴人驹曰：若后来见腹满而喘，其热如潮作者，此阳长而阴必消，知其外之寒邪欲解，里之热邪益甚也，故云可攻……设若腹大满不容，不少宽者，只可权宜与小承气汤微和胃气，勿令大泄下，乃因其脉迟，须得回护者如此。（《医宗承启》）

郑重光曰：脉迟，汗出，不恶寒，身重，短气，腹满，喘，潮热，八者皆阳明外邪欲解，乃可攻里。必曰欲解，曰可攻，不过小承气、调胃承气之法耳。（《伤寒论条辨续注》）

第三节 调胃承气汤证

本节主要论述腑实初结，燥热内盛，气滞不甚之腹满证治。

【原文】

伤寒吐後，腹脹满者，與調胃承氣湯。（249）

【名家选注】

程知曰：热在上焦则吐，吐后腹胀满，则邪不在胸，其为里实可知。然但腹满而不硬痛，自不宜用急下之法，但与调胃承气和其胃热耳。（《伤寒经注》）

汪琥曰：伤寒虽不指何经，大都是太阳病。既吐之后，则胸中热邪得越，表证亦随之而解，以吐中有发散之义故也。今者既吐之后，腹复胀满，是邪热不因吐解，留结于胃，而为里实之证无疑矣。与调胃承气汤者，以吐后胃气受伤，不得不调之，以缓下其实也。（《伤寒论辨证广注》）

张锡驹曰：夫有形之邪在于胃之上脘，宜吐之。伤寒吐后，则上脘之邪已去，而腹仍胀满者，乃中下之实邪未解，故与调胃承气汤。（《伤寒论直解》）

秦之桢曰：腹胀满虽是下症，但吐后止可用调胃承气汤。（《伤寒大白》）

第四节 栀子厚朴汤证

本节主要论述邪热留扰胸膈，气机阻滞于腹之腹满痛证治。

【原文】

伤寒下後，心煩腹满，臥起不安者，栀子厚朴湯主之。（79）

栀子厚朴湯方

栀子十四箇（擘）　厚朴四兩（炙，去皮）　枳實四枚（水浸，炙令黄）

上三味，以水三升半，煮取一升半，去滓，分二服，温進一服，得吐者，止後服。

【名家选注】

成无己曰：下后，但腹满而不心烦，即邪气入里为里实；但心烦而不腹满，即邪气在胸中为虚烦。既烦且满，则邪气壅于胸腹之间也。满则不能坐，烦则不能卧，故卧起不安。与栀子厚朴汤，吐烦泄满。

酸苦涌泄。栀子之苦，以涌虚烦；厚朴、枳实之苦，以泄腹满。（《注解伤寒论》）

陈念祖曰：伤寒下后，多属虚寒，然亦有邪热留于心腹胃而为实热证者。热乘于心则心恶热而烦，热陷于腹则腹不通而满，热留于胃则胃不和而卧起不安者，以栀子厚朴汤主之，取枳实之平胃、厚朴之运脾，合栀子止烦，以统治之也。（《伤寒论浅注》）

第五节　厚朴生姜半夏甘草人参汤证

本节主要论述脾虚失运，气机阻滞之腹满痛证治。

【原文】

發汗後，腹脹滿者，厚朴生薑半夏甘草人參湯主之。(66)

厚朴生薑半夏甘草人參湯方

厚朴半斤（炙，去皮）　生薑半斤（切）　半夏半升（洗）　甘草二兩　人參一兩

上五味，以水一斗，煮取三升，去滓，溫服一升，日三服。

【名家选注】

成无己曰：吐后腹胀与下后腹满皆为实，言邪气乘虚入里为实。发汗后外已解也。腹胀满知非里实，由脾胃津液不足，气涩不通，壅而为满，与此汤和脾胃而降气。（《注解伤寒论》）

张璐曰：吐下腹胀为实，以邪气乘虚入里也。此本桂枝证，误用麻黄发汗，津液外泄，脾胃气虚，阴气内结，壅而为满，故以益脾和胃，降气涤饮为治也。（《伤寒缵论》）

程知曰：若发汗后，外已解而腹胀满，知非里实之证，由脾胃气虚，痰饮搏结，壅而为满也。以厚朴之苦温泄腹满，人参、甘草之甘平益脾胃，半夏、生姜辛温以散滞气。（《伤寒经注》）

第六节　桂枝加芍药汤证、桂枝加大黄汤证

本节主要论述脾伤气滞络瘀之腹满痛证治。

【原文】

本太陽病，醫反下之，因爾腹滿時痛者，屬太陰也，桂枝加芍藥湯主之；大實痛者，桂枝加大黄湯主之。(279)

桂枝加芍藥湯方

桂枝三兩（去皮）　芍藥六兩　甘草二兩（炙）　大棗十二枚（擘）　生薑三兩（切）

上五味，以水七升，煮取三升，去滓，溫分三服。本云桂枝湯，今加芍藥。

桂枝加大黄湯方

桂枝三兩（去皮）　大黄二兩　芍藥六兩　生薑三兩（切）　甘草二兩（炙）　大棗十二枚（擘）

上六味，以水七升，煮取三升，去滓，溫服一升，日三服。

【名家选注】

成无己曰：表邪未罢，医下之，邪因乘虚传于太阴，里气不和，故腹满时痛，与桂

枝汤以解表，加芍药以和里。大实大满，自可除下之，故加大黄以下大实。（《注解伤寒论》）

方有执曰：腹满时痛者，脾受误伤而失其职司，故曰属太阴也。以本太阳病而反下也，故仍用桂枝以解之；以太阴之被伤而致痛也，故倍芍药以和之……又以胃家本来实者言。本来实者，旧有宿食也，所以实易作而痛速，故不曰阳明而曰大实，例之变也。桂枝加大黄者，因变以制宜也。（《伤寒论条辨》）

李中梓曰：太阴腹满痛，其症有三：如腹满咽干者，此传经之阳邪，在法当下；如吐食自利而腹满痛，此直入本经之阴邪，在法当温；如太阳误下，因而满痛，此乘虚内陷之邪，法当以桂枝加芍药温和之；若手不可按，脉洪有力，此为大实，当以桂枝加大黄汤和之。设使直入之阴症，而脉来沉细者，非二汤所宜也。大抵阴邪满痛，宜与理中；热邪满痛，宜大柴胡；唯误下满痛，宜用二汤，不可不辨也。（《伤寒括要》）

张璐曰：唯桂枝大黄汤一证，乃缘误下阳邪内陷而腹痛，用以泄陷内之阳邪，非太阴有可下之例也。（《伤寒缵论》）

钱潢曰：加芍药者，桂枝汤中已有芍药，因误下伤脾，故多用之以收敛阴气也。《神农本经》言其能治邪气腹痛。张元素云：与姜同用能温经散湿通塞，利腹中痛，胃气不通，入脾经而补中焦，太阴病之所不可缺；得甘草为佐，治腹中痛。热加黄芩寒加桂，此仲景神方也。李时珍云：白芍益脾，能于土中泻木，所以倍加入桂枝汤也。（《伤寒溯源集》）

魏荔彤曰：桂枝汤，太阳治表邪之药也，用于此，非治风也……今于加芍药之中更可见引阳入阴，由阴转阳之治法与病机矣。病由太阳误下而归太阴，仍升而举之，使返太阳，此理与风邪用桂枝、寒邪用麻黄迥不相涉也，学者识之。（《伤寒论本义》）

王晋三曰：桂枝加芍药汤，此用阴和阳法也。其妙即以太阳之方，求治太阴之病。腹满时痛，阴道虚也。将芍药一味，倍加三两，佐以甘草，酸甘相辅，恰合太阴之主药。且倍加芍药，又能监桂枝深入阴分，升举其阳，辟太阳陷入太阴之邪，复有姜枣之调和，则太阳之阳邪，不留滞于太阴矣。（《绛雪园古方选注》）

徐大椿曰：脾阴亏弱，则胃阳转燥，故胃家亦实，而腹大实痛也。用桂枝汤转输脾液，以解未尽之邪；稍加大黄濡润胃热，以除实痛。此是两解表里之法。（《伤寒约编》）

陈念祖曰：桂枝加大黄者，以桂、姜升散；倍芍药引入太阴，鼓其陷邪，加大黄运其中枢，通地道，去实满；枣、草助转输，使其邪悉从外解下行，各不相背。（《长沙方歌括》）

第七节　桃核承气汤证、抵当汤证、抵当丸证

本节主要论述血热互结于下焦之腹满痛证治。

【原文】

太阳病不解，热结膀胱，其人如狂，血自下，下者愈。其外不解者，尚未可攻，当先解其外；外解已，但少腹急结者，乃可攻之，宜桃核承气汤。（106）

桃核承氣湯方

桃仁五十箇（去皮尖）　　大黄四兩　桂枝二兩（去皮）　　甘草二兩（炙）
芒消二兩

上五味，以水七升，煮取二升半，去滓，内芒消，更上火，微沸下火。先食温
服五合，日三服，當微利。

【名家选注】

成无己曰：太阳，膀胱经也。太阳经邪热不解，随经入腑，为热结膀胱，其人如狂
者，为未至于狂，但不宁尔。《经》曰：其人如狂者，以热在下焦，太阳多热，热在膀
胱，必与血相搏，若血不为蓄，为热迫之则血自下，血下则热随血出而愈。若血不下
者，则血热搏，蓄积于下而少腹急结，乃可攻之，与桃核承气汤，下热散血。（《注解
伤寒论》）

汪琥曰：膀胱乃小腹中之物，膀胱热结，其气蒸于少腹，则血不流利，故作急结之
形，为下焦畜血之证谛也。所以桃核承气汤乃攻下焦畜血，治少腹急结之药，实非通膀
胱热结之药也。（《伤寒论辨证广证》）

沈金鳌曰：若然极则血反结，少腹为膀胱之室，故膀胱之热结，少腹必急结，用桃
仁承气以攻其里之结血，所以解之也。（《伤寒论纲目》）

【原文】

太陽病六七日，表證仍在，脉微而沉，反不結胸，其人發狂者，以热在下焦，
少腹當鞕滿，小便自利者，下血乃愈。所以然者，以太陽隨經，瘀熱在裏故也，抵
當湯主之。（124）

抵當湯方

水蛭（熬）蝱蟲（去翅足，熬）各三十箇　桃仁二十箇（去皮尖）　　大黄三
兩（酒洗）

上四味，以水五升，煮取三升，去滓，温服一升，不下更服。

【名家选注】

成无己曰：太阳，经也。膀胱，腑也，此太阳随经入腑者也。六七日邪气传里之
时，脉微而沉，邪气在里之脉也。表证仍在者，则邪气犹浅，当结于胸中；若不结于胸
中，其人发狂者，热结在膀胱也。《经》曰：热结膀胱，其人如狂。此发狂则热又深
也。少腹硬满，小便不利者，为无血也；小便自利者，血证谛也，与抵当汤以下蓄血。
（《注解伤寒论》）

陈念祖曰：此证以热在下焦，少腹当硬满，然小便与血，皆居少腹，蓄而不行，皆
作硬满，若小便自利者，知不在膀胱之气分，而在冲任之血分，必用药以下其血乃
愈。所以然者，以太阳之表热，随经而瘀热在少腹之里故也，以抵当汤主之。（《伤
寒论浅注》）

【原文】

傷寒有熱，少腹滿，應小便不利，今反利者，爲有血也，當下之，不可餘藥，

宜抵当丸。（126）

抵当丸方

水蛭二十箇（熬）　　虻虫二十箇（去翅足，熬）　　桃仁二十五箇（去皮尖）
大黄三两

上四味，捣分四丸，以水一升，煮一丸，取七合服之，晬时当下血，若不下者，
更服。

【名家选注】

成无己曰：伤寒有热，少腹满，是蓄血于下焦；若热蓄津液不通，则小便不利，其
热不蓄津液而畜血不行，小便自利者，乃为蓄血，当与桃仁承气汤、抵当汤下之。然此
无身黄屎黑，又无喜忘发狂，是未至于甚，故不可余快峻之药也，可与抵当丸，小可下
之也。（《注解伤寒论》）

卢之颐曰：抵当汤法，所重发狂，少腹满，小便利三证。狂者血跃，不狂者血菀，
唯少腹为随经血溜之所，便利征所生是动之殊。丸固是缓，汤复荡之，质以待形，急方
泻剂也。中病则止，毋使药胜病耳。（《仲景伤寒论疏钞金錍》）

吴谦曰：此承上条而言证之轻者，以互发其义而酌其治也。伤寒荣病，有热不已，
伏于荣中，其血不随经妄行致衄，则必随经下畜膀胱。少腹者，膀胱之室也，故少腹
满。若小便不利则病在卫分，有停水也；今小便反利则病在荣分，有瘀血也，法当下
之，以抵当汤。小其制丸，缓缓下之，不可过用抵当汤也。（《医宗金鉴》）

第八节　黄连汤证

本节主要论述上热下寒之腹满痛证治。

【原文】

傷寒胸中有熱，胃中有邪氣，腹中痛，欲嘔吐者，黃連湯主之。（173）

黃連湯方

黃連三兩　甘草三兩（炙）　　乾薑三兩　桂枝三兩（去皮）　　人參二兩　半夏
半升（洗）　　大棗十二枚（擘）

上七味，以水一斗，煮取六升，去滓，溫服，晝三夜二。疑非仲景方。

【名家选注】

方有执曰：胸，上焦也，热以风言，阳也，言阳热搏于上焦也；胃，中焦也，邪气
以寒言，阴也，言阴寒郁于中焦也。腹中痛，阴凝而窒滞也，欲呕吐，热壅而上逆也。
（《伤寒论条辨》）

柯琴曰：今胃中寒邪阻隔，胸中之热不得降，故上炎作呕，胃脘之阳不外散，故腹
中痛也。热不在表，故不发热；寒不在表，故不恶寒。胸中为里之表，腹中为里之里，
此病在焦腑之半表里，非形躯之半表里也。（《伤寒论注》）

魏荔彤曰：此条亦太阳风寒两伤入里之证，立法以示禁也。风寒两伤营卫，宜用大

青龙分理之，然在表失治而其邪已入里，风阳邪，入于胸而变热，寒阴邪，入于胃而作不正之气。于是，阳浮于上，而未成结胸，欲呕吐而上越；阴沉于下，未成痞，而腹中痛而下陷。且痛者，不只阴邪，亦有热邪，故胃中之邪不曰有寒而曰邪气。邪气者不正之气。不正之气者，寒热杂合之气也，仲师以黄连汤主之。（《伤寒论本义》）

第九节　白虎汤证

本节主要论述阳明无形邪热炽盛，充斥内外之腹满痛证治。

【原文】

　三陽合病，腹滿身重，難以轉側，口不仁，面垢，讝語遺尿。發汗則讝語。下之則額上生汗，手足逆冷。若自汗出者，白虎湯主之。（219）

【名家选注】

　柯琴曰：此本阳明病而略兼太少也。胃气不通，故腹满；阳明主肉，无气以动，故身重。难以转侧者，少阳行身之侧也。（《伤寒论注》）

　程知曰：三阳病而列之阳明，以热入阳明之里也。腹满，阳明经热合于前也；身重，太阳经热合于后也；不可转侧，少阳经热合于侧也。三证见，而一身之前后左右俱热气弥漫矣。（《伤寒经注》）

　程应旄曰：腹满身重者，阳盛于经，里气莫支也；口不仁、谵语者，热淫布胃，气浊识昏也，此是阳明主证。（《伤寒论后辨》）

第十节　茵陈蒿汤证

本节主要论述湿热蕴结，熏蒸肝胆，腹气壅滞之腹满痛证治。

【原文】

　陽明病，發熱汗出者，此爲熱越，不能發黃也。但頭汗出，身無汗，劑頸而還，小便不利，渴引水漿者，此爲瘀熱在裏，身必發黃，茵蔯蒿湯主之。（236）

【名家选注】

　许叔微曰：发黄与瘀血，其证相似，皆因瘀热在里故也。但发黄者，小便多不利，瘀血则小便利，小腹硬满，大便黑色。（《伤寒百证歌》）

　柯琴曰：太阳、阳明俱有发黄症……证在太阳之表，当汗而发之，故用麻黄连翘赤豆汤，为凉散法；证在太阳阳明之间，当以寒胜之，用栀子柏皮汤，乃清火法；证在阳明之里，当泻之于内，故立本方，是逐秽法。茵陈秉北方之色，经冬不凋，傲霜凌雪，历遍冬寒之气，故能除热邪留结，佐栀子以通水源，大黄以除胃热，令瘀热从小便而泄，腹满自减，肠胃无伤，仍合"引而竭之"之义，亦阳明利水之奇法也。（《伤寒附翼》）

【原文】

　傷寒七八日，身黃如橘子色，小便不利，腹微滿者，茵蔯蒿湯主之。（260）

【名家选注】

成无己曰：小便不利，小腹满者，热气甚于外而津液不得下行也，与茵陈汤，利小便，退黄逐热。（《注解伤寒论》）

方有执曰：橘子色，言黄之鲜明也，腹微满，湿不行也。（《伤寒论条辨》）

钱潢曰：此言阳明发黄之色状，与阴黄如烟熏之不同也。伤寒至七八日，邪气入里已深。身黄如橘子色者，湿热之邪在胃，独伤阳分，故发阳黄也。小便不利，则水湿内蓄，邪食壅滞，而腹微满也。以湿热实于胃，故以茵陈蒿汤主之。（《伤寒溯源集》）

章楠曰：伤寒七八日，邪已入里化热，与胃湿郁蒸而身黄。如橘子色者，鲜明而不沉晦，此属胃之阳黄也。腹微满者，邪壅中焦，因而三焦气化皆窒，而小便不利。（《伤寒论本旨》）

第十一节　桃花汤证

本节主要论述肾阳虚衰，寒湿内盛之腹满痛证治。

【原文】

少阴病，二三日至四五日，腹痛，小便不利，下利不止，便脓血者，桃花汤主之。（307）

桃花湯方

赤石脂一斤（一半全用，一半篩末）　　乾薑一兩　　粳米一升

上三味，以水七升，煮米令熟，去滓，温服七合，内赤石脂末方寸匕，日三服。若一服愈，餘勿服。

【名家选注】

成无己曰：二三日以至四五日，寒邪入里深也，腹痛者里寒也；小便不利者水谷不别也；下利不止、便脓血者肠胃虚弱下焦不固也。与桃花汤固肠止利也。（《注解伤寒论》）

方有执曰：腹痛，寒伤胃也；小便不利，下利不止者，胃伤而土不能制水也；便脓血者，下焦滑脱也。（《伤寒论条辨》）

程应旄曰：二三日至四五日，未可视其为传经之热邪也。腹痛而小便不利，水土混淆可知，虽是土虚不能制水，终是火衰不能旺土。仍主前方，则水得火而能输，土得火而能燥。苟不知此，而漫云渗泄，肾防一彻，前后泄利，而阳神陷矣。（《伤寒论后条辨》）

汪琥曰：盖冰伏已久，其色黯黑，其气不臭，其人必脉微细，神气静而腹不甚痛，喜就温暖，欲得手按之，腹痛即止，斯为少阴寒利之征。（《中寒论辨证广注》）

钱潢曰：腹痛，小便不利，下利不止而便脓血者，盖阴寒下利也。二三日至四五日，阳邪在里，气滞肠间，故腹痛也。（《伤寒溯源集》）

第十二节　真武汤证

本节主要论述肾阳虚衰，水邪泛滥之腹满痛证治。

【原文】

少阴病，二三日不已，至四五日，腹痛，小便不利，四肢沉重疼痛，自下利者，此为有水气。其人或欬，或小便利，或下利，或呕者，真武汤主之。(316)

【名家选注】

成无己曰：少阴病二三日，则邪气犹浅，至四五日邪气已深。肾主水，肾病不能制水，水饮停为水气。腹痛者，寒湿内甚也；四肢沉重疼痛，寒湿外甚也；小便不利，自下利者，湿胜而水谷不别也。(《注解伤寒论》)

方有执曰：腹痛，小便不利，阴寒内甚，湿甚而水不行也；四肢沉重疼痛，寒湿内渗，又复外薄也；自下利者，湿既甚而水不行，则与谷不分清，故曰此为有水气也。(《伤寒论条辨》)

魏荔彤曰：少阴病二三日不已，此亦就藏邪为言也。至四五日之久，腹中作痛，此痛必隐隐常痛，乃寒湿凝滞之象，必非时痛时止之热痛也。且寒湿作痛，必兼满，按之少可，而非热痛不欲近人也。(《伤寒论本义》)

唐宗海曰：盖但是寒水滞留，只是小便不利、四肢沉重、自下利而已，不能腹痛与四肢疼痛也。盖其有气欲行，遇水阻拒，乃为痛也。凡气者，皆生于肾，布于肺，而其又赖肝木舒散之性以达之也，必肝木不舒散，乃郁遏为痛，血阻水阻皆为痛矣。故凡理气之药，枳、朴、木香，皆秉木气；芍药平肝木止痛，亦是泄木气之遏郁也。此有水复有气，故姜、附、苓、术以治水，而必加芍药以泄其气也。若下利者，气既下泄，不当复泄，故去芍药可知，水与气之分矣。(《伤寒论浅注补正》)

第十三节　四逆汤证

本节主要论述脾肾阳虚，寒凝气滞，浊阴不化之腹满痛证治。

【原文】

下利腹胀满，身体疼痛者，先温其里，乃攻其表，温里宜四逆汤，攻表宜桂枝汤。(372)

四逆汤方

甘草二两（炙）　　乾薑一两半　　附子一枚（生用，去皮，破八片）

上三味，以水三升，煮取一升二合，去滓，分温再服。强人可大附子一枚、乾薑三两。

【名家选注】

柯琴曰：下利而腹尚胀满，其中即伏清谷之机。先温其里，不待其急而始救也。里和而表不解，可专治其表，故不曰救而仍曰攻。(《伤寒论注》)

程知曰：经曰：脏寒生满病。故虽有体痛之表证，然必先温其里。里温，然后可以桂枝领寒气出表。此与太阳下利，身痛，先里后表之治同。(《伤寒经注》)

汪琥曰：下利至腹胀满，必下利久，中气虚寒而作胀满。其人既虚，风寒复袭，故身体疼痛，此系利后之兼证，非初病起而身疼痛也。与四逆汤先温其里，使其阳之气得复，而里和利止，后宜桂枝以攻表。乃散风邪、和营卫而止身疼痛也。假使先后倒施，则中气无主，岂堪外行发散耶。(《中寒论辨证广注》)

徐大椿曰：下利胀满，里寒而胃气不化也，身体疼痛，表寒而卫阳外亡也，先救其里，治其本矣。(《伤寒约编》)

舒诏曰：下利腹胀满，已自阳虚而阴凑矣。身体疼痛者，阴邪阻滞经脉也。法当助阳理中，温醒脾胃，并无太阳表证，不可妄用桂枝，仲景必无此法。(《伤寒集注》)

陈念祖曰：厥阴病，下利腹胀满，为里寒，身体疼痛者，为表寒。夫藏寒生满病，厥阴之脉夹胃，寒甚则水谷之气下行，阴寒之气上逆，故不唯下利，而且胀满也。表里相权，以里为主，必也先温其里，里和而表不解，始乃专攻其表。温里宜四逆汤，攻表宜桂枝汤。(《伤寒论浅注》)

章楠曰：脾脏虚寒，故下利；浊阴不化，故腹胀，所谓脏寒生满病也。若实热胀满，既下利其胀必消也。脾主肌肉，寒邪伤之，身体痛也。里为本，表为标，故当先温里，后攻表也。(《伤寒论本旨》)

第十四节　通脉四逆汤证

本节主要论述阴寒内盛，格阳于外之腹满痛证治。

【原文】

少阴病，下利清谷，裏寒外热，手足厥逆，脉微欲绝，身反不恶寒，其人面色赤，或腹痛，或乾呕，或咽痛，或利止脉不出者，通脉四逆湯主之。(317)

【名家选注】

成无己曰：葱味辛，以通阳气。芍药之酸通寒利，腹中痛为气不通也。(《注解伤寒论》)

卢之颐曰：通脉四逆汤主之，即白通汤加甘草，谓下清谷者，甚于下利，藉甘草之建安中土也，即四逆汤加葱白，谓脉微欲绝者，甚于手足厥逆，藉葱白之前通阳气也。或腹痛者，此阴凝之至坚，易芍药之锐利，去葱白之轻通。(《仲景伤寒论疏钞金锦》)

李中梓曰：按此汤与四逆汤同，但倍用干姜耳。如面赤者，加葱九茎，以通阳气；腹痛者，去葱，加芍药，以和营气。(《伤寒括要》)

汪琥曰：或问腹中痛系里寒甚，何以加芍药？余答云：芍药之性平，用入芩、连等剂，则和血分之热；用入姜、附等剂，则和血分之寒，在配合之得其宜耳。(《中寒论辨证广注》)

章楠曰：面赤者，虚阳上浮，加葱引诸药上达，而招之内返也；腹痛者，肝脾不和，故去葱之走表，加芍药和肝脾也。(《伤寒论本旨》)

第十五节 四逆散证

本节主要论述少阴阳气内郁，不达四末之腹满痛证治。

【原文】

少阴病，四逆，其人或欬，或悸，或小便不利，或腹中痛，或泄利下重者，四逆散主之。（318）

【名家选注】

吴人驹曰：腹中痛，外寒不解，得以犯内，加附子以祛里寒。（《医宗承启》）

黄元御曰：寒水侮土，四肢厥逆，其人或肺逆而为咳，或木郁而为悸，或土湿木遏而小便不利，或寒气凝滞而腹中痛，或清气沉陷而泄利下重者，是皆土郁而木贼也。宜四逆散，甘草、枳实，培土而泄滞，柴胡、芍药，疏木而清风也。（《伤寒悬解》）

胡嗣超曰：又或咳、悸、小便不利，或腹中痛，或泄利下重，而四逆者，是非水火有胜负之分，乃阴枢之关键不利。故从阳经之枢机处随症加减，一分解之，则阴阳之开阖自顺矣。（《伤寒杂病论》）

成无己曰：里虚遇邪则痛，加附子以补虚。（《注解伤寒论》）

张璐曰：此证虽少阴，而实脾胃不和，故尔清阳之气不能通于四末，是用四逆散清理脾胃，而散阴分之热滞，乃正治也。至于腹中痛者加附子，于此不能无疑。盖阳邪内陷之腹痛，只宜小建中和之，而此竟用附子者，以其证虽属阳邪，必其人内有沉寒结滞不散，更兼形体素丰，可受阳药，方可加热药于清理脾胃剂中，仍是用和之法，而非温经助阳之义。（《伤寒缵论》）

吴谦曰：或腹中痛者，寒凝于里，加附子温中以定痛也。（《医宗金鉴》）

章楠曰：腹痛者，太阴虚寒也，故加炮附以温之。（《伤寒论本旨》）

第十六节 烧裈散证

本节主要论述阴阳易阴津被耗，筋脉失养之腹满痛证治。

【原文】

伤寒阴易之為病，其人身體重，少氣，少腹裏急，或引陰中拘攣，熱上衝胸，頭重不欲舉，眼中生花，膝脛拘急者，燒裈散主之。（392）

燒裈散方

婦人中裈，近隱處，取燒作灰。

上一味，水服方寸匕，日三服，小便即利，陰頭微腫，此為愈矣。婦人病取男子裈燒服。

【名家选注】

成无己曰：少腹里急，引阴中拘挛，膝胫拘急，阴气极也；热上冲胸，头重不欲

举，眼中生花者，感动之毒，所易之气，熏蒸于上也。与烧裈散以导阴气。（《注解伤寒论》）

方有执曰：少腹里急，或引阴中拘挛者，所易之气内攻也。（《伤寒论条辨》）

张志聪曰：余毒入于阴中，是以少腹里急，或引阴中拘挛。（《伤寒论集注》）

第十五章　渴 ▷▷▷▷

　　《伤寒论》中所述之渴证，多因在治疗过程中使用了汗、吐、下三法，伤了津液，致使胃中干燥因而渴。另外，也有因为阳经的邪热内传三阴经时，耗其津液，同样可以出现渴证。若伤寒兼水饮内停之渴，治用小青龙汤；水蓄膀胱，气化不利之渴，当用五苓散；水热互结之渴，当用大陷胸汤；阳明经邪热炽盛，津气两伤之渴，当用白虎加人参汤；热盛阴伤，水热互结于下焦之渴，当用猪苓汤；湿热蕴结，熏蒸肝胆，腑气壅滞之渴，当用茵陈蒿汤；邪犯少阳，胆火内郁，枢机不利之渴，当用小柴胡汤；少阳枢机不利，水饮内结之渴，当用柴胡加桂枝干姜汤；此外，还有肝乘肺之渴、少阴虚寒证之渴、厥阴病之渴等，不可不知。

第一节　小青龙汤证

　　本节主要论述风寒束表，水饮内停之渴证治。

【原文】

　　傷寒表不解，心下有水氣，乾嘔發熱而欬，或渴，或利，或噎，或小便不利、少腹滿，或喘者，小青龍湯主之。（40）

【名家选注】

　　吴谦曰：太阳停饮有二，一中风有汗为表虚，五苓散证也；一伤寒无汗为表实，小青龙汤证也……若渴者，去半夏加花粉，以避燥生津也；若微利与噎，小便不利，少腹满，俱去麻黄，远表而就里也。加附子以散寒，则噎可止；加茯苓以利水，则微利可止，少腹满可除矣。（《医宗金鉴》）

第二节　五苓散证

　　本节主要论述水蓄膀胱，气化不利兼有表证未除之渴证治。

【原文】

　　太陽病，發汗後，大汗出，胃中乾，煩躁不得眠，欲得飲水者，少少與飲之，令胃氣和則愈。若脉浮，小便不利，微熱消渴者，五苓散主之。（71）

【名家选注】

　　吴谦曰：若脉浮，小便不利，微热消渴者，则是太阳表邪未罢，膀胱里饮已成也。

经曰：膀胱者，津液之腑，气化则能出矣。今邪热熏灼，燥其现有之津，饮水不化，绝其未生之液，津液告匮，求水自救，所以水入即消，渴而不止也。用五苓散者，以其能外解表热，内输水腑，则气化津生，热渴止，而小便利矣。（《医宗金鉴》）

徐大椿曰：胃中干而欲饮，此无水也，与水则愈。小便不利而欲饮，此蓄水也，利水则愈。同一渴而治法不同，盖由同一渴而渴之象及渴之余证，亦各不同也。（《伤寒类方》）

【原文】

中風發熱，六七日不解而煩，有表裏證，渴欲飲水，水入則吐者，名曰水逆，五苓散主之。（74）

【名家选注】

柯琴曰：邪水凝结于内，水饮拒绝于外，既不能外输于玄府，又不能上输于口舌，亦不能下输于膀胱，此水逆所由名也。（《伤寒来苏集》）

吴谦曰：中风发热，六七日不解而烦者，是有表证也。渴欲饮水，水入则吐者，是有里证也。若渴欲饮水，水入即消，如前条之胃干，少少与饮，令胃和则愈。今渴欲饮水，水入不消，上逆而吐，名曰水逆。原其所以吐之之由，则因邪热入里，与饮相搏，三焦失其蒸化，而不能通调水道，下输膀胱，以致饮热相格于上，水无去路于下，故水入则吐，小便必不利也，宜五苓散辛甘淡渗之品，外解内利，多服暖水，令其汗出尿通，则表里两解矣。（《医宗金鉴》）

第三节　大陷胸汤证

本节主要论述水热互结于心下胸胁之渴证治。

【原文】

太陽病，重發汗而復下之，不大便五六日，舌上燥而渴，日晡所小有潮熱，從心下至少腹鞕滿而痛不可近者，大陷胸湯主之。（137）

【名家选注】

喻昌曰：不大便，燥渴，日晡潮热，少腹硬满，证与阳明颇同，但小有潮热则不似阳明大热，从心下至少腹手不可近，则阳明又不如此大痛，因是辨其为太阳结胸，兼阳明内实也。缘误汗复误下，重伤津液，不大便而燥渴潮热，虽太阳阳明亦属下证，但水饮内结，必用陷胸汤，由胸胁以及胃肠荡涤始无余。若但下肠胃结热，反遗胸上痰饮，则非法矣。（《尚论篇》）

第四节　白虎加人参汤证

本节主要论述邪热炽盛，津气两伤之渴证治。

【原文】

傷寒若吐若下後，七八日不解，熱結在裏，表裏俱熱，時時惡風，大渴，舌上

乾燥而煩，欲飲水數升者，白虎加人參湯主之。(168)

白虎加人參湯方

知母六兩　石膏一斤（碎）　甘草二兩（炙）　人參二兩　粳米六合

上五味，以水一斗，煮米熟湯成，去滓，溫服一升，日三服。此方立夏後，立秋前乃可服。立秋後不可服。正月、二月、三月尚凜冷，亦不可與服之，與之則嘔利而腹痛。諸亡血虛家亦不可與，得之則腹痛利者，但可溫之，當愈。

【名家选注】

钱潢曰：伤寒，但言吐下，不言发汗，明是失于解表，故七八日不解。又因吐下之误，邪气乘虚陷入，故热邪内结于里，表里俱热。时时恶风，是邪未尽入，当以表里两解为是。若大渴，舌上干燥而烦，欲饮水数升，则里热甚于表热矣。谓之表热者，乃邪热已结于里，非尚有表邪也。因里热太甚，其气腾达于外，故表间亦热，即阳明篇所谓蒸蒸发热，自内达外之热也。时时恶风者，言时常恶风也，若邪气在表，只称恶风而不曰时时矣。热既在里，而犹时时恶风，即所谓热则生风，及内热生外寒之义，故不必解表，而以白虎汤解胃热。更加人参者，所以收其津液，而补其吐下之虚也。(《伤寒溯源集》)

尤怡曰：伤寒若吐若下后，至七八日不解，而燥渴转增者，邪气去太阳之经，而入阳明之腑也。阳明经为表，而腑为里，故曰热结在里。腑中之热，自内际外，为表里俱热。热盛于内，阴反外居，为时时恶风。而胃者，津液之源也，热盛而涸，则舌上干燥，故既以白虎除热，必加人参以生津。(《伤寒贯珠集》)

【原文】

傷寒無大熱，口燥渴，心煩，背微惡寒者，白虎加人參湯主之。(169)

【名家选注】

吴谦曰：伤寒身无大热，不烦不渴，口中和，背恶寒，附子汤主之者，属少阴病也。今伤寒身无大热，知热渐去表入里也。口燥渴，心烦，知热已入阳明也。虽有背微恶寒一证，似乎少阴，但少阴证，口中和，今口燥渴，是口中不和也。背恶寒非阳虚恶寒，乃阳明内热熏蒸于背，汗出肌疏，故微恶之也。主白虎汤以直走阳明，大清其热。加人参者，盖有意以顾肌疏也。(《医宗金鉴》)

【原文】

傷寒脉浮，發熱無汗，其表不解，不可與白虎湯。渴欲飲水，無表證者，白虎加人參湯主之。(170)

【名家选注】

钱潢曰：若渴欲饮水，则知邪热已入阳明之里，胃中之津液枯燥矣。然犹必审其无表证者，方以白虎汤解其烦热，又加人参，以救其津液也。(《伤寒溯源集》)

【原文】

若渴欲飲水，口乾舌燥者，白虎加人參湯主之。(222)

【名家选注】

汪琥曰：成注云："此下后之见证"，愚意云：此条不但误下，兼之误汗所致。误下则胃中虚。误汗则胃中不唯虚，而且燥热极矣。渴欲饮水，口干舌燥者，此热邪伤气耗液之征也。故用白虎加人参汤，以清热补气润燥。(《伤寒论辨证广注》)

第五节　猪苓汤证

一、热盛阴伤，水热互结于下焦之渴的证治

【原文】

若脉浮發熱，渴欲飲水，小便不利者，猪苓湯主之。(223)

【名家选注】

汪琥曰：此条病，本接前第一条白虎加人参汤证，而伸言之也。成注云：此亦"下后邪热客于下焦之证"，阳明病误下，胃中空虚，上焦受伤，与下焦何与？盖下后则胃中津液亡，而燥渴欲饮水。但渴未甚而与之水，水不能消，积于下焦，小便因而不利……或曰渴欲饮水，与白虎汤证相同，且也白虎汤证，亦未尝云小便利，兹何因其小便不利，即改用猪苓汤也？余答云：白虎汤证即有小便不利者，但病人汗出多，水气得以外泄。今观下条云：汗出多，不可与猪苓汤，乃知此证其汗亦少，汗与尿俱无，则所饮之水，安得不停？故用猪苓汤上以润燥渴，下以利湿热也。或又问云：病人既停水湿，何以犹见燥渴？余又答云：今人病热，大渴引饮，饮愈多，则渴愈甚。所饮之水既多，一时小便岂能尽去，况人既病热，则气必偏胜，水自趋下，火自炎上，此即是水湿停而燥渴之征。(《伤寒论辨论证广注》)

二、阴虚有热，水气互结之渴证治

【原文】

少陰病，下利六七日，欬而嘔渴，心煩不得眠者，猪苓湯主之。(319)

【名家选注】

成无己曰：下利不渴者里寒也。《经》曰：自利不渴者属太阴，以其脏有寒故也。此下利呕渴，知非里寒，心烦不得眠，知协热也。与猪苓汤渗泄小便，分别水谷。(《注解伤寒论》)

张志聪曰：本篇论少阴下利，皆主土寒水泄，阳气虚微。此言下利，至六七日则阴尽而阳复。咳者，肺主皮毛而里邪外出也，呕渴心烦者，少阴合心主之神而来复于阳也；不得眠者，因于烦也。凡此皆为阳热下利，故以猪苓汤主之，所以结下利之义也。(《伤寒论集注》)

方有执曰：下利固乃阴寒盛而水无制。六七日咳而呕渴，心烦不得眠者，水寒相搏，蓄积不行，内闷而不宁也；猪苓汤者，渗利以分清其水谷二道也；二道清则利无有不止者，利止，则呕渴心烦，不待治而自愈矣。(《伤寒论条辨》)

第六节　茵陈蒿汤证

本节主要论述湿热蕴结，熏蒸肝胆，腑气壅滞之渴的证治。

【原文】

陽明病，發熱汗出者，此屬熱越，不能發黃也。但頭汗出，身無汗，劑頸而還，小便不利，渴引水漿者，此屬瘀熱在裏，身必發黃，茵蔯蒿湯主之。(236)

【名家选注】

钱潢曰：水湿不得下泄，且胃热枯燥而渴引水浆，则水湿又从上入，其湿蒸郁热，瘀蓄在里，故身必发黄。其湿热之邪，急宜攘逐，故以茵陈蒿汤主之。(《伤寒溯源集》)

第七节　小柴胡汤证

本节主要论述邪犯少阳，胆火内郁，枢机不利之渴的证治。

【原文】

傷寒五六日中風，往來寒熱，胸脇苦滿，嘿嘿不欲飲食，心煩喜嘔，或胸中煩而不嘔，或渴，或腹中痛，或脇下痞鞕，或心下悸，小便不利，或不渴，身有微熱，或欬者，小柴胡湯主之。(96)

【名家选注】

汪琥曰：成氏《明理论》云：伤寒邪在半表者，必渍形以为汗；邪气在里者，必荡涤以为利；其于不外不内，半表半里，既非发汗之所宜，又非吐下之所对，是当和解则可矣。小柴胡为和解表里之剂也。(《伤寒论辨证广注》)

第八节　柴胡桂枝干姜汤证

本节主要论述少阳枢机不利，水饮内结之渴的证治。

【原文】

傷寒五六日，已發汗而復下之，胸脇滿微結，小便不利，渴而不嘔，但頭汗出，往來寒熱，心煩者，此爲未解也，柴胡桂枝乾薑湯主之。(147)

【名家选注】

舒诏曰：已发汗，而复下之，虽两犯所禁，究无大变，不过微结，但头汗出而已。至于胸胁满，小便不利，渴而不呕，往来寒热，心烦者，非误汗误下之变证，皆五六日前少阳之本证也……观其所为加减法，甚不合理。盖胸胁满者，悬饮也，法宜加草果、芫花，牡蛎咸寒非所宜也。渴而不呕，小便不利，乃为太阳腑证，宜兼五苓散，栝楼根非所宜也。此皆叔和伪撰。(《伤寒论集注》)

第九节 其 他

一、论述肝乘肺之渴的证治

【原文】

伤寒發熱，嗇嗇惡寒，大渴欲飲水，其腹必滿，自汗出，小便利，其病欲解，此肝乘肺也，名曰橫，刺期門。（109）

【名家选注】

成无己曰：伤寒发热，嗇嗇恶寒，肺病也。大渴欲饮水，肝气胜也。《玉函》曰：作大渴，欲饮酢浆，是知肝气胜也。伤寒欲饮水者愈。若不愈而腹满者，此肝行乘肺，水不得行也。（《注解伤寒论》）

二、少阴虚寒证之渴证

【原文】

少陰病，欲吐不吐，心煩，但欲寐。五六日自利而渴者，屬少陰也，虚故引水自救，若小便色白者，少陰病形悉具，小便白者，以下焦虚有寒，不能制水，故令色白也。（282）

【名家选注】

程扶生曰：此明欲吐不吐，心烦欲寐，自利而渴，为少阴证，又当以小便之色，辨其寒热也。少阴之脉，循肺出，络心，注胸中。肾邪上逆，故温温欲吐，而复无物可吐，不似太阴之腹满而痛吐也。至五六日，邪传少阴之时，自利而渴，正是少阴病形。肾主二阴，下焦虚，故不能禁便。津液少，故引水自救。若自利而不渴，属太阴也。然当以小便之色，辨其寒热。（《伤寒经注》）

三、厥阴病之渴证

【原文】

厥陰之爲病，消渴，氣上撞心，心中疼熱，飢而不欲食，食則吐蚘。下之利不止。（326）

【名家选注】

成无己曰：邪传厥阴，则热已深也。邪自太阳传至太阴，则腹满而嗌干，未成渴也；邪至少阴者，口燥舌干而渴，未成消也；至厥阴成消渴者，热甚能消水故也。饮水多而小便少者，谓之消渴。（《注解伤寒论》）

四、厥阴病阳复之渴证

【原文】

厥陰病，渴欲飲水者，少少與之愈。（329）

【名家选注】

汪琥曰：厥阴病渴，传经之邪热已深，欲饮水，则邪热有向外之机，盖木火亢盛，得水济之，则阴阳气和而病自愈。或问厥阴原有消渴一候，不言自愈。此条渴，何以与之水即愈也。余答云：武陵陈氏云：消渴者，热盛而津液消烁，虽饮水不能胜其燥烈，乃邪气深入未愈之征也。此渴欲饮水，其热非消渴之比，乃邪气向外，欲解之象也，两者自是不同。（《伤寒论辨证广注》）

五、厥阴寒利之渴证

【原文】

下利，有微熱而渴，脉弱者，今自愈。（360）

【名家选注】

钱潢曰：言阴寒下利，设身有微热而渴，乃阳气渐回，阴邪已退之兆，非大热而热气有余者之比。若虚阳飞越于外而热，则寒盛于里，虽热亦不渴矣，故知为欲愈也。然必脉弱者，方见其里气本然之虚，无热气太过作痈脓，便脓血及喉痹、口伤烂赤之变，故可不治，令其自愈也。若或治之，或反见偏胜耳。（《伤寒溯源集》）

六、寒利阳复自愈之渴证

【原文】

下利，脉數而渴者，今自愈。設不差，必清膿血，以有熱故也。（367）

【名家选注】

尤怡曰：此亦阴邪下利而阳气已复之证，脉数而渴，与"下利有微热而渴"同意。然脉不弱而数，则阳之复者已过，阴寒虽解，热气旋增，将更伤阴而圊脓血也。（《伤寒贯珠集》）

第十六章　呕　吐 ▷▷▷▷

呕吐是由于胃失和降、胃气上逆，以饮食、痰涎等胃内之物从胃中上涌，自口而出为临床特征的一种病证。有物有声谓之呕，有物无声谓之吐，无物有声谓之哕。其病位在胃，病机在于各种原因导致的胃气上逆。

《伤寒论》中所述"呕哕"证，共有十四种：表感卫闭，郁其胃气，胃逆不降的桂枝汤证、葛根加半夏汤证；水饮内停致胃气不降的小青龙汤证、十枣汤、真武汤证；膀胱气化不利，水饮干胃的五苓散证；发汗吐下，虚热干胃，胃气不降的栀子生姜豉汤证、干姜黄芩黄连人参汤证、竹叶石膏汤证；邪热入胃，胃气失和的调胃承气汤证；邪犯少阳，枢机不利的小柴胡汤证、大柴胡汤证、柴胡桂枝汤证及柴胡加芒硝汤证；中焦寒热错杂，胃失和降的甘草泻心汤证；痰实阻胃，胃失和降的瓜蒂散证；相火干胃，胃气失和的黄芩加半夏汤证；胸膈有热，胃中有寒的黄连汤证；浊阴干胃的吴茱萸汤证；肾阳虚衰，胃关不守的四逆汤证、白通加猪胆汁汤证、通脉四逆汤证；水热互结，胃阴亏虚的猪苓汤证；寒热错杂，蛔虫扰膈，胃气失和的乌梅丸证。

第一节　桂枝汤证

本节主要论述表感卫闭，郁其胃气，胃逆不降之呕吐证治。

【原文】

太陽中風，陽浮而陰弱，陽浮者，熱自發，陰弱者，汗自出，嗇嗇惡寒，淅淅惡風，翕翕發熱，鼻鳴乾嘔者，桂枝湯主之。（12）

【名家选注】

张璐曰：嗇嗇惡寒，内气馁也，淅淅恶风，外体疏也。恶风未有不恶寒者，世俗相传，谓伤风恶风，伤寒恶寒，误人多矣。翕翕发热，乃气蒸湿润之热，比伤寒之干热不同。鼻鸣者，阳气上壅也。干呕者，阳邪上逆也。若外邪不解，势必传里，鼻鸣干呕，便是传入阳明之候。是以呕则传，不呕则不传也。故用桂枝汤解肌表之阳邪，而与发汗驱出阴寒之法，迥乎角立也。（《伤寒缵论》）

第二节　葛根加半夏汤证

本节主要论述二阳合病，表邪不解兼里气不和之呕吐证治。

【原文】

太陽與陽明合病，不下利但嘔者，葛根加半夏湯主之。（33）

葛根加半夏湯方

葛根四兩 麻黃三兩（去節） 甘草二兩（炙） 芍藥二兩 桂枝二兩（去皮） 生薑二兩（切） 半夏半升（洗） 大棗十二枚（擘）

上八味，以水一斗，先煮葛根、麻黃，減二升，去白沫，內諸藥，煮取三升，去滓，溫服一升。覆取微似汗。

【名家选注】

沈明宗曰：葛根湯升散兩經之風，加半夏一味，滌飲而止嘔逆。（《伤寒六经辨证治法》）

第三节 小青龙汤证

本节主要论述风寒束表，水饮内停之呕吐证治。

【原文】

傷寒表不解，心下有水氣，乾嘔發熱而欬，或渴，或利，或噎，或小便不利、少腹滿，或喘者，小青龍湯主之。（40）

【名家选注】

张志聪曰：《经》云：在天为寒，在地为水，水气即寒水之气而无形者也。太阳秉膀胱寒水之气，运行于肤表，出入于胸膈，今寒伤太阳正气，不能运行出入，故表不解而致心下有水气；水气逆于心下，故干呕；表不解，故发热；水寒上逆，故咳气不化而水不行，故有或渴，或利，或噎，或小便不利，少腹满，或喘诸证。但见一证即是，不必悉具，小青龙汤主之。（《伤寒论集注》）

方有执曰：夫风寒之表不解，桂枝麻黄甘草所以解之；水寒之相搏，干姜半夏细辛所以散之；然水寒欲散而肺欲收，芍药五味子者，酸以收肺气之逆也。然则是汤也，乃直易于散水寒也。其犹龙之不难于翻江倒海之谓欤？夫龙，一也，于其翻江倒海也，而小言之；以其兴云致雨也，乃大言之。（《伤寒论条辨》）

第四节 五苓散证

本节主要论述膀胱气化不利，水饮干胃之呕吐证治。

【原文】

中風發熱，六七日不解而煩，有表裏證，渴欲飲水，水入則吐者，名曰水逆，五苓散主之。（74）

【名家选注】

钱潢曰：仲景以发热不解局表证，以烦为里证，故云有表里证，皆责人以不早汗解，而致入里之意也。至渴欲饮水，水入则吐，然后用五苓散主之，以桂助其下焦蒸腾之阳气，使津回气润，以治其渴而止其水逆。仍以表邪未解，多服暖水，令汗出而愈，并非以五苓散而能使表里之邪尽解也。（《伤寒溯源集》）

第五节　栀子生姜豉汤证

本节主要论述发汗吐下，虚热干胃，胃气不降之呕吐证治。

【原文】

發汗後，水藥不得入口爲逆，若更發汗，必吐下不止。發汗吐下後，虛煩不得眠，若劇者，必反覆顛倒，心中懊憹，栀子豉湯主之；若少氣者，栀子甘草豉湯主之；若嘔者，栀子生薑豉湯主之。（76）

栀子甘草湯豉方

栀子十四箇（擘）　甘草二兩（炙）　香豉四合（綿裹）

上三味，以水四升，先煮栀子、甘草，取二升半，內豉，煮取一升半，去滓，分二服，溫進一服，得吐者，止後服。

栀子生薑豉湯方

栀子十四箇（擘）　生薑五兩　香豉四合（綿裹）

上三味，以水四升，先煮栀子、生薑，取二升半，內豉，煮取一升半，去滓，分二服，溫進一服，得吐者，止後服。

【名家选注】

吴谦曰：未经汗吐下之烦多属热，谓之热烦；已经汗吐下之烦多属虚，谓之虚烦。不得眠者，烦不能卧也若剧者，较剧尤甚，必反复颠倒心中懊恼也。烦，心烦也。躁，身躁也。身之反复颠倒，则谓之躁无宁时，三阴死证也；心之反复颠倒，则谓之懊憹，三阳热证也。懊恼者，即心中欲吐不吐，烦扰不宁之象也。因汗吐下后，邪热乘虚客于胸中所致。既无可汗之表，又无可下之里，故用栀子豉汤，顺其势以涌其热，自可愈也。（《医宗金鉴》）

张志聪曰：栀子凌冬不凋，得冬令水阴之气，味苦色赤形圆小而象心，能启阴气上资于心复能导心中之烦热以下行。豆乃肾之谷色，黑性沉署，熟而成轻浮，主启阴藏之精上资于心、胃，阴液上滋于心而虚烦自解，津液还入胃中而胃气自和。（《伤寒论集注》）

第六节　小柴胡汤证

本节主要论述邪犯少阳，枢机不利之呕吐证治。

【原文】

傷寒五六日中風，往來寒熱，胸脇苦滿，嘿嘿不欲飲食，心煩喜嘔，或胸中煩而不嘔，或渴，或腹中痛，或脇下痞鞕，或心下悸，小便不利，或不渴，身有微熱，

或欬者，小柴胡湯主之。(96)

【名家选注】

方有执曰：伤寒五六日，中风，往来寒热，互文也。言伤寒与中风当五六日之时，皆有此往来寒热以下之证也。五六日，大约言也。往来寒热者，邪入躯壳之里，脏腑之外，两夹界之隙地，所谓半表半里，少阳所主之部位。故入而并于阴则寒；出而并于阳则热；出入无常，所以寒热间作也。胸胁苦满者，少阳之脉，循胸络胁，邪凑其经，伏饮搏聚也。默，静也。胸胁既满，谷不化消，所以静默不言，不需饮食也。心烦喜呕者，邪热伏饮搏胸胁者，涌而上溢也。或为诸证者，邪之出入不常，所以变动不一也。太阳一经，唯荣卫之不同，所以风寒分异治。阳明一经，虽属经络脏腑，最为切近太阳，荣卫之道在尔，风寒之辨尚严。少阳一经，越阳明，去太阳远，荣卫无相关，经络脏腑而已，经络脏腑无不同者，经络脏腑同，风寒无异治，经以伤寒五六日，中风，往来寒热交互者，发明风寒至此，同归于一治也。(《伤寒论条辨》)

吴谦曰：邪传太阳、阳明，曰汗、曰吐、曰下，邪传少物唯且和解，汗、吐、下三法皆在所禁，以其邪在半表半里，而角于躯壳之内界，在半表者，是客邪为病也；在半里者，是主气受病也。邪正在两界之间，各无进退而相持，故立和解一法，既以柴胡解少阳在经之表寒，黄芩解少阳在府之里热，犹恐在里之太阴，正气一虚，在经之少阳，邪气乘之，故以姜、枣、人参和中而预壮里气，使里不受邪而和，还表以作解也。世俗不审邪之所据，果在半表半里之问，与所以应否和解之宜，及阴阳疑似之辨，总以小柴胡为套剂。医家幸其自处无过，病者喜其药味平和，殊不知因循误人，实局不浅。故凡治病者，当识其未然，圆机于早也。(《医宗金鉴》)

【原文】

血弱氣盡，腠理開，邪氣因入，與正氣相搏，結於脇下。正邪分爭，往來寒熱，休作有時，嘿嘿不欲飲食。藏府相連，其痛必下，邪高痛下，故使嘔也，小柴胡湯主之。服柴胡湯已，渴者，屬陽明，以法治之。(97)

【名家选注】

尤怡曰：血弱气尽，腠理开，谓亡血新产劳力之人，气血不足，腠理疏豁，而邪气乘之也。邪入必与正相抟而结于胁下。胁下者，少阳之募。而少阳者，阴阳之交也。邪气居之，阴出而与邪争则寒，阳入而与邪争则热，阴阳出入，各有其时。故寒热往来，体作有时也。默默不欲饮食，义如上条。脏腑相连四句，是原所以邪气入结之故，谓胆寄于肝，地逼气通，是以其邪必从腑而入脏，所谓其痛必下也。邪高，谓病所来处，痛下，谓病所结处。邪欲入而正拒之，则必上逆而呕也。至其治法，亦不出小柴胡和解表里之法。服后邪解气和，口必不渴。若渴者，是少阳邪气复还阳明也。以法治之者，谓当从阳明之法，而不可从少阳之法矣。(《伤寒贯珠集》)

【原文】

傷寒五六日，嘔而發熱者，柴胡湯證具，而以他藥下之，柴胡證仍在者，復與柴胡湯。此雖已下之，不爲逆，必蒸蒸而振，却發熱汗出而解。若心下滿而鞕痛

者，此爲結胸也，大陷胸湯主之。但滿而不痛者，此爲痞，柴胡不中與之，宜半夏瀉心湯。(149)

【名家选注】

柯琴曰：误下后有二症者，少阳为半表半里之经，不全发阳，不全发阴，故误下之变，亦因偏于半表者成结胸，偏于半里者心下痞耳。此条本为半夏泻心而发，故只以痛不痛分结胸与痞，未及他症。(《伤寒论注》)

【原文】

陽明病，脇下鞭滿，不大便而嘔，舌上白胎者，可與小柴胡湯，上焦得通，津液得下，胃氣因和，身濈然汗出而解。(230)

【名家选注】

钱潢曰：此亦阳明兼少阳之证也。上文虽潮热，而大便反溏，小便自可也，此虽不大便，而未见潮热，皆为阳明热邪未实于胃之证。前云胸胁满未去，此云胁下硬满而呕，皆局少阳见证，而似差有轻重，以致后人有少阳为多之解。然仲景之意，不过互相发明，初无少异，但训人以见证虽有不同，其理本无二致也。言证见阳明而又胁下硬满，此证兼少阳也。少阳之脉行身之侧，循胁里，邪气入经，故硬满也。不大便为阳明里热，然呕则又少阳证也。少阳之支脉合缺盆，下胸中，邪在胸中，故呕也。舌苔之状虽各有不同，而寒热虚实及邪之浅深、证之表里，无不毕现，智者明睿所照，自是纤毫无爽。若热邪实于胃，则舌苔非黄即黑，或干硬，或芒刺矣。舌上白胎，为舌苔之初现，若夫邪初在表，舌尚无胎，既有白胎，邪虽未必全在于表，然犹未尽入于里，故仍局半表半里之证。邪在半里则不可汗，邪在半表则不可下，故可与小柴胡汤以和解之。少阳之经邪得解，则胸邪去而其呕自止，胁邪平而硬满自消。无邪气间隔于中，则上焦之气得以通行无滞，故胃中之津液得以下流而大便自通，胃气因此而和，遂得表里通达，通身濈然汗出而解矣。(《伤寒溯源集》)

【原文】

陽明中風，脉弦浮大而短氣，腹都滿，脇下及心痛，久按之氣不通，鼻乾不得汗，嗜臥，一身及目悉黃，小便難，有潮熱，時時噦，耳前後腫，刺之小差，外不解，病過十日，脉續浮者，與小柴胡湯。(231)

【名家选注】

程知曰：阳明脉大，而兼浮弦，则是太阳、少阳之邪俱未解也。腹为阳明之位，胁下属少阳，心间属太阳，乃通腹都满，气短不通，至胁下及心俱痛，则太阳、少阳之证俱见，而阳明所居之前后，皆邪气为之弥漫充塞也。鼻干，阳明经燥也。不得汗，表未解也。嗜卧，经气不通而神昏也。身面俱黄，热不得越于外也。小便难，热在太阳之腑也。有潮热，邪入阳明之里也。时时哕，邪气盛而正气不得通也。耳前后肿，少阳经热壅也。刺之小差，略疏其经也。此其里邪充满，外证未解，真是无可如何。若过十日，阳明之气犹存，脉渐向浮，则邪犹可从外解，当与小柴胡汤，引阳明之邪从少阳出。若但见浮脉，而无他恶证，则与麻黄汤，引阳明之邪从太阳出。若不尿，腹满，更加哕，

则邪气不得前通，真气不得往来，不可治矣。(《伤寒经注》)

【原文】

本太陽病不解，轉入少陽者，脇下鞕滿，乾嘔不能食，往來寒熱，尚未吐下，脉沉緊者，與小柴胡湯。(266)

【名家选注】

成无己曰：太阳转入少阳，是表邪入于里。胁下硬满，不能食，往来寒热者，邪在半表半里之间。若已经吐下，脉沉紧者，邪陷入腑为里实；尚未经吐下，而脉沉紧为传里，虽深，未全入腑，外犹未解也，与小柴胡汤以和解之。(《注解伤寒论》)

【原文】

嘔而發熱者，小柴胡湯主之。(379)

【名家选注】

章楠曰：呕而发热者，邪出少阳也。少阳主升，故不下利而呕。发热者，邪势向外，故主以小柴胡，转少阳之枢，其邪可从表解矣。(《伤寒论本旨》)

第七节 大柴胡汤证

本节主要论述邪犯少阳，枢机不利，由虚转实之呕吐证治。

【原文】

太陽病，過經十餘日，反二三下之，後四五日，柴胡證仍在者，先與小柴胡。嘔不止，心下急，鬱鬱微煩者，爲未解也，與大柴胡湯，下之則愈。(103)

【名家选注】

成无己曰：日数过多，累经攻下，而柴胡证不罢者，亦须先与小柴胡汤，以解其表。《经》曰：凡柴胡汤病证而下之，若柴胡证不罢者，复与柴胡汤是也。呕止者，表里和也；若呕不止，郁郁微烦者，里热已甚，结于胃中也，与大柴胡汤下其里热则愈。(《注解伤寒论》)

吕震名曰：此小柴胡去人参、甘草，加枳实、芍药、大黄，乃少阳阳明合治之方也。往来寒热，热结在里，是邪已内实，因其内实而解之，乃通以去塞之法也。心中痞硬，呕吐下利，是邪已内陷，因其内陷而下夺之，此通因通用之法也。表未罢仍主柴胡，里已实宜加枳实、大黄，不用人参、甘草者，惧其缓中而恋邪也，加芍药者，取其约营而夺液也。按：少阳病本不可下，此则热邪结于阳明，而少阳证仍在，故主此为表里两解之法。(《伤寒寻源》)

【原文】

傷寒發熱，汗出不解，心中痞鞕，嘔吐而下利者，大柴胡湯主之。(165)

【名家选注】

成无己曰：伤寒发热，寒已成热也。汗出不解，表和而里病也。吐利，心腹濡软为里虚，呕吐而下利，心下痞硬者，是里实也，与大柴胡汤以下里热。(《注解伤寒论》)

第八节　柴胡加芒硝汤证

本节主要论述少阳阳明合病之呕吐证治。

【原文】

傷寒，十三日不解，胸脇滿而嘔，日晡所發潮熱，已而微利，此本柴胡證，下之以不得利，今反利者，知醫以丸藥下之，此非其治也。潮熱者，實也，先宜服小柴胡湯以解外，後以柴胡加芒消湯主之。（104）

【名家选注】

沈金鳌曰：此应是少阳阳明并病，胸胁满而呕，邪在少阳表里之间也，发潮热，里可攻也，微下利，便未硬也，此时若以大柴胡分解表邪，荡涤里实，则邪去而微利亦当自止。奈医不识病根，误以丸药下之，徒引热邪内陷而下利，表里俱不得解，此以知本条之误，并不在下而在于用丸药以下也。（《伤寒纶纲目》）

章楠曰：此方以小柴胡三分之一，而重加芒硝者，因其少阳之证，误用丸药下之，余热留于阳明，而发潮热，故仍用小柴胡和少阳，加芒硝咸寒润下，以清阳明之热，不取苦重之药峻攻也。（《伤寒论本旨》）

第九节　调胃承气汤证

本节主要论述邪热入胃，胃气失和之呕吐证治。

【原文】

太陽病，過經十餘日，心下溫溫欲吐，而胸中痛，大便反溏，腹微滿，鬱鬱微煩，先此時自極吐下者，與調胃承氣湯。若不爾者，不可與。但欲嘔，胸中痛，微溏者，此非柴胡湯證，以嘔故知極吐下也。（123）

【名家选注】

卢之颐曰：过经十余日，环运两周又半矣。心下温温欲吐，胸中痛，腹微满，郁郁微烦，大便反溏者，此胸腹胃三形齐现矣。虽非大热之燥坚，已属温煊之标见，亦非空无所见者矣。先其未过经时，自极吐下者，岂形层之以次侵薄，乃自极陨越，致干中胃，宜调胃承气汤。若不尔自极吐下者，不可与之，谓已涉以次之侵薄，未归己实大热耳。设但欲呕者，焉小柴胡证；兼胸中痛者，为大柴胡证；若欲呕，胸中痛，更微溏者，并非大柴胡证。以己呕，即属温温之欲吐，故知先其时，曾经自极吐下也。（《仲景伤寒论疏钞金铧》）

尤怡曰：过经者，病过一经，不复在太阳矣，详见阳明篇中。心下温温欲吐而胸中痛者，上气因吐而逆，不得下降也，与病人欲吐者不同。大便溏而不实者，下气因下而注，不得上行也，与大便本自溏者不同。设见腹满，郁郁微烦，知其热积在中者犹甚，则必以调胃承气以尽其邪矣。邪尽则不特腹中之烦满释，即胸中之呕痛亦除矣，此因势利导之法也。若不因吐下而致者，则病人欲吐者，与大便自溏者，均有不可下之戒，岂可漫与调胃承气汤哉。但欲呕，腹下痛，有似柴胡证，而系在极吐下后，则病在中气，非柴胡所得而治者矣。所以知其为极吐下者，以大便溏而仍复呕也。不然，病既在下，岂得复行于上哉。（《伤寒贯珠集》）

【原文】

傷寒吐後，腹脹滿者，與調胃承氣湯。（249）

【名家选注】

张锡驹曰：夫有形之邪在于胃之上脘，宜吐之，则上脘之邪已去，而腹仍胀满者，乃中下之实邪未解，故与调胃承气汤。（《伤寒论直解》）

第十节 柴胡桂枝汤证

本节主要论述太阳少阳合病之呕吐证治。

【原文】

傷寒六七日，發熱微惡寒，支節煩疼，微嘔，心下支結，外證未去者，柴胡桂枝湯主之。（146）

柴胡桂枝湯方

桂枝（去皮）　黃芩　人參各一兩半　甘草一兩（炙）　半夏二合半（洗）芍藥一兩半　大棗六枚（擘）　生薑一兩半（切）　柴胡四兩

上九味，以水七升，煮取三升，去滓。溫服一升。本云人參湯，作如桂枝法，加半夏、柴胡、黃芩，復如柴胡法。今用人參作半劑。

【名家选注】

唐宗海曰：发热恶寒，四肢骨节疼痛，即桂枝汤也。呕而心下支结，即心下满，是柴胡证也。外证未去句以明柴胡证是病将入内，而桂枝证尚在，不得单用柴胡汤，宜合桂枝汤治之，义极明显。（《伤寒论浅注补正》）

柯琴曰：桂枝柴胡二汤，皆调和表里之剂。桂枝汤重解表，而微兼清里；柴胡汤重和里，而微兼散表。此伤寒六七日，正寒热当退之时，尚见发热恶寒诸表症，更兼心下支结诸里症，表里不解，法当双解之。然恶寒微，则发热亦微可知，支节烦疼，则一身骨节不痛可知，微呕，心下亦微结，故谓之支结。表证虽不去而已轻，里证虽已见而未甚，此太阳、少阳并病之轻者，故取桂枝之半，以解太阳未尽之邪，取柴胡之半，以解少阳之微结。外证虽在，而病机已见于里，故方以柴胡冠桂枝之前，为双解两阳之轻剂。（《伤寒附翼》）

第十一节 十枣汤证

本节主要论述饮停胸胁，升降失利，胃气失和之呕吐证治。

【原文】

太陽中風，下利嘔逆，表解者，乃可攻之。其人漐漐汗出，發作有時，頭痛，心下痞鞕滿，引脇下痛，乾嘔短氣，汗出不惡寒者，此表解裏未和也，十棗湯主之。（152）

【名家选注】

吳謙曰：十棗湯與下篇之桂枝去芍药加白术茯苓汤二方，皆治饮家有表里证者。十枣汤治头痛、发热、汗出、不恶寒之表已解，而有痞硬满痛之里未和，故专主攻里也。桂枝去芍药加白术茯苓汤，治头痛、发热、无汗之表未解，而兼有心下满微痛之里不和，故不主攻里，当先解表也。然其心下硬满痛之微甚，亦有别矣。（《医宗金鉴》）

吕震名曰：下利呕逆，明是水邪为患，但病属太阳中风而来，必须表罢可攻。漐漐汗出，有似表证，但发作有时，则非表矣。头痛有似表证，但汗出不恶寒，则非表矣。而心下痞，硬满引胁下痛，干呕短气诸证，全是水邪内壅之状，乃知汗出亦属水气外蒸，头痛亦属水邪上逆，主里而不主表。里未和则宜攻下，但邪在胸胁，与攻胃实不同法。胃实者邪劫津液，责其无水，此则邪搏胸胁，责其多水，若施荡涤肠胃之药，诛伐无过，反滋变逆，故用芫花、甘遂、大戟三味，皆逐水之峻药，别捣为散，而以大枣作汤，取其甘味载药入至高之分，分逐水邪，从上而下。此法，今人多畏而不敢用，岂知不如此，水邪何由攻下耶？（《伤寒寻源》）

第十二节　甘草泻心汤证

本节主要论述中焦寒热错杂，胃失和降之呕吐证治。

【原文】

傷寒中風，醫反下之，其人下利日數十行，穀不化，腹中雷鳴，心下痞鞕而滿，乾嘔心煩不得安。醫見心下痞，謂病不盡，復下之，其痞益甚，此非結熱，但以胃中虛，客氣上逆，故使鞕也。甘草瀉心湯主之。（158）

甘草瀉心湯方

甘草四兩（炙）　黃芩三兩　乾薑三兩　半夏半升（洗）　大棗十二枚（擘）黃連一兩

上六味，以水一斗，煮取六升，去滓，再煎取三升。溫服一升，日三服。

臣億等謹按：上生薑瀉心湯法，本云理中人參黃芩湯。今詳瀉心以療痞，痞氣因發陰而生，是半夏、生薑、甘草瀉心三方，皆本於理中也。其方必各有人參，今甘草瀉心中無者，脫落之也。又按《千金》并《外臺秘要》，治傷寒䠌食用此方皆有人參，知脫落無疑。

【名家选注】

张锡驹曰：夫人身中，火在上而水在下，火为热，水为寒，一定之理也。今或伤寒，或中风，此病在表阳也，医反下之，虚其肠胃，则水寒在下而不得上交，故其人下利，日数十行，谷不化而腹中雷鸣也。火热在上而不得下济，故心下痞硬而满，干呕，心烦不得安也。医不知上下水火不交之理，反见心下痞，谓病邪不尽，复下之，则下者益下，上者益上，而痞益甚。此非结热，但以下之虚其中胃，客气乘虚上逆，故使硬也。宜甘草泻心汤调剂上下、交媾水火而痞自解矣。（《伤寒论直解》）

王晋三曰：甘草泻心，非泻结热，因胃虚不能调剂上下，致水寒上逆，火热不得下降，结为痞。故君以甘草、大枣和胃之阴，干姜、半夏启胃之阳，坐镇下焦客气，使不上逆，仍用芩、连，将已逆痞之气轻轻泻却，而痞乃成泰矣。（《绛雪园古方选注》）

第十三节　瓜蒂散证

本节主要论述寒实隔胃，胃失和降之呕吐证治。

【原文】

病如桂枝證，頭不痛，項不强，寸脉微浮，胸中痞鞕，氣上衝喉咽，不得息者，此爲胸有寒也，當吐之，宜瓜蒂散。（166）

【名家选注】

吴谦曰：病如桂枝证，乃头项强痛，发热汗出，恶风脉浮缓也。今头不痛，项不强，是桂枝证不悉具也。寸脉微浮，是邪去表未远，已离其表也。胸中痞硬，气上冲喉不得息，是邪入里未深而在胸中，必胸中素有寒饮之所致也。寒饮在胸，不在肌腠，解肌之法，无可用也。痞硬在胸，而不在心下，攻里之法，亦无所施。唯有高者越之一法，使胸中寒饮一涌而出，故宜吐之以瓜蒂散也。（《医宗金鉴》）

陈恭溥曰：瓜蒂散，伤寒探吐之方也，凡病在上，宜与吐法者用之。邪在至高之分，非汗下所宜也。瓜蒂与赤小豆，皆从阴出阳，从下达上之品，香豉其气上升，合瓜蒂苦而能涌，一吐而胸中之结邪出。然必审其可用者与之，倘稍夹虚者，必不可用也。（《伤寒论章句》）

第十四节　黄芩加半夏汤证

本节主要论述相火干胃，胃气失和之呕吐证治。

【原文】

太陽與少陽合病，自下利者，與黄芩湯；若嘔者，黄芩加半夏生薑湯主之。（172）

黄芩湯方

黄芩三兩　芍藥二兩　甘草二兩（炙）　大棗十二枚（擘）

上四味，以水一斗，煮取三升，去滓，溫服一升，日再夜一服。

黄芩加半夏生薑湯方

黄芩三兩　芍藥二兩　甘草二兩（炙）　大棗十二枚（擘）　半夏半升（洗）

生薑一兩半，一方三兩（切）

上六味，以水一斗，煮取三升，去滓，温服一升，日再夜一服

【名家选注】

吴贞曰：此热邪已入少阳之里，胆火大炽，移热于脾，故自下利……热邪不在半表而在半里，故不用柴胡而主黄芩，呕加半夏、生姜。（《伤寒指掌》）

卢之颐曰：黄芩别名腐肠；芍药别名犁食，一勺之多，万钧之力；大枣赤心之投，敛束脾阴，疾流阳气；甘草理如轮辐，转输决渎，各有所司，斯化无停机，不与晦时同也。（《仲景伤寒论疏钞金铧》）

第十五节　黄连汤证

本节主要论述胸膈有热，胃中有寒之呕吐证治。

【原文】

傷寒胸中有熱，胃中有邪氣，腹中痛，欲嘔吐者，黃連湯主之。（173）

【名家选注】

高学山曰：此上中二焦之真阳俱虚，以致标热入胸，本寒犯胃之症也。夫上焦之阳储于胸中，胸中之真阳充足，太阳之表热，不能轻易移入。今胸中以阳虚之故，而在表之标热，始得逼入而成虚假干热之势，故胸中有热，症则必见痰咳，或烦喘，或渴甚，而饮水仅一二匙耳。中焦之阳储于胃中，胃中之真阳充足，纵使太阳传入阳明之经，其腑犹或不受。今胃中以阳虚之故，而致初感之本寒，不俟传经，一直入胃，故胃中有寒邪，腹中痛，欲呕吐。正见其症耳。盖腹痛，为胃中之寒邪旁及他腑。而呕吐，为胃中之寒邪将上干胸分也。此种症候最掣肘，不但攻寒碍热，攻热碍寒，将来两变，已成危候。一则肠液焦枯于上，阳火迹熄于下，而莫可挽；一则并胃中之寒，邪久化热，与胸热连成一片，阴阳之液两尽，且虚而不任下，则危矣。且即此而以黄连、桂枝清解胸中之热，干姜、甘草温散胃中之邪，四味平用者，恐牵其性，而于清热散寒有或偏也。然后以益气之人参、补液之大枣，统率于止逆之半夏者，因胃中之邪，由于虚而腹痛呕吐，又由于胃气之避邪而将窜也，故于清热解表邪之中，兼用补益止逆之品，殆亦滋其自汗之剂耳。（《伤寒尚论辨似》）

许宏曰：阴不得升为下寒，故腹中痛；阳不得降为上热，故欲呕吐也。故与半夏泻心汤中加桂枝，升降阴阳之气也。为下痛，故去黄芩。（《金镜内台方议》）

第十六节　吴茱萸汤证

本节主要论述浊阴干胃之呕吐证治。

【原文】

食穀欲嘔，屬陽明也，吳茱萸湯主之。得湯反劇者，屬上焦也。（243）

【名家选注】

尤怡曰：食谷欲呕，有中焦与上焦之别。盖中焦多虚寒，而上焦多火逆也。阳明中虚，客寒乘之，食谷则呕，故宜吴茱萸汤，以益虚而温胃。若得汤反剧，则仍是上焦火逆之病，宜清降而不宜温养者矣。仲景于疑似之间，细心推测如此。（《伤寒贯珠集》）

【原文】

乾嘔吐涎沫，頭痛者，吳茱萸湯主之。（378）

【名家选注】

方有执曰：厥阴之脉，夹胃属肝，上贯膈，布胸肋，循喉咙之后，上入颃颡，连目系，上出与督脉会于巅；其支者，复从胃别贯膈，上注肺。故《灵枢》曰：是肝所生病者，腹满呕逆。然则厥阴之邪，循经而上逆，故其证见如此。（《伤寒论条辨》）

周扬俊曰：《本草》言吴茱萸气味俱厚，为阳中之阴，气辛故性好上，味厚故又善降，其臭臊，故事入肝，而脾胃则旁及者也。寇氏言其下逆气最速。东垣云：浊阴不降，厥气上逆胀满，非吴茱萸不为功。然则仲景立吴茱萸汤本以治厥阴病，乃于阳明之食呕亦用之何哉？盖脾胃既虚，则阳退而阴寒独盛，与辛热之气相宜。况土虚则木必乘，乘则不下泄、必上逆，自然之理也，然后知未得谷前已具上逆之势，况谷入而望其安胃耶？此非味厚能降者不能治之也。故以人参补胃，而姜、枣益脾散滞，不于奠土者有殊功数？（《伤寒论三注》）

第十七节　四逆汤类证

本节主要论述肾阳虚衰，胃关不守之呕吐证治。

【原文】

少陰病，下利脉微者，與白通湯。利不止，厥逆無脉，乾嘔煩者，白通加猪膽汁湯主之。服湯脉暴出者死，微續者生。（315）

白通加猪膽汁湯方

葱白四莖　乾薑一兩　附子一枚（生，去皮，破八片）　　人尿五合　猪膽汁一合

上五味，以水三升，煮取一升，去滓，内膽汁、人尿，和令相得，分温再服。若無膽，亦可用。

【名家选注】

尤怡曰：少阴病，下利脉征者，寒邪直中，阳气暴虚，既不能固其内，复不能通于脉，故宜姜、附之辛而温者破阴固里，葱白之辛而通者入脉引阳也。若服汤已，下利不止，而反厥逆无脉，干呕烦者，非药之不中病也，阴寒太甚，上为格拒，王太仆所谓甚大寒热，必能与达性者争雄，异气者相格也。故即于白通汤中加人尿之咸寒，猪胆汁之苦寒，反其佐以同其气，使不相格而适相成，《内经》所谓"寒热温凉，反从其病"是也。脉暴出者，无根之阳发露不遗，故死；脉微续者，被抑之阳来复有渐，故生。

（《伤寒贯珠集》）

成无己曰：《内经》曰：若调寒热之逆，冷热必行，则热物冷服，下嗌之后，冷体既消，热性便发，由是病气随愈，呕哕皆除，情且不违，而致大益。此和人尿、猪胆汁咸苦寒物于白通汤热剂中，要其气相从，则可以去格拒之寒也。（《注解伤寒论》）

【原文】

少陰病，下利清穀，裏寒外熱，手足厥逆，脈微欲絕，身反不惡寒，其人面色赤，或腹痛，或乾嘔，或咽痛，或利止脈不出者，通脈四逆湯主之。（317）

【名家选注】

方有执曰：下利清谷，手足厥冷，脉微欲绝而里寒者，阴甚于内也；身反不恶寒，面色赤而外热者，格阳于外也。阴阳不相通，所以逆乱而有或为诸多证。利虽止，邪欲罢也；脉仍不出，阳气未复也。夫脉者，血气之道路。血，阴也，非阳不行。姜附辛热助阳也，甘草甘平益气也，汤本四逆而分两殊，通脉则加姜之谓。（《伤寒论条辨》）

卢之颐曰：通脉四逆汤主之，即白通汤加甘草，谓下清谷者，甚于下利，藉甘草之建安中土也；即四游汤加葱白，调脉微欲绝者，甚于手足厥逆，藉葱白之前通阳气也。或腹痛者，此阴凝之至坚，易芍药之锐利，去葱白之轻通；或呕者，此枢机之窒逆，远葱茎之臭腥，助生化之辛彻；或咽痛者，此腾经之高远，谢芍药之上开，凭桔梗之下载；或利止脉不出者，此又甚于脉微欲绝矣，仍赖葱白之接脉，佐人参之扶陷，斯元贞渐复，邪僻顿除矣。（《仲景伤寒论疏钞金铄》）

【原文】

少陰病，飲食入口則吐，心中溫溫欲吐，復不能吐。始得之，手足寒，脈弦遲者，此胸中實，不可下也，當吐之。若膈上有寒飲，乾嘔者，不可吐也，當溫之，宜四逆湯。（324）

【名家选注】

陈念祖曰：少阴病，饮食入口则吐，阴寒之气甚，拒格而不纳也，然何以遽定其局少阴乎？唯于不饮食之时，审其心中温温欲吐，复不能吐，以此定其属少阴柜机之病也。然胸中痰实之病，当其始得之，亦有欲吐不吐，及微厥而手足发寒，与少阴寒邪相似，但少阴之脉必微细，痰滞之脉必弦迟。若脉弦邅者，此为胸中痰实，不可温其下焦也，当吐以越之。夫唯以弦迟之脉，知其胸上有痰而可吐，若膈上有寒饮，系少阴之寒气上弥，气本无形，故为有声无物之干呕者，不可吐也，急温之，温之则寒散而饮亦去矣，宜四逆汤。中段言痰实脉证，为借宾定主笔。（《伤寒论浅注》）

【原文】

嘔而脈弱，小便復利，身有微熱，見厥者難治，四逆湯主之。（377）

【名家选注】

汪琥曰：厥阴之脉挟胃，经中之寒侵胃，胃虚气逆，则呕而脉弱，小便复利者，真气虚寒，不能摄水也。身微热而见厥，乃阴寒之邪，迫微阳而欲脱，故为难治。急与四逆汤以温里助阳。（《中寒论辨证广注》）

第十八节　真武汤证

本节主要论述阳虚水泛，水饮干胃之呕吐证治。

【原文】

少陰病，二三日不已，至四五日，腹痛，小便不利，四肢沉重疼痛，自下利者，此爲有水氣。其人或欬，或小便利，或下利，或嘔者，真武湯主之。(316)

【名家选注】

程知曰：盖咳呕、腹痛下利、四肢重痛，皆水寒之证也。咳呕则病邪逆于上，故有收逆之法与发散之法；下利、小便不利，则病邪深于下，故有温中之法与利水之法。一加减之间，非苟然也。(《伤寒经注》)

许宏曰：少阴者，肾也，真武者，北方之正气也。肾气内虚，不能制水，故以北方主之。其病腹痛者，寒湿内胜也；四肢沉重疼痛者，寒湿外甚也；小便不利，又自下利者，湿胜而水谷不化也；或咳或呕者，水气在中也。故用茯苓为君，白术为臣，二者入脾走肾，逐水祛湿；以芍药为佐而益脾气；以附子、生姜之辛为使，温经而散寒也。又发汗汗出不解，其人仍发热，邪气未解也；心下悸，头眩，身瞤动，振振欲擗地者，为真气内虚而亡其阳，亦用此汤正气温经而复其阳也。(《金镜内台方议》)

第十九节　猪苓汤证

本节主要论述水热互结，胃阴亏虚之呕吐证治。

【原文】

少陰病，下利六七日，欬而嘔渴，心煩不得眠者，猪苓湯主之。(319)

【名家选注】

吴谦曰：凡少阴下利清谷，咳呕不渴，属寒饮也。今少阴病六七日。下利黏秽，咳而呕，渴烦不得眠，是少阴热饮为病也。饮热相搏，上攻则咳，中攻则呕，下攻则利；热耗津液，故渴；热扰于心，故烦不得眠。宜猪苓汤利水滋燥，饮热之证，皆可愈矣。(《医宗金鉴》)

第二十节　乌梅丸证

本节主要论述寒热错杂，蛔虫扰膈，胃气失和之呕吐证治。

【原文】

傷寒脉微而厥，至七八日膚冷，其人躁無暫安時者，此爲藏厥，非蚘厥也。蚘厥者，其人當吐蚘。今病者静，而復時煩者，此爲藏寒，蚘上入其膈，故煩，須臾復止，得食而嘔，又煩者，蚘聞食臭出，其人常自吐蚘。蚘厥者，乌梅丸主之。又

主久利。（338）

烏梅丸方

烏梅三百枚　細辛六兩　乾薑十兩　黃連十六兩　當歸四兩　附子六兩（炮，去皮）　蜀椒四兩（出汗）　桂枝六兩（去皮）　人參六兩　黃蘗六兩

上十味，異擣篩，合治之，以苦酒漬烏梅一宿，去核，蒸之五斗米下，飯熟擣成泥，和藥令相得，內臼中，與蜜杵二千下，丸如梧桐子大，先食飲服十丸，日三服，稍加至二十丸。禁生冷、滑物、臭食等。

【名家选注】

章楠曰：蛔厥者，邪在厥阴之经，故手足冷而肤不冷，是肝热胃寒，不能安，故当吐蛔。蛔不动时，其人则静，非如脏厥之躁无暂安时，而亦不吐蛔，以此为辨也……蛔厥者，主以乌梅丸，平厥阴之邪，扶脾胃之阳，故又主久利。以寒热错杂之病，故并用寒热之药，为厥阴之主方。（《伤寒论本旨》）

王晋三曰：乌梅渍醋，益其酸，急泻厥阴，不欲其缓也。桂、椒、辛、附、姜，重用辛热，升达诸阳，以辛胜酸，又不欲其收敛阴邪也。桂枝、蜀椒通上焦君火之阳，细辛、附子启下焦肾中生阳，人参、干姜、当归温中焦脾胃之阳，则连、柏泻心滋肾，更无亡阳之患，而得厥阴之治法矣。合为丸服者，又欲其药性逗留胃中，以治蛔厥，俾酸以缩蛔，辛以伏蛔，苦以安蛔也。至于脏厥，亦由中土不得阳和之气，一任厥阴肆逆也。以酸泻肝，以辛散肝，以人参补土缓肝，以连、柏监制五者之辛热，过于中焦而后分行于足三阴，脏厥虽危，或得温之散之，补之泻之，使之阴阳和平，焉有厥不止耶？（《绛雪园古方选注》）

第二十一节　干姜黄芩黄连人参汤证

本节主要论述上热下寒，寒热格拒之呕吐证治。

【原文】

傷寒本自寒下，醫復吐下之，寒格更逆吐下，若食入口即吐，乾薑黃芩黃連人參湯主之。（359）

乾薑黃芩黃連人參湯方

乾薑　黃芩　黃連　人參各三兩

上四味，以水六升，煮取二升，去滓，分溫再服。

【名家选注】

柯琴曰：治之小误，变症亦轻，故制方用泻心之半。上焦寒格，故用参、姜；心下蓄热，故用芩、连；呕家不喜甘，故去甘草；不食则不吐，是心下无水气，故不用姜、夏。要知寒热相阻，则为格症；寒热相结，则为痞症。（《伤寒论注》）

方有执曰：寒格，调药寒致成格拒也。干姜、人参，正治以遏其吐；黄连、黄芩，反佐以通其格。（《伤寒论条辨》）

第二十二节　竹叶石膏汤证

本节主要论述劳复差后，气阴两伤，胃气上逆之呕吐证治。

【原文】

傷寒解後，虛羸少氣，氣逆欲吐，竹葉石膏湯主之。（397）

竹葉石膏湯方

竹葉二把　石膏一斤　半夏半升（洗）　麥門冬一升（去心）　人參二兩　甘草二兩（炙）　粳米半升

上七味，以水一斗，煮取六升，去滓，內粳米，煮米熟，湯成去米。溫服一升，日三服。

【名家选注】

张志聪曰：此言瘥后而里气虚热也。伤寒解后，津液内竭，故虚羸；中土不足，故少气；虚热上炎，故气逆欲吐，竹叶石膏汤主之。（《伤寒论集注》）

张璐曰：按此汤即人参白虎去知母而益半夏、麦冬、竹叶也。病后虚烦少气，为余热未尽，故加麦冬、竹叶于人参、甘草之甘温益气药中，以清热生津。加半夏者，痰饮上逆欲呕故也。病后余热与伏气发温不同，故不用知母以伐少阴也。（《伤寒缵论》）

第二十三节　其　他

一、邪传他经，胃气上逆之呕吐证

【原文】

傷寒一日，太陽受之，脉若靜者，爲不傳；頗欲吐，若躁煩，脉數急者，爲傳也。（4）

【名家选注】

尤怡曰：寒气外入，先中皮肤太阳之经，居三阳之表，故受邪为最先。而邪有微甚，证有缓急，体有强弱，病有传与不传之异。邪微者，不能挠乎正，其脉多静，邪甚者，得与正相争，其脉则数急，其人则躁烦而颇欲吐。盖寒邪稍深，即变而成热，胃气恶邪，则逆而欲吐也。（《伤寒贯珠集》）

二、表感卫闭，郁其胃气，胃逆不降之呕吐证

【原文】

太陽病，或已發熱，或未發熱，必惡寒，體痛，嘔逆，脉陰陽俱緊者，名爲傷寒。（3）

【名家选注】

胡嗣超曰：伤巷与中风相混者，以其同在太阳也，同有发热也，同有恶寒也，同有痛，同有呕，而且同此浮脉也。然其热也，或寒盛则已生，或气郁而未发，已未之间，其异而可别者有三症焉：曰恶寒，曰身疼痛，曰呕逆。盖表既秘固，其恶寒也必甚，不似中风之微恶寒，而中风之无身疼痛，更可想而知。其呕也，气逆而喘，又不似中风之鼻鸣干呕。至于有汗无汗，不待辨及，而其异处已大相径庭矣。况脉则阴阳俱紧，更不比中风之阳浮阴弱，脉症了了，毫无疑义，乃可名之曰：此伤寒也。（《伤寒杂病论》）

三、酒热内蕴，热迫胃腑之呕吐证

【原文】

若酒客病，不可與桂枝湯，得之則嘔，以酒客不喜甘故也。（17）

【名家选注】

吴谦曰：酒客，谓好饮之人也。酒客病，谓过饮而病也。其病之状：头痛、发热、汗出、呕吐，乃湿热熏蒸使然，非风邪也。若误与桂枝汤服之，则呕，以酒客不喜甘故也。（《医宗金鉴》）

四、中焦虚冷，胃气不降之呕吐证

【原文】

病人有寒，復發汗，胃中冷，必吐蚘。（89）

【名家选注】

张锡驹曰：蛔者，化生之虫，阴类也，胃无阳热之化，则阴寒固结而阴类顿生，故必吐蛔也。（《伤寒论直解》）

【原文】

陽明病，不能食，攻其熱必噦，所以然者，胃中虚冷故也。以其人本虚，攻其熱必噦。（194）

【名家选注】

魏荔彤曰：阳明病不能食，即使有手足濈然汗出等证之假热，见于肤表面目之间，一考验之于不能食，自不可妄下攻下。若以为胃实之热而攻之，则胃阳愈陷而脱，寒邪愈盛而冲，必作哕证，谷气将绝矣。（《伤寒论本义》）

【原文】

傷寒嘔多，雖有陽明證，不可攻之。（204）

【名家选注】

柯琴曰：呕、渴虽六经俱有之症，而少阳阳明之病机，在呕、渴中分。渴则属阳明，呕则仍在少阳。如伤寒呕多，虽有阳明证不可攻之，因三焦之气不通，病未离少阳也。服柴胡汤已，渴者，属阳明也，此两阳之并合，病已过少阳也。（《伤寒论翼》）

【原文】

若胃中虚冷，不能食者，飲水則噦。（226）

【名家选注】

成无己曰：哕者，咳逆是也。《千金》曰：咳逆者，哕逆之名。胃中虚冷，得水则水寒相搏，胃气逆而哕。（《注解伤寒论》）

【原文】

太陰之爲病，腹滿而吐，食不下，自利益甚，時腹自痛。若下之，必胸下結鞕。（273）

【名家选注】

吴谦曰：太阴，脾经也，其脉布胃中，络于嗌。寒邪传于太阴，故腹满，时腹自痛；寒邪循脉犯胃，故吐食不下。此太阴里虚，邪从寒化之证也，当以理中、四逆辈温之。若腹满咽干，不大便，大实痛，始为太阴里实，邪从热化之证，当以桂枝加大黄汤下之矣。若以太阴虚寒之满痛，而误认局太阴实热之满痛而下之，则寒虚相搏，必变局藏结痞硬，及自利益甚矣。此太阴病全篇之提纲，后凡称太阴病者，皆指此证而言也。（《医宗金鉴》）

五、胃阴亏虚，胃气上逆之呕吐证

【原文】

太陽病，二日反躁，凡熨其背，而大汗出，大熱入胃，胃中水竭，躁煩必發讕語。十餘日振慄自下利者，此爲欲解也。故其汗從腰以下不得汗，欲小便不得，反嘔，欲失溲，足下惡風，大便鞕，小便當數，而反不數，不多，大便已，頭卓然而痛，其人足心必熱，穀氣下流故也。（110）

【名家选注】

郑重光曰：二日反躁，不得汗也，反熨其背，亦火劫汗法，邪热与火热入胃，胃中水涸，致躁烦谵语。十余日忽振栗者，邪欲从汗而外解。自下利者，火邪欲从大肠而下奔。其候本为欲解，以从腰以下不得汗，邪虽下走，终不外解也。足下恶风，阳邪在下，小便不得，阳邪闭拒阴窍，与下体不得汗相同，所以大便亦硬。益见前之下利，乃火热下奔，协热而利，火热稍衰，则仍硬也。反呕者，邪从上越也，欲失溲者，邪热欲从前阴出也，皆余邪欲散之征。胃火既减，小便当数复不数，则津液可回，及至津回肠润，久积之大便必尽出矣。邪热既散而不持，阴气上达而头反痛，阳气上行而足心反热，欲愈之状，尚似病形，病虽不言解，而解之意隐然。（《伤寒论条辨续注》）

六、邪入胃腑，胃气失和之呕吐证

【原文】

本太陽初得病時，發其汗，汗先出不徹，因轉屬陽明也。傷寒發熱無汗，嘔不

能食，而反汗出濈濈然者，是轉屬陽明也。（185）

【名家选注】

方有执曰：彻，除也，言汗发不对，病不除也。此言由发太阳汗不如法，致病入胃之大意。又曰：发热无汗，追言太阳之时也；呕不能食，热入胃也；反汗出者，肌肉着热，肤腠反开也；濈濈，热而汗出貌。（《伤寒论条辨》）

【原文】

太陽病，下之，其脉促，不結胸者，此爲欲解也。脉浮者，必結胸。脉緊者，必咽痛。脉弦者，必兩脇拘急。脉細數者，頭痛未止。脉沉緊者，必欲嘔。脉沉滑者，協熱利。脉浮滑者，必下血。（140）

【名家选注】

胡嗣超曰：太阳本无下症，医不明此而误下之，变症固难枚举，脉亦何能悬拟，然只须将本经主脉辨明，纵有府藏深浅之殊，虚实寒热之异，而症因脉定，自不难由此识彼也。如太阳病脉本浮，下后变促，阳邪上盛，反不结胸，是邪将去而见外向之机，故为欲解。若浮而促，两阳相搏也，故结胸；浮而紧，邪结上焦也，故咽痛；浮而弦，阴阳道梗也，故两胁拘急；浮而细数，邪逆颠顶也，故头痛未止。假令脉沉紧，虽局阳邪陷阴，然自浮脉误下而来，邪在半表里，故必呕；滑者，热也，脉滑者，邪入于里也，故必协热利；浮滑者，阳搏阴扰故下血。盖误下之脉，不得与初病之脉同法，故见浮脉，是邪尚在表，或见沉脉，是邪已入里，注者将沉脉靠定里寒说，未免粗疏矣。（《伤寒杂病论》）

七、肾阳虚衰，胃关不守之呕吐证

【原文】

脉但浮，無餘證者，與麻黄湯。若不尿，腹滿加噦者，不治。（232）

【名家选注】

程应旄曰：脉但浮者，减去弦大之浮，不得汗之外，无余证也，故用麻黄独表之。不尿，腹满加哕，俱指刺后言，非指用柴胡麻黄后言。刺之而诸证小差，唯此不差，哕且有加，则腑热已经攻脏，而谷气垂亡，不治之势已成，虽小柴胡、麻黄汤，不必言矣。（《伤寒论后条辨》）

【原文】

少陰病，欲吐不吐，心煩，但欲寐。五六日自利而渴者，屬少陰也，虚故引水自救，若小便色白者，少陰病形悉具，小便白者，以下焦虚有寒，不能制水，故令色白也。（282）

【名家选注】

周扬俊曰：欲吐矣，复无所吐，心烦矣，又倦怠嗜卧，此皆阴邪上逆，经气遏抑，无可奈何之象。设此时投以温经之剂，不几太阳一照，阴霾顿开乎？乃因循至五六日之久，邪深于内，势必利而且渴。然渴者，非少；阴有热也，虚故引水自救，吾知渴必不为水止，利且不为便消，则是引水终难自救，小便不因利短也。其色必白，少阴纯阴之象无一不备，总由下焦既虚，复有寒邪，遂令膀胱气化亦属虚寒，证之危殆，更何如耶。(《伤寒论三注》)

【原文】

少陰病，吐利，手足不逆冷，反發熱者，不死。脉不至者，灸少陰七壯。(292)

【名家选注】

魏荔彤曰：少阴病吐利，或并见，或单见，宜乎手足冷，而其人之手足不逆冷；宜乎恶寒，而其人反发热。若但发热，或为阴盛过阳于外之机，然既手足温，则非阴盛逼阳，乃阳足抗阴也。阴盛而作吐利，自是病邪；阳虽微，尚能与之内拒，自是正气。正阳犹存于中，阳气尚见于四肢周身，阴病中得此，必无死理也。或有脉不至者，不过阳气微弱，不克宣通快行于经隧之间而已，非阳已离脱，脉见欲绝之比也。灸其少阴本穴七壮者，就其经行之道路，扶其阳气，使能宣通，则吐利不止自止，脉不至亦必至矣。七壮必非一穴，凡少阴之经起止循行之处，皆可灸也。此后仍须温中扶阳，又不待言。又曰：浮取、中取俱不应手，沉取方得；或寸关不应手，而尺中方得，皆可谓之不至，非脉微欲绝之浮取即见，而沉取乃欲绝也。(《伤寒论本义》)

【原文】

少陰病，吐利躁煩，四逆者死。(296)

【名家选注】

陈亮斯曰：脏中阳虚，神气不能固守，故浮越而发弱躁烦。躁出于肾，烦出于心，先躁而后至烦者，肾之神乱而又上于心也。此与阳经烦躁不同，阳经烦躁，因熟邪从表而侵于内，乃形动其神；阴经躁烦，因寒邪从经而迫于脏，乃神动其形，故知必死。(《中寒论辨证广注》)

【原文】

少陰病，脉微細沉，但欲臥，汗出不煩，自欲吐，至五六日自利，復煩躁不得臥寐者死。(300)

【名家选注】

柯琴曰：脉沉微细是少阴本脉，欲卧欲吐是少阴本证。当心烦而反不烦，心不烦而反汗出，亡阳已兆于始得之日矣。五六日自利而反烦躁不得卧，是微阳将绝，无生理矣。同是恶寒蜷卧，利止手足温者可治，利不止手足逆冷者不治；时自烦欲去衣被者可治，不烦而躁，四逆而脉不至者死。同是吐利，手足不逆冷反发热者不死，烦躁四逆者死。同是呕吐汗出，大便数少者可治，自利烦躁不得卧者死。盖阴阳互为其根，阴中有阳则生，无阳则死，独阴不生故也，是以六经以少阴为枢。(《伤寒论注》)

【原文】

少陰病，下利，脉微濇，嘔而汗出，必數更衣，反少者，當溫其上，灸之。(325)

【名家选注】

高学山曰：阳上阴下，天地自然之理。阴气逆于上，故脉微，而症见呕；阳气陷于下，故脉涩，而症见汗出。数更衣而反少，明明因下之故，而阳从下陷，又以阳陷之故，而阴从上逆，则所数更衣者，气也，非利也，故所出反少。灸其顶上，以提其阳，则阴自退安于下，故一灸而了无遗议矣。当主督脉顶心之百会穴。（《伤寒尚论辨似》）

八、相火干胃，胃失和降之呕吐证

【原文】

厥陰之爲病，消渴，氣上撞心，心中疼熱，飢而不欲食，食則吐蚘，下之利不止。（326）

【名家选注】

柯琴曰：太阴、厥阴皆以里证为提纲，太阴主寒，厥阴主热，太阴为阴中之至阴，厥阴为阴中之阳也。太阴腹满而吐，食不下，厥阴饥不欲食，食即吐蛔。同是不能食，而太阴则满，厥阴则饥；同是一吐，而太阴吐食，厥阴吐蛔，此又主脾主肝之别也。太阴病则气下陷，故腹时痛而自利；厥阴病则气上逆，故心疼热而消渴，此湿土风木之殊也。太阴主开，本自利而下之，则开折，胸下结硬者，开折反阖也；厥阴主阖，气上逆而下之，则阖折，利不止者，阖折反开也。按：两阴交尽，名为厥阴。阴尽而阳生，故又名阴之绝阳，则厥阴为病，宜无病热矣。以厥阴脉络于少阳，厥阴热症皆相火化令耳。厥阴经脉上膈贯肝，气旺故上撞心。气有余即是火，故消渴而心中疼热。火能消物故饥。肝脉挟胃，肝气旺，故胃口闭塞而不欲食也。虫为风化，厥阴病则生蛔，蛔闻食臭，则上入于膈而从口出也。病发于阴而反下之，则气无止息而利不止矣。乌梅丸主之，可以除蛔，亦可以止利。（《伤寒论注》）

【原文】

傷寒熱少微厥，指頭寒，嘿嘿不欲食，煩躁，數日小便利，色白者，此熱除也，欲得食，其病爲愈。若厥而嘔，胸脅煩滿者，其後必便血。（339）

【名家选注】

吴谦曰：伤寒热少厥微，所以手足不冷，而但指头寒，寒邪浅也。默默，阴也。烦躁，阳也。不欲食，胃不和也。此厥阴阴阳错杂之轻病，即论中热微厥亦微之证也。若数日小便利，其色白者，此邪热已去也；欲得食，其胃已和也。热去胃和，阴阳自平，所以其病局愈也。若小便不利而色赤，厥不微而甚，不唯默默而且烦，不但不欲食，更呕而胸胁满，此热未除而且深也，即论中厥深热亦深之证也。热深不除，久持阴分，后必便血也，所谓数日者，犹曰连日也。（《医宗金鉴》）

第十七章　痞 ▷▷▷▷

所谓痞者，痞塞不开也。病在心下，但满而不痛，按之自濡。其成或因表邪误下，正气因伤，或因中气本虚，气机不运。其本皆是脾胃虚弱，转输失职，精微不运，湿痰滞气，填塞中宫，清不升而浊不降，遂成天地不交之否象。故《伤寒论》中治痞诸方，皆以泻心立名。论中所述痞证，共有五种，即热痞之大黄黄连泻心汤证、附子泻心汤证，寒热错杂痞之半夏泻心汤、生姜泻心汤、甘草泻心汤证。此外，又有表现为痞塞满闷之类似痞证者，如水停气阻的五苓散证、十枣汤证，中虚痰阻的旋覆代赭汤证等。

第一节　半夏泻心汤证

本节主要论述寒热错杂，中焦痞塞之痞证治。

【原文】

傷寒五六日，嘔而發熱者，柴胡湯證具，而以他藥下之，柴胡證仍在者，復與柴胡湯。此雖巳下之，不爲逆，必蒸蒸而振，却發熱汗出而解。若心下滿而鞕痛者，此爲結胸也，大陷胸湯主之。但滿而不痛者，此爲痞，柴胡不中與之，宜半夏瀉心湯。（149）

半夏瀉心湯方

半夏半升（洗）　黄芩　乾薑　人參　甘草（炙）各三兩　黄連一兩　大棗十二枚（擘）

上七味，以水一斗，煮取六升，去滓，再煎取三升。溫服一升，日三服。

【名家选注】

张锡驹曰：痞者，否也。天气下降，地气上升，上下交，水火济，谓之泰；天气不降，地气不升，上下不交，水火不济，谓之否。故用半夏以启一阴之气；黄芩、黄连助天气而下降，引水液以上升；干姜、人参、甘草、大枣助地气之上升，导火热而下降。交通天地，升降水火，以之治痞，谁曰不宜。（《伤寒论直解》）

尤怡曰：痞者，满而不实之谓。夫客邪内陷，即不可从汗泄；而满而不实，又不可从下夺。故唯半夏、干姜之辛能散其结，黄连、黄芩之苦能泄于其满。而所以泄于散者，虽药之能，而实胃气之使也。用参、草、枣者，以下后中虚，故以之益气而助其药之能也。（《伤寒贯珠集》）

第二节　生姜泻心汤证

本节主要论述寒热错杂，中焦痞塞，兼水饮食滞之痞证治。

【原文】

傷寒汗出解之後，胃中不和，心下痞鞕，乾噫食臭，脇下有水氣，腹中雷鳴，下利者，生薑瀉心湯主之。（157）

生薑瀉心湯方

生薑四兩（切）　甘草三兩（炙）　人參三兩　乾薑一兩　黃芩三兩　半夏半升（洗）　黃連一兩　大棗十二枚（擘）

上八味，以水一斗，煮取六升，去滓，再煎取三升。溫服一升，日三服。附子瀉心湯，本云加附子。半夏瀉心湯，甘草瀉心湯，同體別名耳。生薑瀉心湯，本云理中人參黃芩湯，去桂枝、朮，加黃連並瀉肝法。

【名家选注】

程应旄曰：胃虚邪结，阴阳之气不上下行，两相留恋于胃脘之界，是为不交之否，唯和其胃气，泻去阳分之邪，使阴邪无所恋，不下而自下。邪阳散而真阳始降，邪阴降而真阴始升，转否成泰。（《伤寒论后条辨》）

柯琴曰：病势已在腹中，病根犹在心下，总因寒热交结于内，以致胃中不和。若用热散寒，则热势猖獗，用寒攻热，则水势横行，法当寒热并举，攻补兼施，以和胃气。故用芩、连除心下之热，干姜散心下之痞，生姜、半夏去胁下之水，参、甘、大枣培腹中之虚。因太阳之病为在里，故不从标本，从乎中治也。且芩、连之苦，必得干姜之辛，始能散痞。人参得甘、枣之甘，协以保心。又君生姜佐半夏，全以辛散甘苦之枢，而水气始散，名曰泻心，实以安心也。（《伤寒附翼》）

第三节　甘草泻心汤证

本节主要论述寒热错杂，中焦痞塞，脾胃虚甚之痞证治。

【原文】

傷寒中風，醫反下之，其人下利日數十行，穀不化，腹中雷鳴，心下痞鞕而滿，乾嘔心煩不得安。醫見心下痞，謂病不盡，復下之，其痞益甚，此非結熱，但以胃中虛，客氣上逆，故使鞕也。甘草瀉心湯主之。（158）

【名家选注】

王晋三曰：甘草泻心，非泻结热，因胃虚不能调剂上下，致水寒上逆，火热不得下降，结为痞。故君以甘草、大枣和胃之阴，干姜、半夏启胃之阳，坐镇下焦客气，使不上逆，仍用芩、连，将已逆为痞之气轻轻泻却，而痞乃成泰矣。（《绛雪园古方选注》）

第四节　大黄黄连泻心汤证

本节主要论述无形邪热，痞塞心下之痞证治。

【原文】

心下痞，按之濡，其脉關上浮者，大黄黄連瀉心湯主之。(154)

大黄黄連瀉心湯方

大黄二兩　黄連一兩

上二味，以麻沸湯二升，漬之須臾，絞去滓，分溫再服。

臣億等看詳大黄黄連瀉心湯，諸本皆二味，又後附子瀉心湯，用大黄、黄連、黄芩、附子，恐是前方中亦有黄芩，後但加附子也，故後云附子瀉心湯，本云加附子也。

【名家选注】

陈蔚曰：心下痞，按之濡而不硬，是内陷之邪与无形之气抟聚而不散也。脉浮在关上，其势甚高，是君火亢于上不能下交于阴也。此感上焦君火之化而为热痞也，方用大黄、黄连大苦大寒以降之，火降而水自升，亦所以转否为泰法也。最妙在不用煮而用渍，仅得其无形之气，不重其有形之味，使气味俱薄，能降而即能升，所谓圣而不可知之谓神也。(《长沙方歌括》)

第五节　附子泻心汤证

本节主要论述无形邪热，痞塞心下，兼卫阳不足之痞证治。

【原文】

心下痞，而復惡寒汗出者，附子瀉心湯主之。(155)

【名家选注】

舒诏曰：此汤治上热下寒之证，确乎有理，三黄略浸即绞去滓，但取轻清之气，以去上焦之热，附子煮取浓汁，以治下焦之寒。是上用凉而下用温，上行泻而下行补，泻取轻而补取重。制度之妙，全在神明运用之中，是必阳热结于上，阴寒结于下，用之乃为的对，若阴气上逆之痞证，不可用也。(《伤寒集注》)

第六节　五苓散证

本节主要论述水气内停，逆阻中焦，气机痞塞之痞证治。

【原文】

本以下之，故心下痞，與瀉心湯。痞不解，其人渴而口燥煩，小便不利者，五苓散主之。一方云，忍之一日乃愈。(156)

【名家选注】

陈念祖曰：水火不交其作痞固也，而土气不能转运者，亦因而作痞。太阳之本寒也，伤寒中风，但见恶寒之本病，不见发热之标病，汗之宜慎，而下更非所宜，医者不知其病只在本，汗后复以承气之类下之，故心下痞，与泻心汤欲泻其阳痞而痞竟不解。所以然者，汗伤中焦之汁，下伤中宫之气，脾虚故也。脾虚不能上升而布津液，则其人渴而口中躁烦，脾虚不能下行而通调水道，则其人小便或短赤或癃闭而不利者，以五苓散主之。（《伤寒论浅注》）

第七节　旋覆代赭汤证

本节主要论述胃虚、痰阻、气逆之痞证治。

【原文】

傷寒發汗，若吐若下，解後心下痞鞕，噫氣不除者，旋覆代赭湯主之。（161）

旋覆代赭湯方

旋覆花三兩　人參二兩　生薑五兩　代赭一兩　甘草三兩（炙）　半夏半升（洗）　大棗十二枚（擘）

上七味，以水一斗，煮取六升，去滓，再煎取三升，溫服一升，日三服。

【名家选注】

吕震名曰：心下痞硬，中虚而有留邪也，噫气不除，胃逆而兼蓄饮也。主旋覆导饮下行，代赭镇心降逆，而邪之留滞者，复生姜、半夏以开之，气之逆乱者，用人参、甘草、大枣以和之，虚回邪散，则痞可解而噫亦止矣。（《伤寒寻源》）

第八节　桂枝人参汤证

本节主要论述脾阳不足，兼有表邪之痞证治。

【原文】

太陽病，外證未除，而數下之，遂協熱而利，利下不止，心下痞鞕，表裏不解者，桂枝人參湯主之。（163）

桂枝人參湯方

桂枝四兩（別切）　甘草四兩（炙）　白朮三兩　人參三兩　乾薑三兩

上五味，以水九升，先煮四味，取五升，内桂，更煮取三升，去滓，溫服一升，日再夜一服。

【名家选注】

文通曰：此表里双温之法，乃理中汤加桂枝也，主外症未除误下之寒痞。夫外症未除而数下，寒陷于脾而利下不止，心下痞硬，升降乖常，阴阳交错，故仲景用理中加桂枝一味而后煮，使先通其经络在表之寒以升其心阳，而后温其误下在脾之寒也。一加一减，则神妙无方，不名理中加桂枝，而名桂枝人参汤者，明其以桂枝治表寒为主，本系太阳之症，而使之还出于太阳，用人参甘姜以救脾胃下陷之寒，而提纲仍当属之太阳耳。(《百一三方解》)

第九节　大柴胡汤证

本节主要论述少阳枢机不利，阳明热实之痞证治。

【原文】

傷寒發熱，汗出不解，心中痞鞕，嘔吐而下利者，大柴胡湯主之。(165)

【名家选注】

陈念祖曰：今试即痞证而总论之，可以从中而解，亦可以从外而解也。伤寒发热，汗出不解，邪结心中而心下痞硬，然邪虽已结聚，而气机仍欲上腾，故呕吐，不得上出，而复欲下行，故呕吐而又下利者，当因其势而达之。达之奈何，用大柴胡汤从中上而达太阳之气于外以主之。治痞者，不可谓泻心汤之外无方也。(《伤寒论浅注》)

章楠曰：发热汗出，表邪不解，心下痞硬，呕吐下利者，邪入少阳兼阳明也，不因误下而痞，以其宿有痰饮，而外邪入之，故吐利交作，而仍痞结也。以大柴胡汤开达少阳，通利阳明，双解表里之邪，自可愈也。(《伤寒论本旨》)

第十节　十枣汤证

本节主要论述水饮停聚胸胁，气机升降不利之痞证治。

【原文】

太陽中風，下利嘔逆，表解者，乃可攻之。其人漐漐汗出，發作有時，頭痛，心下痞鞕滿，引脇下痛，乾嘔短氣，汗出不惡寒者，此表解裏未和也，十棗湯主之。(152)

【名家选注】

陈念祖曰：痞证间有风激水气而成者，自当分别而观，太阳中风，动其寒水之气，水气淫于下，则下利，水气淫于上，则呕逆，然风邪在表，须待表解者乃可从里攻之。若其人内水渗溢则漐漐汗出；水有潮汐则汗出亦发作有时；水搏则过颡，水激则过山，故为头痛；水饮填塞于胸胁，则心下痞而硬满，又引胁下而作痛；水邪在中，阻其升降之气，上不能下则干呕；下不能上则短气。历历验之，如里证之未和，唯此汗出不恶寒之另为一证者，即于不恶寒中，知表证之已解，因从而断之曰：此表解里未和也。以十枣汤主之。(《伤寒论浅注》)

第十八章　下　利 ▷▷▷

　　仲师所论下利，既有水谷不分，秽浊注下之泄泻，又包括大便下黏液脓血而不畅之痢证。《伤寒论》中所述"下利"，六经为病均可见之，症状似同，性质各异。病在三阳，邪实为主，如外寒内饮的小青龙汤证；热实内结的大、小承气汤证；少阳邪迫阳明的大柴胡汤证等。病入三阴，正虚为主，如脾阳虚寒湿内停的理中丸证；肾元受伤，气液下脱的四逆汤证、通脉四逆汤证、猪苓汤证；厥阴肝寒克害脾胃的乌梅丸证等。此外，又有太阳与阳明合病的葛根汤证、太阳太阴并病的桂枝人参汤证、痞之三泻心汤证，以及阳气来复、祛邪外出之下利，脏气虚衰的脏结下利等诸多证候，临证时应仔细辨别。

第一节　葛根汤证

　　本节主要论述风寒束表，内犯阳明之下利证治。

【原文】

　　太陽與陽明合病者，必自下利，葛根湯主之。(32)

　　葛根湯方

　　葛根四兩　麻黃三兩（去節）　桂枝二兩（去皮）　生薑三兩（切）　甘草二兩（炙）　芍藥二兩　大棗十二枚（擘）

　　上七味，以水一斗，先煮麻黃、葛根，減二升，去白沫，内諸藥，煮取三升，去滓，溫服一升。覆取微似汗，餘如桂枝法將息及禁忌。諸湯皆做此。

【名家选注】

　　汪琥曰：太阳与阳明合病者，太阳恶寒发热头项强痛等证，与阳明热渴目疼鼻干等证，同时均发，无有先后也。而邪之气交合而病甚于表，表邪既甚，则里气决不相和。太阳之里为膀胱，其府主水；阳明之里为胃，其府主谷。二府之气不和，则水谷虽运化而不分清，所以必自下利也。治法与葛根汤以发散二经中合病之表邪而利自止。（《伤寒论辨证广注》）

第二节　葛根黄芩黄连汤证

　　本节主要论述热迫大肠，兼表证不解之下利证治。

【原文】

太陽病，桂枝證，醫反下之，利遂不止。脉促者，表未解也；喘而汗出者，葛根黄芩黄連湯主之。（34）

【名家选注】

章楠曰：误下而利不止，脉促者，表邪郁而化热，内迫水谷之气下溜，肺逆不能调水道，故又喘而汗出，以葛根升泄阳明，芩连苦寒清热，阳明气升，下利可止，热清邪解，喘汗自愈，此为协热下利也。（《伤寒论本旨》）

周扬俊曰：太阳误下，脉促未解，何为不用桂枝而用葛根？利不止，热邪因下而入阳明府矣。但有未尽之表，恐其尽入，则以本经之药提出之太阳。误下而喘，又何不用杏子厚朴而改用芩连？利而脉促，热邪因下而停阳明府矣。既有内滞之热，未必下走，故以芩连之寒荡涤之。然后知下利脉促喘汗，皆因热入也。不去甘草，和其中也。（《伤寒论三注》）

第三节　小青龙汤证

本节主要论述风寒束表，水饮内停之下利证治。

【原文】

傷寒表不解，心下有水氣，乾嘔發熱而欬，或渴，或利，或噎，或小便不利、少腹滿，或喘者，小青龍湯主之。（40）

【名家选注】

邵仙根曰：发热无汗是表不解，干呕而咳，是水气为患，饮寒相抟，逆于肺胃之间也。饮之为病，随气升降，水气下而不上，则或渴或利；上而不下，则或喘或噎；留而不行，则小便不利。表寒与水饮内外合邪，用小青龙汤以两解表里之邪，立加减法以治或然之症也。（《伤寒指掌》）

吕震名曰：故方中用麻黄桂枝细辛之属，以散寒而解表；用半夏干姜五味之属，以蠲饮而降逆；复以芍药甘草，两和表里。但表里错杂之邪，病出恒不一致，若微利者，水已下趋，故去麻黄，加芫花，顺其势以导之也……此方本不至发汗，故或用麻黄，或去麻黄，皆相表里证之轻重，而为加减之圆机活法也。（《伤寒寻源》）

第四节　桂枝人参汤证

本节主要论述脾阳不足，兼有表邪之下利证治。

【原文】

太陽病，外證未除，而數下之，遂協熱而利，利下不止，心下痞鞕，表裏不解者，桂枝人参湯主之。（163）

【名家选注】

黄元御曰：太阳病，外证不解，而数下之，外热不退，而内寒亦增，遂协合外热，而为下利。利而不止，清阳既陷，则浊阴上逆，填于胃口，而心下痞硬。缘中气虚败，不能分理阴阳，升降倒行，清浊易位，是里证不解，而外热不退，是表证亦不解。表里不解，当内外兼医，桂枝人参汤，桂枝通经而解表热，参、术、姜、甘，温补中气，以转升降之机也。(《伤寒悬解》)

第五节　半夏泻心汤证

本节主要论述寒热错杂，中焦痞塞之下利证治。

【原文】

傷寒五六日，嘔而發熱者，柴胡湯證具，而以他藥下之，柴胡證仍在者，復與柴胡湯。此雖巳下之，不爲逆，必蒸蒸而振，却發熱汗出而解。若心下滿而鞕痛者，此爲結胸也，大陷胸湯主之。但滿而不痛者，此爲痞，柴胡不中與之，宜半夏瀉心湯。(149)

【名家选注】

方有执曰：半夏干姜，辛以散虚满之痞；黄芩黄连，苦以泄心膈之热；人参甘草，甘以益下后之虚；大枣甘温，润以滋脾胃于健。曰泻心者，言满在心膈而不在胃也。(《伤寒论条辨》)

第六节　生姜泻心汤证

本节主要论述寒热错杂，中焦痞塞，兼水饮食滞之下利证治。

【原文】

傷寒汗出解之後，胃中不和，心下痞鞕，乾噫食臭，脇下有水氣，腹中雷鳴，下利者，生薑瀉心湯主之。(157)

【名家选注】

邵仙根曰：汗解之后，胃中不和，既不能运行真气，又不能消化饮食，症见心下痞硬，干呕食臭，是中焦不和，不能消谷，故令人噫嗳。胁下有水气，腹鸣下利，是土虚不制水，而水邪为患。实则胃气不和，是太阳之余热夹阴寒之水气，内侵而处其中也，故以泻心开痞，主生姜散水。(《伤寒指掌》)

吴谦曰：名生姜泻心汤者，其义重在散水气之痞也。生姜、半夏散胁下之水气，人参、大枣补中州之土虚，干姜、甘草以温里寒，黄芩、黄连以泻痞热，备乎虚水寒热之治，胃中不和下利之痞，焉有不愈者乎？(《医宗金鉴》)

第七节　甘草泻心汤证

本节主要论述寒热错杂，中焦痞塞，脾胃虚甚之下利证治。

【原文】

傷寒中風，醫反下之，其人下利日數十行，穀不化，腹中雷鳴，心下痞鞕而滿，乾嘔心煩不得安。醫見心下痞，謂病不盡，復下之，其痞益甚，此非結熱，但以胃中虛，客氣上逆，故使鞕也。甘草瀉心湯主之。（158）

【名家选注】

章楠曰：误下之，而下利日数十行，邪气急迫，谷不及化，其脾胃大伤可见矣。邪结气鼓，则腹鸣而心下硬满，气逆则呕，而心烦不安。一误再误，其痞益甚者，非热结也。如热结之痞，再下之，即消矣。因误下胃中虚，客邪之气上逆，清浊混淆，阴阳格拒，故使硬满。主以甘草泻心汤，姜半芩连，辛开苦降，分其清浊，寒热并用，通其阴阳，甘草大枣，谓补脾胃，使中焦和而升降顺，其痞自消也。（《伤寒论本旨》）

吴谦曰：方以甘草命名者，取和缓之意也。用甘草、大枣之甘，补中之虚，缓中之急；半夏之辛，降逆止呕；芩、连之寒，泻阳陷之痞热；干姜之热，散阴凝之痞寒。缓中降逆，泻痞除烦，寒热并用也。（《医宗金鉴》）

第八节　赤石脂禹余粮汤证

本节主要论述下元不固，滑脱不禁之下利证治。

【原文】

傷寒服湯藥，下利不止，心下痞鞕。服瀉心湯已，復以他藥下之，利不止，醫以理中與之，利益甚。理中者，理中焦，此利在下焦，赤石脂禹餘粮湯主之。復不止者，當利其小便。（159）

赤石脂禹餘粮湯方

赤石脂一斤（碎）　太一禹餘粮一斤（碎）

上二味，以水六升，煮取二升，去滓，分溫三服。

【名家选注】

成无己曰：伤寒服汤药下后，利不止，而心下痞硬者，气虚而客气上逆也，与泻心汤攻之则痞已，医复以他药下之，又虚其里，致利不止也。理中丸，脾胃虚寒下利者，服之愈。此以下焦虚，故与之，其利益甚。《圣济经》曰：滑则气脱，欲其收也。如开肠洞泄、便溺遗失，涩剂所以收之。此利由下焦不约，与赤石脂禹余粮汤以涩洞泄。下焦主分清浊，下利者，水谷不分也。若服涩剂而利不止，当利小便，以分其气……《本草》云：涩可去脱，石脂之涩以收敛之；重可去怯，余粮之重以镇固。（《注解伤寒论》）

第九节　十枣汤证

本节主要论述水饮停聚胸胁，气机升降不利之下利证治。

【原文】

太陽中風，下利嘔逆，表解者，乃可攻之。其人漐漐汗出，發作有時，頭痛，心下痞鞕滿，引脇下痛，乾嘔短氣，汗出不惡寒者，此表解裏未和也，十棗湯主之。(152)

【名家选注】

吕震名：下利呕逆，明是水邪为患，但病属太阳中风而来，必须表罢可攻。漐漐汗出，有似表证，但发作有时，则非表矣。头痛有似表证，但汗出不恶寒，则非表矣。而心下痞，硬满引胁下痛，干呕短气诸证，全是水邪内壅之状，乃知汗出亦属水气外蒸，头痛亦属水邪上逆，主里而不主表。里未和则宜攻下，但邪在胸胁，与攻胃实不同法。胃实者，邪劫津液，责其无水，此则邪搏胸胁，责其多水，若施荡涤肠胃之药，诛伐无过，反滋变逆，故用芫花甘遂大戟三味，皆逐水之峻药，别捣为散，而以大枣作汤，取其甘味载药入至高之分，分逐水邪，从上而下，此法今人多畏而不敢用，岂知不如此，水邪何由攻下耶？(《伤寒寻源》)

第十节　小承气汤证

本节主要论述热实内结，腑气不通之下利证治。

【原文】

下利譫語者，有燥屎也，宜小承氣湯。(374)

【名家选注】

孟承意曰：下利则热不结，胃不实，何得谵语耶？此必内有燥屎，故虽下利而结者自若也。半利半结，所以不宜大承之，而宜小承气微动其结耳。(《伤寒点精》)

郑寿全曰：下利谵语一证，亦有虚实之不同，不得尽为有燥屎而用小承气汤。但利有新久之分，谵语亦有虚实之异，务在临时斟酌，于饮冷，饮热、舌润，舌干、小便清、黄，如此求之，则得矣。(《伤寒恒论》)

尤怡曰：谵语者，胃实之征，下利得此，为有燥屎，所谓利者不利是也。与小承气汤，下其燥屎，屎去脏通，下利自止。《经》云"通因通用"，此之谓也。《金匮》治下利，按之心下坚者，与大承气汤。与此同意，所当互考。(《伤寒贯珠集》)

第十一节　大承气汤证

本节主要论述燥屎内结，阳明热实之下利证治。

【原文】

少陰病，自利清水，色純青，心下必痛，口乾燥者，可下之，宜大承氣湯。(321)

【名家选注】

汪琥曰：此条少阴病，亦热邪入府所当急下之证。少阴之脏本水，经中热极，则迫其水液下流而肾燥，肾愈燥则肠中之物愈坚，以故下利止清水耳。色纯青者，肾将竭而肝木反来侮之，故色青也。心下痛为实，口干燥为热，故与大承气汤以下实热之邪。（《伤寒论辨证广注》）

【原文】

陽明少陽合病，必下利，其脈不負者，爲順也。負者，失也，互相剋賊，名爲負也。脈滑而數者，有宿食也，當下之，宜大承氣湯。（256）

【名家选注】

程知曰：言阳明少阳合病下利脉滑数者宜用下也。阳明土也，与木邪交动，则水谷不停而急奔，故下利可必。然阳明脉大，少阳脉弦细，必两经之脉不甚相胜，乃为顺候。若弦脉独见，则少阳胜而阳明负，为鬼贼相克矣。半表之邪未去，未可言下。脉滑而数，则宿食在胃，里邪急矣，故下以夺之，盖抑其胜而治之也。（《伤寒经注》）

第十二节　大柴胡汤证

本节主要论述少阳枢机不利，阳明热实之下利证治。

【原文】

傷寒發熱，汗出不解，心中痞鞕，嘔吐而下利者，大柴胡湯主之。（165）

【名家选注】

高学山曰：此条阳明少阳之并病也。不曰发汗，而曰汗出，明系热邪深入胃腑，蒸出津液之汗，则其发热不解，又何疑也。夫唯热邪深入胃腑，故在胃之中则呕吐，胃之上则痞硬，胃之下则泻利，皆热邪奔迫上下四旁之所致也，故宜攻下。然不用调胃承气，而独任大柴胡，盖由呕吐一症，止见于太少二阳。今既伤寒，又曰汗出，则知伤寒非太阳之伤寒，而呕吐为少阳之呕吐矣。故用姜、半、芩、芍，扶胃阳以抑邪热，枳以消痞，枣以生津，然后使轻芳之柴胡策外，沉雄之大黄清内，一切姜半芩芍枳枣，如文武之士，各赞其主，以成解散之功矣。（《伤寒尚论辨似》）

第十三节　柴胡加芒硝汤证

本节主要论述邪犯少阳，兼阳明里实，燥热较甚，正气偏虚之下利证治。

【原文】

傷寒，十三日不解，胸脇滿而嘔，日晡所發潮熱，已而微利，此本柴胡證，下之以不得利，今反利者，知醫以丸藥下之，此非其治也。潮熱者，實也，先宜服小柴胡湯以解外，後以柴胡加芒消湯主之。（104）

【名家选注】

吴谦曰：凡伤寒过经不解，热邪转属胃府者多，皆当下之。今伤寒十三日不解，过经，胸胁满而呕，日晡所发潮热，已而微利，此本大柴胡证也。下之而不通利，今反利者，询知为医以丸药迅下之，非其治也。迅下则水虽去，而燥者仍存，恐医以下后之利为虚，故复指曰潮热者实也，是可再下者也。但胸胁之邪未已，故先宜小柴胡汤以解少阳之外，复以小柴胡汤加芒硝，以下少阳之里。不用大黄而加芒硝者，因里不急且经迅下，唯欲其软坚润燥耳！是又下中兼和之意也。（《医宗金鉴》）

王晋三曰：芒硝治久热胃闭。少阳热已入胃而犹潮然、胁满者，则热在胃而证未离少阳，治亦仍用柴胡，但加芒硝以涤胃热，仍从少阳之枢外出，使其中外荡涤无遗，乃为合法。（《绛雪园古方选注》）

第十四节　黄芩汤证

本节主要论述少阳邪热内迫阳明，胃肠升降功能失职之下利证治。

【原文】

太陽與少陽合病，自下利者，與黃芩湯；若嘔者，黃芩加半夏生薑湯主之。（172）

【名家选注】

陈恭溥曰：黄芩汤，清标阳相火合热而自利之方也，凡病太少之阳内郁，不开不转者用之……夫太阳主开，不能开则标阳内陷，迫本气之水而下趋，少阳主枢，不外转则相火合于标阳而下迫，此下利之由也。方用黄芩为君，别名腐肠，内可清相火之里热，外可退标阳之表热，佐芍药以清脾络，甘草大枣以资中土，则开与枢俱顺，而利自止矣。（《伤寒论章句·方解》）

方有执曰：阳明间太少而中居，太少病，阳明独能逃其中乎？是故芍药利太阳膀胱而去水缓中，黄芩除少阳寒热而主肠胃不利，大枣益胃，甘草和中，是则四物之为汤，非合三家而和调一气乎？（《伤寒论条辨》）

第十五节　四逆汤证

本节主要论述肾阳虚衰，阴寒内盛之下利证治。

【原文】

傷寒，醫下之，續得下利，清穀不止，身疼痛者，急當救裏；後身疼痛，清便自調者，急當救表。救裏宜四逆湯，救表宜桂枝湯。（91）

【名家选注】

章楠曰：凡误下者，其人阳旺，则邪陷化热，或成结胸痞证，或致协热下利，若寒伤营者，本有身痛，其人阳虚而误下之，则内外皆寒，微阳欲绝，续得下利清谷而不止，表邪仍闭而身疼，以里为根本，故急当救里，用四逆汤回阳，阳回便调，急当救表，用桂枝汤解肌，身痛可愈也。（《伤寒论本旨》）

第十六节　通脉四逆汤证

本节主要论述阴寒内盛，格阳于外之下利证治。

【原文】

少阴病，下利清榖，裏寒外热，手足厥逆，脉微欲绝，身反不恶寒，其人面色赤，或腹痛，或乾呕，或咽痛，或利止脉不出者，通脉四逆汤主之。（317）

【名家选注】

成无己曰：下利清谷，手足厥逆，脉微欲绝，为里寒；身热，不恶寒，面色赤，为外热。此阴甚于内，格阳于外，不相通也，与通脉四逆汤，散阴通阳。（《注解伤寒论》）

王晋三曰：通脉四逆，少阴格阳，面赤阳越欲亡，急用干姜、生附夺门而入，驱散阴霾；甘草监制姜、附烈性，留顿中宫，扶持太和元气；借葱白入营通脉，庶可迎阳内返。推仲景之心，只取其脉通阳返，了无余义矣。（《绛雪园古方选注》）

第十七节　白通汤证

本节主要论述阴寒内盛，格阳于上之下利证治。

【原文】

少陰病，下利，白通湯主之。（314）

白通湯方

葱白四莖　乾薑一兩　附子一枚（生，去皮，破八片）

上三味，以水三升，煮取一升，去滓，分温再服。

【名家选注】

钱潢曰：盖白通汤，即四逆汤而以葱易甘草。甘草所以缓阴气之逆，和姜、附而调护中州；葱则辛滑行气，可以通行阳气而解散寒邪。二者相较，一缓一速，故其治亦颇有缓急之殊也。（《伤寒溯源集》）

第十八节　白通加猪胆汁汤证

本节主要论述阳脱阴竭，寒热格拒之下利证治。

【原文】

少陰病，下利脈微者，與白通湯。利不止，厥逆無脉，乾嘔煩者，白通加猪膽汁湯主之。服湯脉暴出者死，微續者生。（315）

【名家选注】

成无己曰：少阴病，下利，脉微，为寒极阴胜，与白通汤复阳散寒。服汤利不止，厥逆无脉，干呕烦者，寒气太甚，内为格拒，阳气逆乱也，与白通加猪胆汁汤以和之。

《内经》曰：逆而从之，从而逆之。又曰：逆者正治，从者反治。此之谓也。服汤脉暴出者，正气因发泄而脱也，故死；脉微续者，阳气渐复也，故生……《内经》曰：若调寒热之逆，冷热必行。则热物冷服，下嗌之后，冷体既消，热性便发，由是病气随愈，呕哕皆除，情且不违，而致大益。此和人尿、猪胆汁咸苦寒物于白通汤热剂中，要其气相从，则可以去格拒之寒也。（《注解伤寒论》）

第十九节　吴茱萸汤证

本节主要论述肾阳虚衰，寒邪上干于胃，浊阴上逆之下利证治。

【原文】

少阴病，吐利，手足逆冷，烦躁欲死者，吴茱萸汤主之。（309）

【名家选注】

程知曰：吐利，阴邪在里，上干脾胃也。厥冷，阳不温于四肢也。烦而且躁，则阴盛之极，至于阳气暴露，扰乱不宁也。证至此，几濒危矣，非茱萸之辛温，无以降肾气之上逆，非人参、姜、枣之甘温，无以培中土而制肾邪也。按：经言少阴病，吐利躁烦四逆者，死。而此主以吴茱萸汤，是可无死也。然窃疑四逆与厥冷有别。四逆者，谓四肢逆冷，从指头至肘膝皆寒也。厥冷者，言自指头至腕踝冷也。躁烦与烦躁亦有别，躁者阴躁，烦者阳烦。躁烦者，言自躁而烦，是阴邪已外逼也。烦躁者，言自烦而躁，是阳气犹内争也。其轻重浅深之别，学者宜审详之。（《伤寒经注》）

第二十节　桃花汤证

本节主要论述脾肾阳虚，滑脱不禁之下利证治。

【原文】

少阴病，下利便脓血者，桃花汤主之。（306）

少阴病，二三日至四五日，腹痛，小便不利，下利不止，便脓血者，桃花汤主之。（307）

【名家选注】

汪琥曰：此条乃少阴中寒，即成下利之证。下利便脓血，协热者多，今言少阴病下利，必脉微细，但欲寐，而复下利也。下利日久，至便脓血，乃里寒而滑脱也。（《伤寒论辨证广注》）

成无己曰：涩可去脱，赤石脂之涩以固肠胃；辛以散之，干姜之辛以散里寒；粳米之甘以补正气。（《注解伤寒论》）

第二十一节　真武汤证

本节主要论述肾阳虚衰，水邪泛滥之下利证治。

【原文】

少陰病，二三日不已，至四五日，腹痛，小便不利，四肢沉重疼痛，自下利者，此為有水氣。其人或欬，或小便利，或下利，或嘔者，真武湯主之。(316)

【名家选注】

方有执曰：腹痛，小便不利，阴寒内甚，湿甚而水不行也；四肢沉重疼痛，寒湿内渗，又复外薄也；自下利者，湿既甚而水不行，则与谷不分清，故曰此为有水气也。或为诸证，大约水性泛滥，无所不之之故也。(《伤寒论条辨》)

陈念祖曰：肾者水也，主乎水者，生阳之火也。火衰不能生土，土虚不能制水，水寒用事，此为有水气，乃真武之正证。(《伤寒论浅注》)

陈念祖曰：附子壮元阳，则水有所主；白术建土气，则水有所制；合芍药之苦以降之，茯苓之淡以泄之，生姜之辛以行之，总使水归其壑。(《伤寒真方歌括》)

第二十二节　猪苓汤证

本节主要论述阴虚有热，水热互结之下利证治。

【原文】

少陰病，下利六七日，欬而嘔渴，心煩不得眠者，猪苓湯主之。(319)

【名家选注】

汪琥曰：上方乃治阳明病热渴引饮、小便不利之剂，上条病亦借用之何也？盖阳明病发热、渴欲饮水、小便不利者，乃水热相结而不行；兹则少阴病下利、咳而呕渴、心烦不得眠者，亦水热搏结而不行也。病名虽异而病源则同，故仲景法同用猪苓汤主之，不过是清热利水兼润燥滋阴之义。(《伤寒论辨证广注》)

第二十三节　猪肤汤证

本节主要论述少阴阴虚，虚火上炎之下利证治。

【原文】

少陰病，下利咽痛，胸滿心煩，猪膚湯主之。(310)

【名家选注】

汪琥曰：按上汤，治少阴客热虚燥下利之药也。猪肤甘寒，白蜜甘凉，白粉甘平，三物皆能清热润燥补虚，热清则烦满除，燥润则咽痛解，虚补则利自止矣。(《伤寒论辨证广注》)

第二十四节　四逆散证

本节主要论述少阴枢机不利，阳气郁遏，兼中寒气滞之下利证治。

【原文】

少陰病，四逆，其人或欬，或悸，或小便不利，或腹中痛，或泄利下重者，四逆散主之。（318）

【名家选注】

尤怡曰：四逆，四肢逆冷也。此非热厥，亦太阳初受寒邪，未郁为热，而便入少阴之证。少阴为三阴之枢，犹少阳为三阳之枢也。其进而入则在阴，退而出则就阳，邪气居之，有可进可退时上时下之势，故其为病，有或咳、或悸、或小便不利、或腹中痛、或泄利下重之证。（《伤寒贯珠集》）

章楠曰：柴胡升少阳之清气，枳实降阳明之浊邪，芍药、甘草调和肝脾，因邪由表入里，阴阳相格，清浊相干，而致厥逆，故从肝胆脾胃，升清降浊，旋转阴阳，其邪可解。或有咳、悸等证，又随证加药治之。用散者，取其势缓而力长，使里邪渐从外达也。咳者，肺胃气逆，故加干姜开胃阳，五味降肺气也；肺胃气和，下利亦上，故并主之……泄利下重者，气陷而滞也，故加薤白升阳以通滞也。（《伤寒论本旨》）

第二十五节　乌梅丸证

本节主要论述上热下寒之下利证治。

【原文】

傷寒脉微而厥，至七八日膚冷，其人躁無暫安時者，此爲藏厥，非蚘厥也。蚘厥者，其人當吐蚘。今病者静，而復時煩者，此爲藏寒，蚘上入其膈，故煩，須臾復止，得食而嘔，又煩者，蚘聞食臭出，其人常自吐蚘。蚘厥者，烏梅丸主之。又主久利。（338）

【名家选注】

章楠曰：蛔厥者，邪在厥阴之经，故手足冷而肤不冷，是肝热胃寒，蛔不能安，故当吐蛔蛔。蛔不动时，其人则静，非如脏厥之躁无暂安时而亦不吐蛔，以此为辨也……蛔厥者，主以乌梅丸，平厥阴之邪，扶脾胃之阳，故又主久痢。以寒热错杂之病，故并用寒热之药，为厥阴之主方。（《伤寒论本旨》）

程知曰：乌梅味酸，蛔得之而软；连、柏味苦，蛔得之而伏；椒、细味辛，蛔得之而死；干姜、桂、附以温脏寒，人参、当归以补胃虚。久利亦主此者，为其酸能收下，苦能燥湿，温补能益久利之虚，辛能直发阴经之邪也。（《伤寒经注》）

第二十六节　麻黄升麻汤证

本节主要论述阳气内郁，肺热脾寒之下利证治。

【原文】

傷寒六七日，大下後，寸脉沉而遲，手足厥逆，下部脉不至，喉咽不利，唾膿

血，泄利不止者，爲難治，麻黄升麻湯主之。(357)

【名家选注】

成无己曰：伤寒六七日，邪传厥阴之时。大下之后，下焦气虚，阳气内陷，寸脉迟而手足厥逆，下部脉不至。厥阴之脉，贯膈，上注肺，循喉咙。在厥阴随经射肺，因亡津液，遂成肺痿，咽喉不利而唾脓血也……若泄利不止者，为里气大虚，故云难治。与麻黄升麻汤，以调肝肺之气。(《注解伤寒论》)

尤怡曰：方用麻黄、升麻，所以引阳气发阳邪也，而得当归、知母、葳蕤、天冬之润，则肺气已滋，而不蒙其发越之害矣。桂枝、干姜所以通脉止厥也，而得黄芩、石膏之寒，则中气已和，而不被其燥热之烈矣。其芍药、甘草、茯苓、白术，则不特止其泄利，抑以安中益气，以为通上下和阴阳之用耳。(《伤寒贯珠集》)

第二十七节　白头翁汤证

本节主要论述肝经湿热，下迫大肠之下利证治。

【原文】

热利下重者，白頭翁湯主之。(371)

白頭翁湯方

白頭翁二兩　黄蘗三兩　黄連三兩　秦皮三兩

上四味，以水七升，煮取二升，去滓，温服一升，不愈，更服一升。

下利欲飲水者，以有熱故也，白頭翁湯主之。(373)

【名家选注】

卢之颐曰：称热利下重，是非厥入之比，亦非协热之所致也。此则为之热，中见之火上化之风，下乘中土，唯下无上，利且重耳。(《仲景伤寒论疏钞金锌》)

王丙曰：此厥阴热利治法也。云热利则有烦、渴等证可知，云下重则湿热之浊注于肛门可知。厥阴主藏血，湿热著于血分，故以连、柏之苦能入血者清之；而君以白头翁，取其性升，可散相火之郁；佐以秦皮，又取其专入厥阴而清热也。(《伤寒论注》)

第二十八节　寒湿霍乱

本节主要论述寒湿霍乱之下利证治。

【原文】

霍亂，頭痛發熱，身疼痛，熱多欲飲水者，五苓散主之；寒多不用水者，理中丸主之。(386)

【名家选注】

尤怡曰：霍乱该吐下而言，头痛发热身疼痛，则霍乱之表证也。而有热多寒多之分，以中焦为阴阳之交，故或从阳而多热，或从阴而多寒也。热多则渴欲饮水，故与五苓散去水而泄热，寒多则不能胜水而不欲饮，故与理中丸燠土以胜水。（《伤寒贯珠集》）

钱潢曰：参、术、甘草，补中气而益脾；干姜温热，守中而散寒，为足太阴之专药，故能治理中焦而驱除阴匿，为脾胃虚寒之主剂也。（《伤寒溯源集》）

第二十九节　其　他

一、中阳不足，寒湿内盛之下利证

【原文】

自利不渴者，屬太陰，以其藏有寒故也，當溫之，宜服四逆輩。（277）

【名家选注】

方有执曰：自利不渴，湿胜也，太阴湿土，故曰有寒。四逆之辈，皆能燠土以燥湿，故曰温之也。（《伤寒论条辨》）

二、阳气来复，正胜邪去之下利证

【原文】

傷寒脉浮而緩，手足自溫者，繫在太陰；太陰當發身黃，若小便自利者，不能發黃；至七八日，雖暴煩下利日十餘行，必自止，以脾家實，腐穢當去故也。（278）

【名家选注】

王丙曰：烦而下利，似乎变证，然烦为阳气之复，利为阴邪之去，因前此脾气不运所停水谷已成腐秽，今脾得阳明标热而虚转为实、利每一行，腐秽尽去，浊降而清升，必有微汗不待言也。（《伤寒论注》）

【原文】

少陰病，脉緊，至七八日，自下利，脉暴微，手足反溫，脉緊反去者，爲欲解也，雖煩下利，必自愈。（287）

【名家选注】

尤怡曰：寒伤少阴之经，手足厥冷而脉紧，至七八日，邪气自经入脏，自下利而脉微，其病为较深矣。乃手足反温，脉紧反去者，阳气内充而阴邪不能自容也，故为欲解。虽烦下利，必自止者，邪气转从下出，与太阴之秽腐当去而下利者同意。设邪气尽，则烦与利亦必自止耳。（《伤寒贯珠集》）

三、脏气虚衰，阴寒凝结之下利证

【原文】

何謂藏結？答曰：如結胸狀，飲食如故，時時下利，寸脉浮，關脉小細沉緊，名曰藏結。舌上白胎滑者，難治。（129）

【名家选注】

程应旄曰：脏结何以如结胸状，盖胸原不结，止是阴邪逆于心下，而如其状。饮食如故者，胸无邪阻也。时时下利者，阴邪结于阴而寒甚也，则胸虽按之，不痛可知矣。至于脉之寸浮关沉，两俱无异，乃脏结之关脉更加小细紧者，亦由阴邪结于阴脏而寒甚也。（《伤寒论后条辨》）

第十九章　小便不利 ▷▷▷

　　《伤寒论》六经辨证，若着眼于"经"，则其病变往往"经"病累及多脏腑；若着眼于脏腑，则其病变往往是一脏腑病证而系于多"经"。《伤寒论》中所述"小便不利"，包括以下几种：水蓄膀胱，气化不利，兼有表证之小便不利，治用五苓散；风寒湿邪痹着于关节之小便不利，治用甘草附子汤；热盛阴伤，水气不利之小便不利，治用猪苓汤；湿热发黄之小便不利，治用茵陈蒿汤；阳明燥结内实之小便不利，治用大承气汤；邪犯少阳，胆火内郁枢机不利的小便不利，治用小柴胡汤；少阴下焦阳虚，不能制水，则小便不利，治用真武汤；太阳表寒内饮之小便不利治以小青龙汤证；水气内停致太阳经气不利之小便不利，治以桂枝去桂加茯苓白术汤证。此外，还有阳明中寒证之小便不利等不可不知。

第一节　五苓散证

　　本节主要论述水蓄膀胱，气化不利，兼有表证之小便不利证治。

【原文】

　　太陽病，發汗後，大汗出，胃中乾，煩躁不得眠，欲得飲水者，少少與飲之，令胃氣和則愈。若脉浮，小便不利，微熱消渴者，五苓散主之。(71)

【名家选注】

　　尤怡曰：伤寒之邪，有离太阳之经而入阳明之腑者，有离太阳之标而入太阳之本者。发汗后，汗出胃干，烦躁饮水者，病去表而之里，为阳明腑热证也。脉浮，小便不利，微热消渴者，病去标而之本，为膀胱腑热证也。在阳明者，热能消水，与水即所以和胃；在膀胱者，水与热结，利水即所以去热，多服暖水汗出者，以其脉浮而身有微热，故以此兼彻其表，昔人谓五苓散为表里两解之剂，非以此耶。(《伤寒贯珠集》)

第二节　甘草附子汤证

　　本节主要论述风寒湿邪痹着于关节之小便不利证治。

【原文】

　　風濕相搏，骨節疼煩，掣痛不得屈伸，近之則痛劇，汗出短氣，小便不利，惡風不欲去衣，或身微腫者，甘草附子湯主之。(175)

【名家选注】

成无己曰：风则伤卫，湿流关节，风湿相搏，两邪乱经，故骨节疼烦掣痛，不得屈伸，近之则痛剧也。风胜则卫气不固，汗出，短气，恶风不欲去衣，为风在表，湿胜则水气不行，小便不利，或身微肿，为湿外搏也，与甘草附子汤，散湿固卫气。（《注解伤寒论》）

第三节　猪苓汤证

本节主要论述热盛阴伤，水热互结于下焦之小便不利证治。

【原文】

若脉浮發熱，渴欲飲水，小便不利者，猪苓湯主之。（223）

【名家选注】

成无己曰：此下后客热客于下焦者也。邪气自表入里，客于下焦，三焦俱带热也。脉浮发热者，上焦热也。渴欲饮水者，中焦热也。小便不利者，邪客下焦，津液不得下通也。与猪苓汤利小便，以泻下焦之热也。（《注解伤寒论》）

第四节　茵陈蒿汤证

本节主要论述湿热蕴结，熏蒸肝胆，腑气壅滞之小便不利证治。

【原文】

陽明病，發熱汗出者，此爲熱越，不能發黃也。但頭汗出，身無汗，劑頸而還，小便不利，渴引水漿者，此爲瘀熱在裏，身必發黃，茵蔯蒿湯主之。（236）

【名家选注】

钱潢曰：邪热炽盛而三焦不动，气化不行，故小便不利。水湿不得下泄，且胃热枯燥而渴引水浆，则水湿又从上入，其湿蒸郁热，瘀蓄在里，故身必发黄。其湿热之邪，急宜攘逐，故以茵陈蒿汤主之。（《伤寒溯源集》）

第五节　大承气汤证

本节主要论述燥实内结，阳明热实之小便不利证治。

【原文】

病人小便不利，大便乍難乍易，時有微熱，喘冒一作怫鬱。不能臥者，有燥屎也，宜大承氣湯。（242）

【名家选注】

钱潢曰：凡小便不利，皆由三焦不运，气化不行所致。唯此条小便不利，则又不然。因肠胃壅塞，大气不行，热邪内瘀，津液枯烁，故清道皆涸也。（《伤寒溯源集》）

第六节　小柴胡汤证

本节主要论述邪犯少阳，胆火内郁枢机不利之小便不利证治。

【原文】

傷寒五六日中風，往來寒熱，胸脇苦滿，嘿嘿不欲飲食，心煩喜嘔，或胸中煩而不嘔，或渴，或腹中痛，或脇下痞鞕，或心下悸，小便不利，或不渴，身有微熱，或欬者，小柴胡湯主之。（96）

【名家选注】

程应旄曰：胆与三焦同属少阳，胆为邪郁，疏泄失职，则三焦可因而不利，以致决渎失司，水道不调，于是水饮蓄留，随其所伤，而见证不同，上逆凌心则心下悸，下而影响膀胱气化功能，则小便不利。（《伤寒论后条辨篇》）

第七节　真武汤证

本节主要论述少阴阳虚水泛之小便不利证治。

【原文】

少陰病，二三日不已，至四五日，腹痛，小便不利，四肢沉重疼痛，自下利者，此爲有水氣。其人或欬，或小便利，或下利，或嘔者，真武湯主之。（316）

【名家选注】

吴谦曰：今少阴病，二三日不已，至四五日腹痛下利，阴寒深矣。设小便利，是纯寒而无水，乃附子汤证也。今小便不利，或咳或呕，此为阴寒兼有水气之证。故水寒之气，外攻于表，则四肢沉重疼痛；内盛于里，则腹痛自利也；水气停于上焦胸肺，则咳喘而不能卧；停于中焦胃腑，则呕而或下利；停于下焦膀胱，则小便不利，而或少腹满。（《医宗金鉴》）

第八节　小青龙汤证

本节主要论述风寒束表，水饮内停之小便不利证治。

【原文】

傷寒表不解，心下有水氣，乾嘔發熱而欬，或渴，或利，或噎，或小便不利、少腹滿，或喘者，小青龍湯主之。（40）

【名家选注】

陈修园曰：伤寒表之寒邪不解，而动里之水气，遂觉心下有水气。盖太阳主寒水之气，运行于皮肤，而出入心胸，今不能运行出入，以致寒水之气泛溢而无所底止。水停于胃则干呕；水气与寒邪留恋而不解，故发热；肺主皮毛，水气合之，则发热而咳，是发热而咳为心下有水气之阴证，然水性之变动不居，不得不于未然之时，先作或然之想，或水蓄而正津不行则为渴，或水渍入肠间则为利，或逆之于上则为噫，或留而不行，则为小便不利少腹满，或麻黄证之喘，而兼证处显出水证，则为水气之喘者。以上诸证不必悉具，但见一二证即是也，以小青龙汤主之。（《伤寒论浅注》）

第九节　桂枝去桂加茯苓白术汤证

本节主要论述水气内停，在内影响气机升降，在外阻遏太阳经气不利之小便不利证治。

【原文】

服桂枝湯，或下之，仍頭項强痛，翕翕發熱，無汗，心下滿微痛，小便不利者，桂枝去桂加茯苓白术湯主之。（28）

【名家选注】

柯琴曰：汗出不彻而遽下之，心下之水气凝结，故反无汗而外不解，心下满而微痛也。然病根在心下，而病机在膀胱，若小便利，病为在表，仍当发汗；如小便不利，病为在里，是太阳之本病，而非桂枝证未罢也，故去桂枝而君以苓、术，则姜、芍即散邪行水之法，佐甘、枣效培土制水之功。此水结中焦，只可利而不可散，所以与小青龙、五苓散不同法。但得膀胱水去，太阳表里证悉除，所谓治病必求其本也。（《伤寒来苏集》）

第十节　其　他

本节主要论述阳明中寒证之小便不利证。

【原文】

陽明病，若中寒者，不能食，小便不利，手足濈然汗出，此欲作固瘕，必大便初鞭後溏。所以然者，以胃中冷，水穀不别故也。（191）

【名家选注】

柯琴：固瘕，即初硬后溏之谓，肛门虽固结，而肠中不全干也。溏，即水谷不别之象，以癥瘕作解者谬矣。按：大肠小肠俱属于胃。欲知胃之虚实，必于二便验之。小便利，屎定硬；小便不利，必大便初硬后溏。今人但知大便硬、大便难、不大便者为阳明病。亦知小便难、小便不利、小便数少或不尿者皆阳明病乎？（《伤寒来苏集》）

第二十章　大便难 ▷▷▷

大便难者，大便难以排出或排便间隔时间长是也。仲景书中提及，数日不大便，大便硬，亦属大便难。大便难病因多样，辨证以寒、热、虚、实为要点，其治疗当分虚实而治，实者当以祛邪为主，虚者当以扶正为先。《伤寒论》提及"大便难"证，主要有八种：燥屎内结的大承气汤证；热实内结，腑气不通的小承气汤证；邪热内陷，水热结于胸腹的大陷胸汤证；少阳枢机不利，阳明内结的小柴胡汤证；阴虚液亏，肠燥失润的蜜煎导方证；胃热肠燥津亏的麻子仁丸证；膀胱邪热，胃肠津亏的五苓散证；阳明邪热与宿瘀相结的抵当汤证。此外还有燥火内结所致大便难、太阴湿转属阳明燥所致大便难、霍乱吐利所致大便难等证。

第一节　大承气汤证

本节主要论述燥屎内结，阳明热实之大便难证治。

【原文】

陽明病，脉遲，雖汗出不惡寒者，其身必重，短氣腹滿而喘，有潮熱者，此外欲解，可攻裏也。手足濈然汗出者，此大便已鞕也，大承氣湯主之；若汗多，微發熱惡寒者，外未解也，其熱不潮，未可與承氣湯；若腹大滿不通者，可與小承氣湯，微和胃氣，勿令至大泄下。（208）

【名家选注】

黄元御曰：验其手足濈然而汗出者，此胃热盛实，大便已硬也，宜以大承气泄之。盖四肢秉气于胃，胃寒则四肢厥冷，胃热则四肢气蒸汗泄，故手足汗出，是为胃热之极，大便硬也。（《伤寒悬解》）

吴谦曰：诸积热结于里而成满痞燥实者，均以大承气下之也。满者，腹胁满急？胀，故用厚朴以消气壅；痞者，心下痞塞硬坚，故用枳实以破气结；燥者，肠中燥屎干结，故用芒硝润燥软坚；实者，腹痛大便不通，故用大黄攻积泻热。然必审四证之轻重，四药之多少，适其宜，始可与也。若邪重剂轻，则邪气不服；邪轻剂重，则正气转伤，不可不慎也。（《医宗金鉴》）

【原文】

傷寒，若吐、若下後不解，不大便五六日，上至十餘日，日晡所發潮熱，不惡寒，獨語如見鬼狀。若劇者，發則不識人，循衣摸床，惕而不安，微喘直視，脉弦

者生，濇者死。微者，但發熱讝語者，大承氣湯主之。若一服利，則止後服。（212）

【名家选注】

柯琴曰：坏病有微剧之分。微者是邪气实，当以下解，若一服利，止后服，只攻其实，无乘其虚也。剧者，邪正交争，当以脉断其虚实，弦者是邪气实，不失为下证，故生；涩者是正气虚，不可更下，故死。如有所见，独语与郑声、谵语不同。潮热，不恶寒，不大便，是可下证。（《伤寒论论注》）

【原文】

傷寒四五日，脉沉而喘滿，沉爲在裏，而反發其汗，津液越出，大便爲難，表虛裏實，久則讝語。（218）

【名家选注】

舒诏曰：而反发其汗，则津越便难，而成实矣。至久则谵语者，自宜大承气汤，此因夺液而成燥者，原非大热入胃者比，故仲景不出方，尚有微甚之斟酌耳。（《伤寒集注》）

【原文】

二陽併病，太陽證罷，但發潮熱，手足漐漐汗出，大便難而讝語者，下之則愈，宜大承氣湯。（220）

【名家选注】

成无己曰：本太阳病并于阳明，名曰并病。太阳证罢，是无表证；但发潮热，是热并阳明。一身汗出为热越，今手足漐漐汗出，是热聚于胃也，必大便难而谵语。《经》曰：手足漐漐然而汗出者，必大便已硬也，与大承气汤，以下胃中实热。（《注解伤寒论》）

【原文】

大下後，六七日不大便，煩不解，腹滿痛者，此有燥屎也。所以然者，本有宿食故也，宜大承氣湯。（241）

【名家选注】

柯琴曰：未病时本有宿食，故虽大下之后，仍能大实，痛随利减也。（《伤寒论注》）

【原文】

傷寒六七日，目中不了了，睛不和，無表裏證，大便難，身微熱者，此爲實也，急下之，宜大承氣湯。（252）

【名家选注】

尤怡曰：目中不了了者，目光不精而视物不明也。睛不和者，目直视而不圆转也。六七日，热盛而阴伤，故其证如此。无表里证，无头痛恶寒，而又无腹满谵语等证也。然而大便难，身微热，则实证已具，合之目中不了了，睛不和，其为热极阴伤无疑。故虽无大满大实，亦必以大承气汤急下。见稍迟，则阴竭不复而死耳。（《伤寒贯珠集》）

【原文】

少陰病，六七日，腹脹不大便者，急下之，宜大承氣湯。（322）

【名家选注】

方有执曰：腹胀不大便，胃实可知。急下者，少阴属水，恶土实也。（《伤寒论条辨》）

【原文】

病人不大便五六日，繞臍痛，煩躁，發作有時者，此有燥屎，故使不大便也。（239）

【名家选注】

柯琴曰：发作有时，是日晡潮热之时。二肠附脐，故绕痛，痛则不通矣。（《伤寒论注》）

第二节　小承气汤证

本节主要论述热实内结，腑气不通之大便难证治。

【原文】

陽明病，其人多汗，以津液外出，胃中燥，大便必鞕，鞕則讝語，小承氣湯主之。若一服讝語止者，更莫復服。（213）

【名家选注】

成无己曰：亡津液，胃燥，大便硬而谵语，虽无大热内结，亦须与小承气汤和其胃气。得一服谵语止，则胃燥以润，更莫复与承气汤，以本无实热故也。（《注解伤寒论》）

张锡驹曰：胃与大肠小肠交相贯通者也……是大承气者，所以通泄大肠而上承热气者也，故用朴、实以去留滞，大黄以涤腐秽，芒硝上承热气。小承气者，所以通泄小肠而上承胃气者也，故曰微和胃气者，是承制胃腑太过之气者也，不用芒硝而亦名承气者以此。若调胃承气，乃调和胃气而上承君火之热者也，以未成糟粕，故无用枳、朴之消留滞。此三承气之义也。承者，制也，谓制其太过之气也，故曰：亢则害，承乃制。（《伤寒论直解》）

【原文】

太陽病，若吐若下若發汗後，微煩，小便數，大便因鞕者，與小承氣湯和之愈。（250）

【名家选注】

张锡驹曰：此总论发汗吐下后，皆可以转属于阳明也。吐下汗后，则津液亡矣，津液亡于外则燥热甚于内，故微烦；又走其津液而小便数，则大便因小便之数而硬也。止可与小承气微和胃气则愈。（《伤寒论直解》）

第三节　大陷胸汤证

本节主要论述邪热内陷，水热结于胸腹之大便难证治。

【原文】

太阳病，重发汗而复下之，不大便五六日，舌上燥而渴，日晡所小有潮热，从心下至少腹鞭满而痛不可近者，大陷胸汤主之。（137）

【名家选注】

柯琴曰：此妄汗妄下，将转属阳明而尚未离乎太阳也。不大便五六日，舌上燥渴，日晡潮热，是阳明病矣。然心下者，太阳之位，小腹者，膀胱之室也。从心下至少腹硬满而痛不可近，是下后热入水结所致，而非胃家实，故不得名为阳明病也。若复用承气下之，水结不散，其变不可胜数矣。（《伤寒论注》）

尤怡曰：大陷胸与大承气，其用有心下与胃中之分。以愚观之，仲景所云心下者，正胃之谓。所云胃中者，正大小肠之谓也。胃为都会，水谷并居，清浊未分，邪气入之，夹痰杂食，相结不解，则成结胸。大小肠者，精华已去，糟粕独居，邪气入之，但与秽物结成燥粪而已。大承气专主肠中燥粪，大陷胸并主心下水食。燥粪在肠，必藉推逐之力，故须枳朴；水食在胃，必兼破饮之长，故用甘遂。且大承气先煮枳朴而后纳大黄；大陷胸先煮大黄而后纳诸药。夫治上者制宜缓，治下者制宜急，而大黄生则行速，熟则行迟，盖即一物，而其用又有不同如此。（《伤寒贯珠集》）

第四节　小柴胡汤证

本节主要论述少阳枢机不利，阳明内结之大便难证治。

【原文】

伤寒五六日，头汗出，微恶寒，手足冷，心下满，口不欲食，大便鞭，脉细者，此为阳微结，必有表，复有里也。脉沉，亦在里也，汗出为阳微，假令纯阴结，不得复有外证，悉入在里。此为半在里半在外也。脉虽沉紧，不得为少阴病，所以然者，阴不得有汗，今头汗出，故知非少阴也，可与小柴胡汤。设不了了者，得屎而解。（148）

【名家选注】

柯琴曰：大便硬谓之结，脉浮数能食曰阳结，沉迟不能食曰阴结。此条俱是少阴脉，谓五六日，又少阴发病之期，若谓阴不得有汗，则少阴亡阳，脉紧汗出者有矣。然亡阳与阴结有别，亡阳咽痛吐利，阴结不能食而大便反硬也。亡阳与阳结亦有别，三阴脉不至头，其汗在身；三阳脉盛于头，阳结则汗在头也。邪在阳明，阳盛，故能食，此谓纯阳结。邪在少阳，阳微，故不欲食，此谓阳微结，宜属小柴胡矣。然欲与柴胡汤，必究其病在半表。而微恶寒，亦可属少阴；但头汗，始可属之少阳。欲反复讲明头汗之义，可与小柴胡而勿疑也。上焦得通，则心下不满而欲食，津液得下，则大便自软而得便矣。此为少阴少阳之疑似证。（《伤寒论注》）

章楠曰：人身阳气，由肝胆而升，从肺胃而降，邪客少阳，则升降不利，柴胡味薄气清，专舒肝胆之郁，以升少阳之气，黄芩味薄苦降，凉而解热，同半夏从肺胃散逆止呕，此三味通调阴阳，以利升降之气也。人参甘草补中，姜枣调营卫，上下表里之气皆调达，故为少阳和解之主方。(《伤寒论本旨》)

【原文】

陽明病，脇下鞕滿，不大便而嘔，舌上白胎者，可與小柴胡湯，上焦得通，津液得下，胃氣因和，身濈然汗出而解。(230)

【名家选注】

张锡驹曰：此言小柴胡汤不特达阳明之气于外，更能调和上下之气，流通内外之津液也。夫阳明之气，由下而上，由内而外，出入于心胸，游行于腹胃，靡不借于少阳之枢。今阳明病胁下硬满者，不得由枢以出也。不得由枢以出，遂致三焦相混，内外不通矣。不大便者，下焦不通，津液不得下也；呕者，中焦不治，胃气不和也；舌上白胎者，上焦不通，郁于上也。可与小柴胡汤调和三焦之气，上焦得通而白胎去，津液得下而大便利，胃气因和而呕止，三焦通畅，气机旋转，身濈然汗出而解也。(《伤寒论直解》)

第五节　蜜煎导证

本节主要论述阴虚液亏，肠燥失润之大便难证治。

【原文】

陽明病，自汗出，若發汗，小便自利者，此爲津液內竭，雖鞕不可攻之，當須自欲大便，宜蜜煎導而通之。若土瓜根及與大豬膽汁，皆可爲導。(233)

蜜煎導方

食蜜七合

上一味，於銅器內，微火煎，當須凝如飴狀，攪之勿令焦著，欲可丸，併手捻作挺，令頭銳，大如指，長二寸許。當熱時急作，冷則鞕。以內穀道中，以手急抱，欲大便時乃去之。疑非仲景意，已試甚良。

又大豬膽一枚，瀉汁，和少許法醋，以灌穀道內，如一食頃，當大便出宿食惡物，甚效。

【名家选注】

程知曰：此言津液内竭有导通之法，不宜妄攻以再伤津液也。小便自利则内无实热，故须其自便，蜜煎以导其燥。土瓜根、猪胆汁，皆寒而润也。(《伤寒经注》)

程应旄曰：小便自利者，津液未肯还入胃中也。津液内竭而硬，故自欲大便，但苦不能出耳。须其有此光景时，方可从外导法渍润其肠，肠润则水流就湿，津液自归而还胃，故不但大便通，而小便亦从内转矣。(《伤寒论后条辨》)

柯琴曰：蜂蜜酿百花之英，所以助太阴之开；胆汁聚苦寒之津，所以润阳明之燥。虽用甘、用苦之不同，而滑可去着之理则一也。唯求地道之通，不伤脾胃之气。此为小便自利，津液内竭者设，而老弱虚寒无内热证者最宜之。(《伤寒附翼》)

第六节　麻子仁丸证

本节主要论述胃热肠燥津亏之大便难证治。

【原文】

趺陽脉浮而濇，浮則胃氣強，濇則小便數，浮濇相搏，大便則鞕，其脾爲約，麻子仁丸主之。（247）

麻子仁丸方

麻子仁二升　芍藥半斤　枳實半斤（炙）　大黃一斤（去皮）　厚朴一尺（炙，去皮）　杏仁一升（去皮尖，熬，別作脂）

上六味，蜜和丸如梧桐子大，飲服十九，日三服，漸加，以知爲度。

【名家选注】

程知曰：小便数与小便利有别，利是如常而长，数则里热而频下也。脾约之证当在太阳，所谓太阳阳明也。此是汗、吐、下后津液衰少，或平素胃热燥结之人感受风寒，邪未入胃，胃已先实者，不得不变下例而小润之，以通秘也。（《伤寒经注》）

柯琴曰：病在太阴，不可荡涤以取效，必久服而始和，盖阴无骤补之法，亦无骤攻之法。故取麻仁之甘平入脾，润而多脂者为君；杏仁之降气利窍，大黄之走而不守者为臣；芍药之滋阴敛液，与枳、朴之消导除积者为佐。炼蜜为丸，少服而渐加焉，以和为度。此调脾承气，推陈致新之和剂也。使脾胃更虚更实，而受盛传道之官各得其职，津液相成，精血相生，神气以清，内外安和，形体不敝矣。（《伤寒附翼》）

【原文】

問曰：何緣得陽明病？答曰：太陽病，若發汗，若下，若利小便，此亡津液，胃中乾燥，因轉屬陽明。不更衣，內實，大便難者，此名陽明也。（181）

【名家选注】

柯琴曰：此明太阳转属阳明之病，因有此亡津液之病机，成此胃家实之病根也。（《伤寒论注》）

【原文】

陽明病，本自汗出，醫更重發汗，病已差，尚微煩不了了者，此必大便鞕故也。以亡津液，胃中乾燥，故令大便鞕。當問其小便日幾行，若本小便日三四行，今日再行，故知大便不久出。今爲小便數少，以津液當還入胃中，故知不久必大便也。（203）

【名家选注】

尤怡曰：阳明病不大便，有热结与津竭两端。热结者，可以寒下，可以咸软；津竭者，必津回燥释，而后便可行也。兹已汗复汗，重亡津液，胃燥便硬，是当求之津液，而不可复行攻逐矣。小便本多而今数少，则肺中所有之水精不直输于膀胱，而还入于胃腑，于是燥者得润，硬者得软，结者得通，故曰不久必大便出。而不可攻之意隐然言外

矣。(《伤寒贯珠集》)

【原文】

脉阳微而汗出少者，爲自和也，汗出多者，爲太過。阳脉實，因發其汗，出多者，亦爲太過。太過者，爲陽絶於裏，亡津液，大便因鞕也。(245)

【名家选注】

张志聪曰：此言汗少为阴阳自和，汗多则阳盛阴虚，故为太过。阳绝于里者，以阴液外亡，表阳内陷，如绝于里而不行于外者然，是以土炎燥而大便因硬也。(《伤寒论集注》)

第七节　五苓散证

本节主要论述膀胱邪热，胃肠津亏之大便难证治。

【原文】

太陽病，寸緩、關浮、尺弱，其人發熱汗出，復惡寒，不嘔，但心下痞者，此以醫下之也。如其不下者，病人不惡寒而渴者，此轉屬陽明也；小便數者，大便必鞕，不更衣十日，無所苦也。渴欲飮水，少少與之，但以法救之。渴者，宜五苓散。(244)

【名家选注】

郑重光曰：小便既数矣，何反复利小便而重亡津液耶？盖胃中邪热迫小水而渗下，今复利其小水，而邪热随其下消，邪热既消，则津回而渴止，大便且自行矣。此《内经》通因通用之法也。(《伤寒论条辨续注》)

王晋三曰：苓，臣药也。二苓相辅，则五者之中，可为君药矣，故曰五苓。猪苓、泽泻相须，藉泽泻之咸以润下，茯苓、白术相须，藉白术之燥以升精。脾精升则湿热散，而小便利，即东垣欲降先升之理也。然欲小便利者，又难越膀胱一腑，故以肉桂热因热用，内通阳道，使太阳里水引而竭之，当知是汤专治留着之水，渗于肌肉而为肿满。若水肿与足太阴无涉者，又非对证之方。(《绛雪园古方选注》)

第八节　抵当汤证

本节主要论述阳明邪热与宿瘀相结之大便难证治。

【原文】

病人無表裏證，發熱七八日，雖脉浮數者，可下之。假令已下，脉數不解，合熱則消穀喜飢。至六七日不大便者，有瘀血，宜抵當湯。(257)

【名家选注】

成无己曰：七八日，邪入腑之时，病人无表里证，但发热，虽脉浮数，亦可与大承气汤下之。浮为热客于气，数为热客于血，下之，邪热去，而浮数之脉俱当解。若下后，数脉去而脉但浮，则是荣血间热并于卫气间也，当为邪气独留，心中则饥，邪热不杀谷，潮热发渴之证。此下之后，浮脉去而数不解，则是卫气间热合于荣血间也，热气合并，迫血下行，胃虚协热，消谷善饥。血至下焦，若大便利者，下血乃愈。若六七日不大便，则血不得行，蓄积于下为瘀血，与抵当汤以下去之。（《注解伤寒论》）

文通曰：此急下膀胱瘀血之正方也，主在下焦。方名抵当者，当即裆，乃胞中也。妇人无膀胱，为之胞中，故曰当。抵当，至也，谓此药直抵其当中，而下瘀血也。方用水蛭以破其胞中之血，盖取其潜也；用虻虫以破其心中之血，取其飞也。桃仁佐虻虫、水蛭而活血，以生军行之耳。（《百一三方解》）

第九节　其　他

一、燥火内结，腑气不通之大便难证

【原文】

太陽病中風，以火劫發汗，邪風被火熱，血氣流溢，失其常度。兩陽相熏灼，其身發黃。陽盛則欲衄，陰虛小便難。陰陽俱虛竭，身體則枯燥，但頭汗出，劑頸而還，腹滿微喘，口乾咽爛，或不大便，久則譫語，甚者至噦，手足躁擾，捻衣摸床。小便利者，其人可治。（111）

【名家选注】

张锡驹曰：或不大便，久则谵语者，风火之阳邪合并于阳明之燥气也。（《伤寒论直解》）

二、由湿转燥，胃燥伤津之大便难证

【原文】

傷寒脈浮而緩，手足自溫者，是爲繫在太陰。太陰者，身當發黃，若小便自利者，不能發黃。至七八日大便鞕者，爲陽明病也。（187）

【名家选注】

张璐曰：此太阴转属胃腑证也……下之宜桂枝大黄汤。（《伤寒缵论》）

三、霍乱吐利，津伤肠燥之大便难证

【原文】

傷寒，其脈微濇者，本是霍亂，今是傷寒，卻四五日，至陰經上，轉入陰必利，本嘔下利者，不可治也。欲似大便，而反矢氣，仍不利者，此屬陽明也，便必鞕，十三日愈，所以然者，經盡故也。下利後當便鞕，鞕則能食者愈，今反不能食，到後經中，頗能食，復過一經能食，過之一日當愈，不愈者，不屬陽明也。（384）

【名家选注】

章楠曰：下利者，太阴也，转属阳明后，必当便硬，硬则能食者愈……若不愈者，其病不属于阳明，又传于他经也。(《伤寒论本旨》)

第二十一章　发　黄 ▷▷▷▷

发黄者，目黄、肤黄、小便黄。其病因分为阴阳两端，阳黄多为湿热所致，起病急，病程短，黄色鲜明如橘色，常伴湿热或热毒炽盛之象；阴黄多由寒湿所致，起病缓，病程长，黄色晦暗如烟熏，常伴脾虚寒湿之象。《伤寒论》中所述"发黄"证共有五种：湿热蕴结，熏蒸肝胆的茵陈蒿汤证；热重于湿，壅滞三焦的栀子柏皮汤证；湿热内蕴，熏蒸肝胆，兼风寒束表的麻黄连轺赤小豆汤证；瘀热互结于下焦的抵当汤证；枢机不利，湿热内蕴，胆胃不和的小柴胡汤证。此外，又有寒湿中阻致黄，误用下法，湿热郁蒸致黄，误用火疗营血不布致黄。

第一节　茵陈蒿汤证

本节主要论述湿热蕴结，熏蒸肝胆，腑气壅滞之发黄证治。

【原文】

陽明病，發熱汗出者，此屬熱越，不能發黄也。但頭汗出，身無汗，劑頸而還，小便不利，渴引水漿者，此爲瘀熱在裏，身必發黄，茵蔯蒿湯主之。（236）

【名家选注】

程应旄曰：头汗出，身无汗，剂颈而还，足征阳热之气郁结于内而不得越，故但上蒸于头，头为诸阳之首故也。气不下达，故小便不利；府气过燥，故渴饮水浆。瘀热在里，指无汗言。无汗而小便利者，属寒；无汗而小便不利者，属湿热。两邪交郁，不能宣泄，故窒而发黄。解热除郁，无如茵陈，栀子清上，大黄涤下，通身之热得泄，何黄之不散也。（《伤寒论后条辨》）

文通曰：此治脾胃湿热在里之方也。茵陈蒿入脾散湿，栀子入胃去热，大黄导湿热下行。先煮茵陈蒿，后入栀子、大黄，则大黄、栀子不下大肠，而湿热从小便中泄去。仲景之方，先煎后煎，在在有法，不然则差之毫厘，失之千里矣。（《百十三方解》）

【原文】

傷寒七八日，身黄如橘子色，小便不利，腹微滿者，茵蔯蒿湯主之。（260）

【名家选注】

章楠曰：伤寒七八日，邪已入里化热，与胃湿郁蒸而身黄。如橘子色者，鲜明而不沉晦，此属胃之阳黄也。腹微满者，邪壅中焦，因而三焦气化皆窒，而小便不利。故以大黄通腑，茵陈、栀子解郁热，以化三焦之气，则湿从小便而去。以其热盛，故尿色赤

也。若阴黄属脾者，不可用下法，当运脾以利湿也。(《伤寒论本旨》)

【原文】

陽明病，無汗，小便不利，心中懊憹者，身必發黄。(199)

【名家选注】

卢之颐曰：阳明为阖，阖病者，病转开，故外证之汗出呈开于外，而内证之胃实仍阖于内也。若无汗并小便亦不利，此但阖无开矣，以致菀结懊憹，迫呈中见。此阳明之太阴，非太阴之阳明也。(《仲景伤寒论疏钞金錍》)

柯琴曰：阳明病法多汗，反无汗，则热不得越；小便不利，则热不得降；心液不支，故虽未经汗下，而心中懊憹也。无汗、小便不利，是发黄之原；心中懊憹，是发黄之兆。(《伤寒论注》)

第二节　栀子柏皮汤证

本节主要论述湿热相合，热重于湿，壅滞三焦之发黄证治。

【原文】

傷寒身黄發熱，栀子蘗皮湯主之。(261)

栀子蘗皮湯方

肥栀子十五箇（擘）　甘草一兩（炙）　黄蘗二兩

上三味，以水四升，煮取一升半，去滓，分温再服。

【名家选注】

尤怡曰：此热瘀而未实之证。热瘀，故身黄；热未实故发热而腹不满。栀子彻热于上，柏皮清热于下，而中未及实，故须甘草以和之耳。(《伤寒贯珠集》)

王晋三曰：栀子、柏皮，表剂也。以寒胜热，以苦燥湿，已得治黄之要矣。而乃缓以甘草者，黄必内合太阴之湿化。若发热者，热已不瘀于里，有出表之势，故汗下皆所不必，但当奠安脾土，使湿热二邪不能复合，其黄自除。(《绛雪园古方选注》)

第三节　麻黄连轺赤小豆汤证

本节主要论述湿热内阻，风寒外束之发黄证治。

【原文】

傷寒瘀熱在裏，身必黄，麻黄連軺赤小豆湯主之。(262)

麻黄连軺赤小豆湯方

麻黄二兩（去節）　連軺二兩（連翹根是）　杏仁四十箇（去皮尖）　赤小豆一升　大棗十二枚（擘）　生梓白皮一升（切）　生薑二兩（切）　甘草二兩（炙）

上八味，以潦水一斗，先煮麻黄再沸，去上沫，内諸藥，煮取三升，去滓，分温三服，半日服盡。

【名家选注】

成无己曰：湿热相交，民多病瘅。瘅，黄也。伤寒为寒湿在表，发黄为瘀热在里，与麻黄连轺赤小豆汤除热散湿。（《注解伤寒论》）

柯琴曰：此汤为麻黄汤之变剂也。伤寒不用麻黄发汗，而反下之，热不得越，因瘀于里，热邪上炎，故头有汗。无汗之处，湿热熏蒸，身必发黄。水气上溢皮肤，故小便不利。此心肺为瘀热所伤，营卫不和故耳。夫皮肤之湿热不散，仍当发汗，而在里之瘀热不清，非桂枝所宜。必择味之酸苦，气之寒凉，而能调和营卫者，以凉中发表，此方所由制也。小豆赤色，心家谷也，酸以收心气，甘以泻心火，专走血分，通经络，行津液，而利膀胱；梓白皮色白，肺家药也，寒能清肺热，苦以泻肺气，专走气分，清皮肤，理胸中，而散烦热，故以为君。佐连翘、杏仁以泻心，麻黄、生姜以开表，甘草、大枣以和胃。潦水味薄，流而不止，故能降火而除湿。取而煮之，半日服尽者，急方通剂，不必缓也。（《伤寒附翼》）

许宏曰：问曰：发黄之证有数方，各有所主乎？答曰：麻黄连轺赤小豆方乃治余汗不尽，瘀热在里，身必发黄，其脉浮者所设，取微汗之；茵陈蒿汤乃治瘀热在里，身发必黄，其脉沉实，为表邪已散者所设，取微利之；栀子柏皮汤乃治表里皆热者之所设，不可汗下，只此解之；茵陈五苓散治发汗后发渴，小便不通，身目皆黄者所设，以取其利小便也。（《金镜内台方议》）

第四节 抵当汤证

本节主要论述瘀热互结下焦之发黄证治。

【原文】

太陽病身黄，脉沉結，少腹鞕，小便不利者，爲無血也。小便自利，其人如狂者，血證諦也，抵當湯主之。（125）

【名家选注】

成无己曰：身黄脉沉结，少腹硬，小便不利者，胃热发黄也，可与茵陈汤。身黄，脉沉结，少腹硬，小便自利，其人如狂者，非胃中瘀热，为热结下焦而为蓄血也，与抵当汤以下蓄血。（《注解伤寒论》）

柯琴曰：燥血结于膀胱而发黄，营气不敷故也。蛭，昆虫之饮血者也，而利于水；虻，飞虫之吮血者，而利于陆。以水陆之善取血者，用以攻膀胱蓄血，使出乎前阴。佐桃仁之苦甘而推陈致新，大黄之苦寒而荡涤邪热。名之曰抵当者，直抵其当攻之处也。（《伤寒论注》）

第五节 小柴胡汤证

本节主要论述枢机不利，湿热内蕴，胆胃不和之发黄证治。

【原文】

陽明中風，脉弦浮大而短氣，腹都滿，脇下及心痛，久按之氣不通，鼻乾不得汗，嗜臥，一身及目悉黃，小便難，有潮熱，時時噦，耳前後腫，刺之小差，外不解，病過十日，脉續浮者，與小柴胡湯。(231)

【名家选注】

张锡驹曰：此言阳明主阖，必藉少阳之枢、太阳之开，若阖而不能开转，则一息不运针机穷矣。故《经》曰："太阳为开，阳明为阖，少阳为枢"，三经者，不得相失也。阳明中风脉弦浮大者，以阳明之病而见三阳之脉也。阳明主阖，不得由枢而开，故短气。夫不能从开枢而出，阖于腹，则腹满，阖于胁，则胁下及心痛也。久按者，按其心腹与胁下也；久按之则阖而复阖，故气不通也。阳明之脉，起于鼻，其津液为汗，气阖于内，津液不得外达，故鼻干不得汗也。嗜卧者，阳明随卫气而行于阴也。一身及面目悉黄者，土郁而色现也。小便难者，脾不能为胃行其津液也。有潮热者，随旺时而热也。时时哕者，阳明气逆也。耳前后肿者，逆于少阳之经也。刺之小差者，经气少通也。外不解者，不能从枢而出也。"病过十日"直贯至"不治"句，盖言病过十日，又当三阴受邪，若脉续浮者，不涉于阴，仍欲从少阳之枢而出也，故与小柴胡汤以转其枢；脉但浮，无他余之证者，欲从太阳之开而出也，故与麻黄汤以助其开。若不能从太阳之开、少阳之枢，逆于三阴之分，则不尿腹满加哕矣。夫不尿则甚于十日前之小便难也，加哕更甚于十日前之时时哕也。枢转不出，逆于三阴，故为不治。(《伤寒论直解》)

第六节　其　他

一、寒湿中阻，脾阳不振，肝胆疏泄失职之发黄证

【原文】

傷寒脉浮而緩，手足自溫者，是爲繫在太陰。太陰者，身當發黃，若小便自利者，不能發黃。至七八日大便鞕者，爲陽明病也。(187)

【名家选注】

方有执曰：缓以候脾，脾主四末，故手足自温，为系在太阴。身当发黄者，脾为湿土，为胃之合，若不能为胃以行其津液，湿着不去，则郁蒸而身发黄，黄为土色，土主肌肉故也。小便自利，津液行也，行则湿去矣，所以不能发黄，胃中干，大便硬，而为阳明病也。(《伤寒论条辨》)

汪琥曰：太阴为湿土之经，寒湿相搏，郁蒸成热，身当发黄。黄者，土郁之色也。若其人小便自利，则脾湿去而热不内郁，不能发黄。(《伤寒论辨证广注》)

【原文】

傷寒脉浮而緩，手足自溫者，繫在太陰；太陰當發身黃，若小便自利者，不能發

黄；至七八日，雖暴煩下利日十餘行，必自止，以脾家實，腐穢當去故也。（278）

【名家选注】

王好古曰：若面黄而洁，或黄洁俱见，脉浮沉不一，缓而迟者，伤在太阴脾之经也。理中丸。（《阴证略例》）

【原文】

傷寒發汗已，身目爲黄，所以然者，以寒濕在裏不解故也。以爲不可下也，於寒濕中求之。（259）

【名家选注】

成无己曰：《金匮要略》曰：黄家所起，从湿得之。汗出热去，则不能发黄。发汗已，身目为黄者，风气去湿气在也。脾恶湿，湿气内着，脾色外夺者，身目为黄。若瘀血在里发黄者，则可下；此以寒湿在里，故不可下，当从寒湿法治之。（《注解伤寒论》）

柯琴曰：发黄有因瘀热者，亦有因寒邪者，有因于燥令者，亦有因于湿化者，则寒湿在里，与瘀热在里不同，是非汗、下、清三法所可治矣……当温中散寒而除湿，于真武、五苓辈求之。（《伤寒论注》）

【原文】

得病六七日，脉遲浮弱，惡風寒，手足溫。醫二三下之，不能食，而脅下滿痛，面目及身黄，頸項强，小便難者，與柴胡湯，後必下重。本渴飲水而嘔者，柴胡湯不中與也，食穀者噦。（98）

【名家选注】

方有执曰：六七日，经尽之时也，脉迟浮弱，风寒入里而表未除，所以犹恶风寒也。手足温，半入里而未可下也。不能食，误下而里伤也。胁下满痛，邪搏少阳也。面目及身黄，土受木贼而色外薄也。颈项强，太阳阳明之证犹在也。小便难，亡津液也，后以大便言，下重者，柴胡寒里，阴已虚而气滞也。本渴而饮水呕者，水逆也。柴胡不中与者，以呕由水逆，非少阳或为之证也。食谷者哕，言过饱则亦当哕噫。申明上文，非柴胡所宜之意。末后疑有脱落。（《伤寒论条辨》）

章楠曰：脉迟浮弱恶风寒，其人阳虚，表邪未罢也。手足温者，脾胃本和，二三下之，气伤不能食，表邪陷入少阳，而胁下满痛，颈项强也。小便难者，三焦气窒，水道不行，故郁而发黄。只可与柴胡汤，转少阳之枢。其枢虽转，而水气下坠，则必后重，皆因二三下之之故也。若本渴，而饮水呕者，是为水逆。故亦小便不利，当用五苓散，柴胡不中与也。其脾胃大伤，故食谷者哕。哕者，空呕也。（《伤寒论本旨》）

【原文】

陽明病，脉遲，食難用飽，飽則微煩頭眩，必小便難，此欲作穀癉。雖下之，腹滿如故，所以然者，脉遲故也。（195）

【名家选注】

方有执曰：癉，黄病也；谷癉，水谷之湿蒸发而身黄也。（《伤寒论条辨》）

吴谦曰：阳明病不更衣，已食如饥，食辄腹满脉数者，则为胃热，可下证也。今脉迟，迟为中寒，中寒不能化谷，所以虽饥欲食，食难用饱，饱则烦闷，是健运失度也。清者阻于上升，故头眩；浊者阻于下降，故小便难。食郁湿瘀，此欲作谷疸之征，非阳明热湿，腹满发黄者比。虽下之腹满暂减，顷复如故，所以然者，脉迟中寒故也。（《医宗金鉴》）

二、误用下法，热不得越，与湿相合，熏蒸肝胆之发黄证

【原文】

太陽病，脉浮而動數，浮則爲風，數則爲熱，動則爲痛，數則爲虛，頭痛發熱，微盜汗出，而反惡寒者，表未解也。醫反下之，動數變遲，膈內拒痛。胃中空虛，客氣動膈，短氣躁煩，心中懊憹，陽氣內陷，心下因鞕，則爲結胸，大陷胸湯主之。若不結胸，但頭汗出，餘處無汗，劑頸而還，小便不利，身必發黃。（134）

【名家选注】

万全曰：此条分二证，太阳病至表未解也，言当发汗医反下之，治之逆也。动数变迟以下十句，言其病发于阳而下之，热入因作结胸之候也。若不结胸以下，言其当汗不汗，热不得越而发黄之候也。此亦太阳本经自病失于汗下之逆证也。（《伤寒摘锦》）

张锡驹曰：此论中风因下而成结胸也。风性浮越，故浮则为风；风乃阳邪，故数则为热；阴阳相搏，故动则为痛；邪盛则正虚，故数则为虚；病太阳之高表，则头痛；得标阳之热化，则发热。微盗汗出者，邪伤阴分也；恶寒者，邪伤表阳也。邪及于阴，则不复在表，今微汗出而反恶寒者，此表未解也。医反下之，表邪乘虚而入，故动数之脉变迟。邪气内入，膈气拒之，邪正相持，故拒痛也；邪气入，正气虚，故胃中空虚；客气者，外入之邪气也；膈之上为心肺，膈之下为肝肾，呼出心与肺，吸入肝与肾，客气动膈，则呼吸之气不相接续，故短气；上下水火之气不交，故躁烦；心中懊憹者，躁烦之极也；阳气内陷者，太阳之气随邪而内陷也。内陷于心则心下因硬，此为结胸，故用大黄、芒硝、甘遂大苦咸寒之剂，直达胸所，一鼓而下。若不结胸，而陷于太阴湿土之分，则湿热相并，上蒸于头，故但头汗出；津液不能旁达，故余处无汗，剂颈而还；水道不行，则湿热内郁，必外熏于皮肤，故小便不利，身必发黄也。（《伤寒论直解》）

【原文】

陽明病，面合色赤，不可攻之，必發熱色黃者，小便不利也。（206）

【名家选注】

卢之颐曰：阳明病，面合赤色者……犹怫郁在表，未溜于府，当解之熏之，不可攻之，攻之必蒸蒸发热，色黄，小便不利，转呈中见之湿化矣。（《仲景伤寒论疏钞金錍》）

钱潢曰：其所以必发热色黄者，以小便不利，湿与热并，郁蒸于里故也。若小便利，必不能发黄矣。（《伤寒溯源集》）

三、误用火疗，热蒸血瘀，营气不布之发黄证

【原文】

太陽病，發熱而渴，不惡寒者爲溫病。若發汗已，身灼熱者，名風溫。風溫爲病，脉陰陽俱浮，自汗出，身重，多眠睡，鼻息必鼾，語言難出。若被下者，小便不利，直視失溲。若被火者，微發黄色，劇則如驚癇，時瘛瘲，若火熏之。一逆尚引日，再逆促命期。(6)

【名家选注】

成无己曰：发热而渴，不恶寒者，阳明也。此太阳受邪，知为温病，非伤寒也。积温成热，所以发热而渴，不恶寒也。伤寒发汗已，则身凉；若发汗已，身灼热者，非伤寒，为风温也。风伤于上，而阳受风气，风与温相合，则伤卫。脉阴阳俱浮，自汗出者，卫受邪也。卫者气也，风则伤卫，温则伤气，身重，多眠睡者，卫受风温而气昏也。鼻息必鼾，语言难出者，风温外甚，而气拥不利也。若被下者，则伤脏气，太阳膀胱经也。《内经》曰：膀胱不利为癃，不约为遗溺。癃者，小便不利也。太阳之脉起目内眦。《内经》曰：瞳子高者，太阳不足，戴眼者，太阳已绝。小便不利、直视失溲，为下后竭津液，损脏气，风温外胜。《经》曰：欲绝也为难治。若被火者，则火助风温成热，微者热瘀而发黄；剧者热甚生风，如惊痫而时瘛瘲也。先曾被火为一逆，若更以火熏之，是再逆也。一逆尚犹延引时日而不愈，其再逆者，必致危殆，故云促命期。(《注解伤寒论》)

陈念祖曰：若更被火灸或烧针者，以热攻热，肾败而现出克攻之象，微为皮肤发黄色，为土克水，剧则热亢攻心，如惊痫。热极生风，时瘛瘲，其皮肤不止发黄，竟若火熏之，现出黄中带黑之色。(《伤寒论浅注》)

【原文】

太陽病中風，以火劫發汗，邪風被火熱，血氣流溢，失其常度。兩陽相熏灼，其身發黄。陽盛則欲衄，陰虛小便難。陰陽俱虛竭，身體則枯燥，但頭汗出，劑頸而還，腹滿微喘，口乾咽爛，或不大便，久則讝語，甚者至噦，手足躁擾，捻衣摸床。小便利者，其人可治。(111)

【名家选注】

吴谦曰：太阳病中风，不以桂枝汤汗之，而以火劫发汗，故致生诸逆也。风属阳邪，被火益热，故血气流溢，失其常度也。以风火俱阳，故曰两阳熏灼；热蒸血瘀达于肌表，故其身发黄也。(《医宗金鉴》)

柯琴曰：凡伤寒之病，以阳为主，故最畏亡阳，而火逆之病，则以阴为主，故最怕阴竭。小便利者为可治，是阴不虚，津液未亡，太阳膀胱之气化犹在也。阳盛阴虚，是火逆一症之纲领。阳盛则伤血，阴虚则亡津，又是伤寒一书之大纲领。(《伤寒论注》)

【原文】

陽明病，被火，額上微汗出，而小便不利者，必發黄。(200)

【名家选注】

方有执曰：阳明之脉，循发际，至额颅，故被火热甚，汗出额上也。黄，火迫土也。(《伤寒论条辨》)

舒诏曰：太阳邪风被火热，两阳相熏灼，其身发黄，今阳明被火者亦然，总为无汗与小便不利而致。其所以无汗者，非腠理闭密也；小便不利者，非气化不行也，盖以津液被劫，无阴以化之也。(《伤寒集注》)

第二十二章　烦　躁 ▷▷▷▷

伤寒烦躁，何以明之？烦为扰扰而烦，躁为愤躁之躁。合而言之，烦躁为热也。析而分之，烦也、躁也，有阴阳之别焉。烦，阳也；躁，阴也。烦为热之轻，躁为热之盛。《伤寒论》中所述"烦躁"证，共有八种：伤寒兼阴阳两虚的甘草干姜汤证；风寒外束，阳郁内热的大青龙汤证；阳气暴虚，阴寒内盛的干姜附子汤证；少阴阳虚，阴液不足的茯苓四逆汤证；水蓄膀胱，气化不利，兼有表证的五苓散证；心阳虚弱，心神不敛的桂枝甘草龙骨牡蛎汤证；燥屎内结，阳明热实的大承气汤证；肾阳虚衰，浊阴上逆的吴茱萸汤证。

第一节　甘草干姜汤证

本节主要论述伤寒兼阴阳两虚之烦躁证治。

【原文】

傷寒脉浮，自汗出，小便數，心煩，微惡寒，脚攣急，反與桂枝欲攻其表，此誤也。得之便厥，咽中乾，煩躁，吐逆者，作甘草乾薑湯與之，以復其陽；若厥愈足溫者，更作芍藥甘草湯與之，其脚即伸；若胃氣不和，讝語者，少與調胃承氣湯；若重發汗，復加燒針者，四逆湯主之。(29)

【名家选注】

张璐曰：此阳虚营卫俱伤，误用桂枝，治风遗寒，治表遗里之变证也。脉浮自汗，固为在表之风邪，而小便数，心烦，则邪又在里。加以微恶寒，则在里为寒邪。更加脚挛急，则寒邪颇重矣。乃用桂枝独治其表，则阳愈虚，阴愈无制，故得之便厥也。桂枝误矣，麻黄、青龙更可知也。阴寒内凝，总无攻表之理，甘草干姜汤，复其阳者，即所以散寒也。厥愈足温，不但不必治寒，且虑前之辛热有伤其阴，而足挛转锢，故随用芍药甘草以和阴，而伸其脚。设胃气不和而谵语，则胃中津液为热所耗，故少与调胃承气汤，以和胃而止其谵语，多与则为下而非和矣。若不知此证之不可汗，而重发其汗，复加烧针，则阳之虚者，必造于亡，阴之无制者，必致犯上无等，此则有四逆汤以回其阳，尚恐不胜，况可兼阴为治乎。（《伤寒缵论》）

汪琥曰：此条系真寒证，误作桂枝汤攻其表而损其阳，阴阳气血俱虚，故作甘草干姜汤以复其阳气，更作芍药甘草汤以益其阴血，少与调胃承气汤者，此反治法也，以四逆汤主之，此为正治之法。（《伤寒论辨证广注》）

【原文】

問曰：證象陽旦，按法治之而增劇，厥逆，咽中乾，兩脛拘急而讝語。師曰：言夜半手足當溫，兩腳當伸。後如師言，何以知此？答曰：寸口脈浮而大，浮爲風，大爲虛，風則生微熱，虛則兩脛攣，病形象桂枝，因加附子參其間，增桂令汗出，附子溫經，亡陽故也。厥逆咽中乾，煩躁，陽明內結，讝語煩亂，更飲甘草乾薑湯，夜半陽氣還，兩足當熱，脛尚微拘急，重與芍藥甘草湯，爾乃脛伸，以承氣湯微溏，則止其讝語，故知病可愈。（30）

【名家选注】

成无已曰：阳旦，桂枝汤别名也。前证脉浮自汗出，小便数，心烦，微恶寒，脚挛急，与桂枝汤证相似，是证象阳旦也。与桂枝汤而增剧，得寸口脉浮大，浮为风邪，大为血虚，即于桂枝汤加附子，温经以补虚，增桂令汗出以祛风。其有治之之逆而增厥者，与甘草干姜汤，阳复而足温，更与芍药甘草汤，阴和而胫伸。表邪已解，阴阳已复，而有阳明内结，谵语烦乱，少与调胃承气汤，微溏泄以和其胃，则阴阳之气皆和，内外之邪悉去，故知病可愈。（《注解伤寒论》）

李中梓曰：浮为风，合为桂枝汤。大为虚，虚而痉挛者，寒则筋急也。非附子不能温经以舒筋，故加之。厥逆咽干烦躁，此阴躁也。虽内结谵语，而阳气未回，故以甘草干姜温理中气，为脾主四肢，又甘能缓急也。及阳气已还，则除去温剂，虽胫尚拘急，不过以芍药和营而已。直待胫伸，寒症尽去，然后以承气止其谵语。盖内结者，非承气不能除耳。一症也，始而大温之，即而微温，又即而微寒之，终而大寒之，非有见垣之智者，未易语此。后人遇此症，岂复能出此手耶。（《伤寒括要》）

第二节　大青龙汤证

本节主要论述风寒外束，阳郁内热之烦躁证治。

【原文】

太陽中風，脉浮緊，發熱惡寒，身疼痛，不汗出而煩躁者，大青龍湯主之。若脉微弱，汗出惡風者，不可服之。服之則厥逆，筋惕肉瞤，此爲逆也。（38）

大青龍湯方

麻黃六兩（去節）　桂枝二兩（去皮）　甘草二兩（炙）　杏仁四十枚（去皮尖）　生薑三兩（切）　大棗十枚（擘）　石膏如雞子大（碎）

上七味，以水九升，先煮麻黃，減二升，去上沫，內諸藥，煮取三升，去滓，溫服一升，取微似汗。汗出多者，溫粉粉之。一服汗者，停後服。若復服，汗多亡陽遂虛，惡風煩躁，不得眠也。

【名家选注】

万全曰：识证之妙，在不汗出烦躁五字，若无烦躁，乃麻黄汤证也。（《伤寒摘锦》）

卢之颐曰：此以中风为本，反脉紧身疼痛，不汗出，反似寒本者，即首条所称化气盛于本气者是也。故本之风气似隐，标之寒化反显，释风寒两感者谬矣。脉浮即标象，发热即本病，恶寒即标化，虽风专令，此亦显现，独烦躁一证，表风木之动性，扰乱在内者，畏标寒敛束在外故也。(《仲景伤寒论疏钞金铧》)

第三节　干姜附子汤证

本节主要论述阳气暴虚，阴寒内盛之烦躁证治。

【原文】

下之後，復發汗，晝日煩躁不得眠，夜而安靜，不嘔，不渴，無表證，脉沉微，身無大熱者，乾薑附子湯主之。(61)

乾薑附子湯方

乾薑一兩　附子一枚（生用，去皮，切八片）

上二味，以水三升，煮取一升，去滓，頓服。

【名家选注】

柯琴曰：当发汗而反下之，下后不解，复发其汗，汗出而里阳将脱，故烦躁也。昼日不得眠，虚邪独据于阳分也；夜而安静，知阴不虚也。不呕渴，是无里热；不恶寒头痛，是无表证。脉沉微，是纯阴无阳矣；身无大热，表阳将去矣。幸此微热未除，烦躁不宁之际，独任干姜生附，以急回其阳，此四逆之变剂也。(《伤寒论注》)

吴谦曰：既下之以虚其里，复发汗以虚其表，阴阳两虚，阳无所附。夜而安静，不呕不渴，是内无阳证也；无表证，身无大热，脉沉微，是外无阳证也。表里无阳，内外俱阴，唯有昼日烦躁不得眠，一假阳证，则是独阴自治于阴分，孤阳自扰于阳分，非相胜乃相离也，故以干姜附子汤，助阳以配阴。盖以阴虽盛而未相格，阳气微而自不依附也。(《医宗金鉴》)

第四节　茯苓四逆汤证

本节主要论述少阴阳虚，阴液不足之烦躁证治。

【原文】

發汗，若下之，病仍不解，煩躁者，茯苓四逆湯主之。(69)

茯苓四逆湯方

茯苓四兩　人參一兩　附子一枚（生用，去皮，破八片）　甘草二兩（炙）乾薑一兩半

上五味，以水五升，煮取三升，去滓，溫服七合，日二服。

【名家选注】

成无己曰：发汗若下，病宜解也，若病仍不解，则发汗外虚阳气，下之内虚阴气，阴阳俱虚，邪独不解，故生烦躁。与茯苓四逆汤，以复阴阳之气。(《注解伤寒论》)

卢之颐曰：发汗或下之，本气病形仍未解，转增烦躁者，太阳中见少阴火化也，急当救里。反复假从中治，惩躁雪烦，主以四逆。原属强汗妄下所致，更协人参，济倾扶弱；佐以茯苓，吸化归原。但是方急疾如火，非阴极躁烦，嫌于无阳者，行险而不失正。(《仲景伤寒论疏钞金铧》)

第五节　五苓散证

本节主要论述水蓄膀胱，气化不利，兼有表证之烦躁证治。

【原文】

太陽病，發汗後，大汗出，胃中乾，煩躁不得眠，欲得飲水者，少少與飲之，令胃氣和則愈。若脉浮，小便不利，微熱消渴者，五苓散主之。(71)

【名家选注】

张璐曰：不行解肌，反行发汗，致津液内耗，烦躁不眠，求救于水。若水入不解，脉转单浮，则无他变而邪还于表矣。脉浮本当用桂枝，何以变用五苓耶？盖热邪得水，虽不全解，势必衰其大半，所以邪既还表，其热亦微，兼以小便不利，证成消渴，则府热全具，故不单解而从两解也。(《伤寒缵论》)

柯琴曰：妄发其汗，津液大泄，故胃中干。汗为心液，汗多则离中水亏，无以济火，故烦。肾中水衰，不能制火，故躁。精气不能游溢以上输于脾，脾不能为胃行其津液，胃不和，故不得眠。内水不足，须外水以相济，故欲饮水，此便是转属阳明症。水能制火而润土，水土合和，则胃家不实，故病愈。但勿令恣饮，使水气为患而致悸喘等症也。所以然者，其人内热尚少，饮不能多，勿多与耳。如饮水数升而不解者，又当与人参白虎汤矣。(《伤寒论注》)

第六节　桂枝甘草龙骨牡蛎汤证

本节主要论述心阳虚弱，心神不敛之烦躁证治。

【原文】

火逆下之，因燒針煩躁者，桂枝甘草龍骨牡蠣湯主之。(118)

桂枝甘草龍骨牡蠣湯方

桂枝一兩（去皮）　　甘草二兩（炙）　　牡蠣二兩（熬）　　龍骨二兩

上四味，以水五升，煮取二升半，去滓，溫服八合，日三服。

【名家选注】

张璐曰：此证误而又误，虽无惊狂等证，然烦躁则外邪未尽之候，亦真阳欲亡之机。故用桂枝以解其外，龙骨牡蛎以安其内，不用蜀漆者，阴中火邪，未至逆乱，无取急追以滋扰害也。(《伤寒缵论》)

张锡驹曰：火逆则启其阳，下之则陷其阴，复因烧针则阴阳愈相乖离，阳在上不得遇阴而烦，阴在下不得遇阳而躁。用龙骨以保心气，牡蛎以益肾精，桂枝甘草所以资助中焦而交通上下阴阳之气者也。(《伤寒论直解》)

第七节 大承气汤证

本节主要论述燥屎内结，阳明热实之烦躁证治。

【原文】

陽明病，下之，心中懊憹而煩，胃中有燥屎者，可攻。腹微滿，初頭鞕，後必溏，不可攻之。若有燥屎者，宜大承氣湯。(238)

【名家选注】

成无己曰：下后，心中懊恼而烦者，虚烦也，当与栀子豉汤。若胃中有燥屎者，非虚烦也，可与大承气汤下之。其腹微满，初硬后溏，是无燥屎，此热不在胃而在上也，故不可攻。(《注解伤寒论》)

方有执曰：可攻以上，以转矢气言。懊恼，悔恼痛恨之意。盖药力未足以胜病，燥硬欲行而搅作，故曰可攻，言当更服汤以促之也。腹微满以下，以不转矢气言。头硬后溏，里热轻也，故曰不可攻之，言当止汤勿服也。末二句，乃申上节以决治意。(《伤寒论条辨》)

【原文】

病人不大便五六日，繞臍痛，煩躁，發作有時者，此有燥屎，故使不大便也。(239)

【名家选注】

汪琥曰：绕脐痛者，邪已入下脘及肠中也……仲景用大承气汤证，必辨其有燥屎，则是前言潮热谵语，手足汗出，转矢气，其法可谓备矣。此条复云绕脐痛，可见证候多端，医者所当通变而诊治之也。(《伤寒论辨证广注》)

张志聪曰：此论内有燥屎，乃承上文之意而申言之也。病人不大便五六日，则热邪在里；绕脐痛者，入于胃下，近于大肠也；烦躁者，阳明火热之气化，心烦而口燥也；发作有时者，随阳明气旺之时而发也。此有燥屎在肠胃，故使不大便也。不言大承气汤者，省文也。上文云"若有燥屎者，宜大承气汤"，此接上文而言"此有燥屎"，则亦宜大承气汤明矣。(《伤寒论集注》)

【原文】

得病二三日，脉弱，無太陽、柴胡證，煩躁，心下鞕。至四五日，雖能食，以小承氣湯，少少與，微和之，令小安，至六日，與承氣湯一升。若不大便六七日，小便少者，雖不受食，但初頭鞕，後必溏，未定成鞕，攻之必溏；須小便利，屎定鞕，乃可攻之，宜大承氣湯。(251)

【名家选注】

韩祗和曰：病人至六七日，不大便，若其两手寸脉小，尺中脉大，亦不可下之。虽

不服下药而大便者，则必先硬而后溏，盖由腹中有阴气也。仲景《论》曰：先硬后软，不可攻也，况鸭溏乎。（《伤寒微旨论》）

庞安时曰：凡下证小便不利，或尚少，未可攻之也。（《伤寒总病论》）

第八节　吴茱萸汤证

本节主要论述肾阳虚衰，浊阴上逆之烦躁证治。

【原文】

少陰病，吐利，手足逆冷，煩躁欲死者，吳茱萸湯主之。（309）

【名家选注】

卢之颐曰：既吐且利，胃亡输纳衡量之所致也。盖能尽其衡量者，皆系于生气之原。所谓生气之原者，谓肾间动气也。此三焦之原，若釜底之灼然薪炭耳；此呼吸之门，若轮机之鼓扇，乃得灼然薪炭耳。设薪抽轮撤，则输者忘其输，而纳者亦忘其纳矣。诸阳本失，四维相代，手足逆冷，烦躁欲死也。（《仲景伤寒论疏钞金锌》）

柯琴曰：少阴病，吐利，烦躁四逆者死。四逆者，四肢厥冷，兼臂胫而言；此云手足，是指指掌而言，四肢之阳犹在。（《伤寒论注》）

第九节　其　他

一、结胸之烦躁证

【原文】

結胸證悉具，煩躁者亦死。（133）

【名家选注】

张璐曰：亦字承上，见结胸证全具，更加烦躁，即不下亦主死也。烦躁易为主死耶？盖邪结于胸，虽藉药力以开之，而所以载药力上行者，胃气也。胃气充溢于津液之内，汗之津液一伤，下之津液再伤，至热邪搏饮结于当胸，而津液又急奔以应上，正有不尽不已之势，胃气垂绝，能无败乎？（《伤寒缵论》）

张志聪曰：结胸证悉具者，在外之如柔痓状，在内之膈内拒痛，外内之证悉具也。烦躁者，上下之阴阳不相交济也。故上节外内相离者死，此上下不交者亦死。（《伤寒论集注》）

二、阳明误治之烦躁证

【原文】

陽明病，脉浮而緊，咽燥口苦，腹滿而喘，發熱汗出，不惡寒反惡熱，身重。若發汗則躁，心憒憒反讝語。若加溫針，必怵惕煩躁不得眠。若下之，則胃中空

虚，客氣動膈，心中懊憹，舌上胎者，栀子豉湯主之。(221)

【名家选注】

尤怡曰：浮而紧，阳明表里之脉然也；咽燥口苦，腹满而喘，发热汗出，不恶寒，反恶热，身重，阳明入里之证然也。是为邪已入里，则气连于表，内外牵制，汗下俱碍。是以汗之而邪不能出于表，则躁，心愦愦然昏乱而谵语；火之而热且扰于中，则怵惕烦躁不得眠；下之而邪不尽于里，则胃气徒虚，客气内动，心中懊憹。若舌上胎白者，邪气盛于上焦，故与栀子豉汤，以越胸中之邪，所谓病在胸中当须吐之是也。(《伤寒贯珠集》)

吴谦曰：此承前条互发其义，以明其治也。前条表证居多，戒不可误下；此条表里混淆，脉证错杂，不但不可误下，亦不可误汗也。若以脉浮而紧，误发其汗，则夺液伤阴；或加烧针，必益助阳邪，故谵语烦躁，怵惕愦乱不眠也；或以证之腹满、恶热而误下之，则胃中空虚，客气邪热，扰动胸膈，心中懊憹，舌上生胎，是皆误下之过，宜以栀子豉汤一涌而可安也。(《医宗金鉴》)

三、少阴危候之烦躁证

【原文】

少陰病，脉微細沉，但欲臥，汗出不煩，自欲吐，至五六日自利，復煩躁不得臥寐者死。(300)

【名家选注】

成无己曰：阴气方盛，至五六日传经尽，阳气得复则愈；反更自利，烦躁，不得卧寐，则正气弱，阳不能复，病胜脏，故死。(《注解伤寒论》)

方有执曰：脉微沉细，但欲卧，少阴之本病也；汗出而不作烦热，无阳也；欲吐，经中之邪不退也；自利，藏病进也；更复烦躁不得卧寐者，阳欲绝而扰乱不宁也。(《伤寒论条辨》)

四、熱少微厥之烦躁证

【原文】

傷寒熱少微厥，指頭寒，嘿嘿不欲食，煩躁。數日小便利，色白者，此熱除也，欲得食，其病爲愈。若厥而嘔，胸脇煩滿者，其後必便血。(339)

【名家选注】

方有执曰：热少厥微，邪浅也，所以手足不冷，而但指头寒。默默，谓无言也；不欲食，厥阴之脉夹胃也；烦躁则内热，故以小便利、色白为热除也；欲食，邪退而胃回也。厥而呕，胸胁烦满者，厥阴脉夹胃贯膈，布胁肋也。便血，肝不纳也。(《伤寒论条辨》)

王肯堂曰：呕而胸胁烦满者，少阳证也。少阳与厥阴为表里，邪干其府，故呕而胸胁烦满也。肝主血，故后必便血。(《伤寒准绳》)

五、厥逆之烦躁证治

【原文】

伤寒六七日，脉微，手足厥冷，烦躁，灸厥陰，厥不還者，死。（343）

【名家选注】

成无己曰：伤寒六七日，则正气当复，邪气当罢，脉浮身热，为欲解；若反脉微而厥则阴胜阳也。烦躁者阳虚而争也。灸厥阴以复其阳。厥不还则阳气已绝，不能复正而死。（《注解伤寒论》）

方有执曰：灸，所以通阳也。阳不回，故于法主死也。（《伤寒论条辨》）

第二十三章　发　狂　▷▷▷▷

　　狂者，狂暴之谓。发作时常骂詈不避亲疏，甚至登高逾墙，非其平素所能，多因情志不遂，欲火内炽，心神失守所致。即《内经》曰："重阳则狂""邪并于阳则狂"。《伤寒论》中所述又有外感发狂者，如太阳随经，血瘀下焦，其人如狂之桃核承气汤证、发狂之抵当汤证；以及心阳浮越之桂枝去芍药加蜀漆牡蛎龙骨救逆汤证；此外阴邪留恋，阳气冲击，伏邪将溃亦可见奄然发狂。

第一节　桃核承气汤证

　　本节主要论述血热互结于下焦之发狂证治。

【原文】

　　太陽病不解，熱結膀胱，其人如狂，血自下，下者愈。其外不解者，尚未可攻，當先解其外；外解已，但少腹急結者，乃可攻之，宜桃核承氣湯。（106）

【名家选注】

　　吴贞曰：凡太阳病不解，其邪由经入腑，热结膀胱则血凝蓄。血瘀则心气结，其人故如狂。血自下者愈，邪从血下而解也。其外不解者，当先解其外，宜桂枝汤。外已解，但少腹急痛者，是蓄血也，桃仁承气汤下之。（《伤寒指掌》）

　　尤怡曰：此即调胃承气汤加桃仁、桂枝，为破瘀逐血之剂。缘此证热与血结，故以大黄之苦寒，荡实除热为君，芒硝之咸寒，入血软坚为臣，桂枝之辛温，桃仁之辛润，擅逐血散邪之长为使，甘草之甘，缓诸药之势，俾去邪而不伤正为佐也。（《伤寒贯珠集》）

第二节　抵当汤证

　　本节主要论述瘀热互结下焦之发狂证治。

【原文】

　　太陽病六七日，表證仍在，脉微而沉，反不結胸，其人發狂者，以熱在下焦，少腹當鞕滿，小便自利者，下血乃愈。所以然者，以太陽隨經，瘀熱在裏故也，抵當湯主之。（124）

【名家选注】

　　陈念祖曰：太阳病，六日已过而至七日，正当太阳主气之期，表证仍在，脉则宜浮，今浮微而沉，是邪不在表，而在里矣。太阳之病，内传多是胸膈，今反不结胸，是病不在上而在下矣。其人发狂者，邪热内盛，逼乱神明也。此证以热在下焦，少腹当硬满，然小便与血，皆居少腹，蓄而不行，皆作硬满，若小便自利者，知不在膀胱之气分，而在冲任之血分，必用药以下其血乃愈。所以然者，以太阳之表热，随经而瘀热在少腹之里故也，以抵当汤主之。（《伤寒论浅注》）

周扬俊曰：病势较重，自非桃仁承气足以胜其任，故取水蛭䗪虫之善食血者，一以攻坚而不移，一以破蓄而无定，桃仁润滞，大黄荡热，唯恐其蓄之不去也。名曰抵当，谓舍此何以治之乎？（《伤寒论三注》）

徐大椿曰：桃仁承气乃治瘀血将结之时，抵当乃治瘀血已结之后也。（《伤寒论类方》）

第三节　桂枝去芍药加蜀漆牡蛎龙骨救逆汤证

本节主要论述心阳亏虚，心神不敛，复被痰扰之发狂证治。

【原文】

傷寒脉浮，醫以火迫劫之，亡陽必驚狂，臥起不安者，桂枝去芍藥加蜀漆牡蠣龍骨救逆湯主之。（112）

桂枝去芍藥加蜀漆牡蠣龍骨救逆湯方

桂枝三兩（去皮）　甘草二兩（炙）　生薑三兩（切）　大棗十二枚（擘）

牡蠣五兩（熬）　蜀漆三兩（洗，去腥）　龍骨四兩

上七味，以水一斗二升，先煮蜀漆，減二升，内諸藥，煮取三升，去滓，溫服一升。本云桂枝湯今去芍藥加蜀漆、牡蠣、龍骨。

【名家选注】

王丙曰：伤寒脉浮，汗之可也，然汗为心液，火迫劫之，则汗出多而心阳亦因之外越矣。心液一虚，神气失乎，失守则舍虚，舍虚则痰入，痰入由是而卧则惊，起则狂。不安者，多起少卧，亦才卧即起也。故治惊必先安神，而神之所宅，痰已入之，又必先治其痰。蜀漆，治痰之品也，先煎之则性不急于上涌，而后以桂枝全方，大和其心阳，且加龙牡以安神，使留恋于肾。服后痰自出而心阳自安矣，去芍药者，恶其酸凝也。（《伤寒论注》）

第四节　其　他

本节主要论述阳气勃发，与阴相争之发狂证。

【原文】

陽明病，初欲食，小便反不利，大便自調，其人骨節疼，翕翕如有熱狀，奄然發狂，濈然汗出而解者，此水不勝穀氣，與汗共併，脉緊則愈。（192）

【名家选注】

舒诏曰：此证妙在欲食，可征胃气有权，否则小便不利，势必偏渗大肠，何其大便能自调耶？其人骨节疼者，乃湿邪阻滞经脉也。翕然如有热状者，阳气郁蒸，汗作之兆也。奄然发狂者，伏邪将溃，阳气冲击不能骤开，顿觉不安而欲狂，故少顷即濈然汗出而解也。（《伤寒集注》）

第二十四章 谵语 ▷▷▷▷

谵语，指患者神志不清，妄言乱语。邪热轻者，唯睡中谵语，醒则无矣；邪热重者，即不睡亦谵语；如热极者，詈骂不避亲疏，不识人，此神明之乱也。《伤寒论》中所述谵语，共有七种：一是阳明腑实，燥热亢盛的大承气汤证；二是热实内结，腑气不通，燥屎搏结于肠，浊热上攻于心的小承气汤证；三是腑实初结，燥热内盛，气滞不甚的调胃承气汤证；四是阳明无形邪热炽盛，充斥内外的白虎汤证；五是邪气内陷，少阳枢机不利，相火上炎，心神被扰的柴胡加龙骨牡蛎汤证；六是热扰胸膈的栀子豉汤证；七是热邪深入血室，与血相搏的热入血室证。另外，过汗亡阳、心气散乱、神明无主皆可见谵语。

第一节　大承气汤证

本节主要论述燥屎内结，阳明热实之谵语证治。

【原文】

傷寒，若吐、若下後不解，不大便五六日，上至十餘日，日晡所發潮熱，不惡寒，獨語如見鬼狀。若劇者，發則不識人，循衣摸床，惕而不安，微喘直視，脉弦者生，濇者死。微者，但發熱譫語者，大承氣湯主之。若一服利，則止後服。（212）

【名家选注】

程知曰：此言热归阳明谵语之势重者，而详其微剧死生之候也。若吐、若下，皆伤胃气，故津液亡而邪热内结也。五六日至十余日不大便，日晡所发潮热，不恶寒，至独语如见鬼状，皆谵语之热重者也。其剧者，热甚于内，至正气昏冒而不识人，其手循衣摸床，其筋脉动惕不安，其气微喘，其目直视，五者皆证之至危恶者也，故辨其死生以决之。（《伤寒经注》）

沈金鳌曰：潮热谵狂俱见，症之极重者矣。阅仲景阳明症论中，有单言潮热者，有单言谵语者，有单言发狂者，此条乃独举潮热谵狂而备言之，明乎其症之重，且凭脉以决其生死也。大约病至此，言脉必弦者少，而涩者多，故"弦者生"句轻，看专重在"涩者死"句。欲医者于此，急审其脉，或犹见弦象，则犹有下之一法以救之，不然，可勿药也。（《伤寒论纲目》）

【原文】

二陽併病，太陽證罷，但發潮熱，手足漐漐汗出，大便難而譫語者，下之則

愈，宜大承氣湯。（220）

【名家选注】

成无己曰：本太阳病并于阳明，名曰并病。太阳证罢，是无表证；但发潮热，是热并阳明。一身汗出为热越，今手足黎黎汗出，是热聚于胃也，必大便难而谵语。（《注解伤寒论》）

程知曰：此言热并阳明而谵语，宜用大承气也。并病者，一经证多，一经证少，有归并之势也。（《伤寒经注》）

钱潢曰：此条则言太阳证已罢，但有潮热、手足汗出、大便难而谵语等阳明胃实诸证，应以阳明为治而当下，皆示人以辨证施治之法也。（《伤寒溯源集》）

【原文】

陽明病，讝語有潮熱，反不能食者，胃中必有燥屎五六枚也；若能食者，但鞕耳。宜大承氣湯下之。（215）

【名家选注】

张璐曰：此以能食不能食，辨燥结之微甚也。详仲景言，病人潮热谵语，皆胃中热盛所致，胃热则能消谷，今反不能食，此必热伤胃中津液，气化不能下行，燥屎逆攻于胃之故，故宜大承气汤，急祛亢极之阳，以救垂绝之阴。若能食者，胃中气化自行，热邪原不为盛，津液不致大伤，大便虽硬而不久自行，不必用药反伤其气也。（《伤寒缵论》）

【原文】

汗出讝語者，以有燥屎在胃中，此爲風也。須下者，過經乃可下之。下之若早，語言必亂，以表虛裏實故也。下之愈，宜大承氣湯。（217）

【名家选注】

魏荔彤曰：阳明之为病，原自发热汗出，必里热盛，汗出多，然后胃津耗亡，肠枯屎燥，而谵语始见，此所以有大承气汤攻下之法也……语言者，心之声也，心为阴血之主，风燥伤阴，神明必扰，语言必乱。（《伤寒论本义》）

王丙曰：汗出非汗多也，何以骤见谵语？知其平素胃热，未病之先已有燥屎，今因风邪自汗，胃中津干，故谵语也。燥屎宜下，但恐邪未尽解，下早而乘虚入胃，谵甚则妄，故必过此一经之六七日乃可下也。汗出为表虚，屎燥为里实，辨证既确，下之则愈，此固必用大承气也。（《伤寒论注》）

第二节　小承气汤证

本节主要论述热实内结，腑气不通之谵语证治。

【原文】

陽明病，其人多汗，以津液外出，胃中燥，大便必鞕，鞕則讝語，小承氣湯主之。若一服讝語止者，更莫復服。（213）

【名家选注】

柯琴曰：阳明主津液所生病，故阳明病多汗。多汗是胃燥之因，便硬是谵语之根。一服谵语止，大便虽未利，而胃濡可知矣。（《伤寒论注》）

程知曰：此言谵语因于多汗也。止后服，恐重亡津液也。（《伤寒经注》）

【原文】

陽明病，讝語發潮熱，脉滑而疾者，小承氣湯主之。因與承氣湯一升，腹中轉氣者，更服一升；若不轉氣者，勿更與之。明日又不大便，脉反微濇者，裏虛也，爲難治，不可更與承氣湯也。（214）

【名家选注】

尤怡曰：谵语发潮热，胃实之征也。脉滑而疾，则与滑而实者差异矣，故不与大承气而与小承气也。（《伤寒贯珠集》）

吴谦曰：阳明病，谵语，潮热，脉滑而疾者，是可攻之证脉也。然无濈濈然之汗出，与小便数、大便硬燥实等证，则不可骤然攻之，宜先与小承气汤一升试之。若腹中转失秽气，则知肠中燥屎已硬，以药少未能遽下，所转下者，但屎之气耳。（《医宗金鉴》）

舒诏曰：谵语发潮热，阳明腑证审矣。再验其舌胎干燥，恶热喜冷，则径投大承气急下可也，又何必小承气试之又试为哉？若脉反微涩者，则微为阳虚，涩为液竭，方中宜加参、附以补阳气，归、地以助阴精，此又法中之法也，吾常用之而有验。（《伤寒集注》）

【原文】

下利讝語者，有燥屎也，宜小承氣湯。（374）

【名家选注】

成无己曰：经曰，实则谵语。有燥屎为胃实，下利为肠虚，与小承气汤以下燥屎。（《注解伤寒论》）

汪琥曰：下利者，肠胃之疾也。若谵语则胃家实，与厥阴无与，主肠中有燥屎不得下也。治宜小承气汤者，此半利半结，止须缓以攻之也。或问既下利矣，则热气得以下泄，何由而致谵语有燥屎也？余答云：此系阳明腑实，大热之证，胃中糟粕，为热邪所壅，留着于内，其未成硬者，或时得下，其已成硬者，终不得出，则此燥屎者，为下利之根也。燥屎不得出，则邪热上乘于心，以故谵语。要之此证，须以手按脐腹，当必坚痛，此为有燥屎之征。（《伤寒论辨证广注》）

尤怡曰：谵语者，胃实之征，下利得此，为有燥屎，所谓利者不利是也。与小承气汤下其燥屎，屎去脏通，下利自止，《经》云：通因通用，此之谓也。（《伤寒贯珠集》）

第三节　调胃承气汤证

本节主要论述腑实初结，燥热内盛，气滞不甚之谵语证治。

【原文】

伤寒脉浮，自汗出，小便數，心煩，微惡寒，脚攣急，反與桂枝欲攻其表，此誤也。得之便厥，咽中乾，煩躁，吐逆者，作甘草乾薑湯與之，以復其陽；若厥愈足溫者，更作芍藥甘草湯與之，其脚即伸；若胃氣不和，讝語者，少與調胃承氣湯；若重發汗，復加燒針者，四逆湯主之。（29）

【名家选注】

张璐曰：设胃气不和而谵语，则胃中津液为热所耗，故少与调胃承气汤，以和胃而止其谵语，多与则为下而非和矣。若不知此证之不可汗，而重发其汗，复加烧针，则阳之虚者，必造于亡，阴之无制者，必致犯上无等，此则用四逆汤以回其阳，尚恐不胜，况可兼阴为治乎。（《伤寒缵论》）

张锡驹曰：少阴上火而下水，又胃络上通于心，若君火亢极，以致胃气不和，神气昏乱而谵语者，少与调胃承气汤，上承热气于下；若以桂枝汤重发其汗复加烧针者，阳虚已极，四逆汤主之。（《伤寒论直解》）

吴谦曰：若胃不和而谵语，知为邪已转属阳明，当少少与调胃承气汤，令其微溏，胃和自可愈也。若重发汗者，谓不止误服桂枝汤，而更误服麻黄汤也。或复加烧针劫取其汗，以致亡阳证具，则又非甘草干姜汤所能治，故又当与四逆汤，以急救其阳也。（《医宗金鉴》）

【原文】

太陽病，二日反躁，凡熨其背，而大汗出，大熱入胃，胃中水竭，躁煩必發讝語。十餘日振慄自下利者，此爲欲解也。故其汗從腰以下不得汗，欲小便不得，反嘔，欲失溲，足下惡風，大便鞕，小便當數，而反不數，不多，大便已，頭卓然而痛，其人足心必熱，穀氣下流故也。（110）

【名家选注】

成解已曰：太阳病二日，则邪在表，不当发躁，而反躁者，热气行于里也，反熨其背而发汗，大汗出，则胃中干燥，火热入胃，胃中燥热，躁烦而谵语。（《注解伤寒论》）

方有执曰：躁烦谵语，皆内热也。（《伤寒论条辨》）

【原文】

傷寒，脉弦細，頭痛發熱者，屬少陽。少陽不可發汗，發汗則讝語，此屬胃。胃和則愈，胃不和，煩而悸。（265）

【名家选注】

秦之桢曰：头痛发热，本是太阳汗症，但脉弦而细，此是少阳也，故误用麻黄、桂枝，则谵语。此症全赖胃气冲和可愈，若胃气不和，则烦而悸矣。（《伤寒大白》）

尤怡曰：《经》曰：少阳之至，其脉弦。故头痛发热者，三阳表证所同，而脉弦细，则少阳所独也。少阳经兼半里，热气已动，是以不可发汗，发汗则津液外亡，胃中干燥，必发谵语。云此属胃者，谓少阳邪气并于阳明胃府也。若邪去而胃和则愈；设不

和，则木中之火又将并入心脏，而为烦为悸矣。（《伤寒贯珠集》）

第四节　白虎汤证

本节主要论述阳明无形邪热炽盛，充斥内外之谵语证治。

【原文】

　　三陽合病，腹滿身重，難以轉側，口不仁，面垢，譫語遺尿。發汗則譫語，下之則額上生汗，手足逆冷。若自汗出者，白虎湯主之。（219）

【名家选注】

　　程应旄曰：而见腹满身重者，阳盛于经，里气莫支也；口不仁、谵语者，热淫布胃，气浊识昏也，此是阳明主证……凡阳盛者阴必虚，而热盛者气更伤。汗则伤气，谵语者，胃愈涸也；下则伤阴，额上生汗者，阳无依而上越也，手足逆冷者，阴被夺而热深厥深也。（《伤寒论后条辨》）

　　吴人驹曰：躯壳之际，无非阳邪充塞，口不得如常之柔和，面亦为之尘垢。邪热熏炙，心神皆乱，言语非常。神不能克约，尿为之遗。此皆温热之邪散漫于三焦，而未知孰为头领。若自汗出，则知其外无寒邪闭固，内热可得而清者也，当以白虎汤。当其热郁之时，若从而发之，则本无表寒可发，反触动其热焰，必令谵语益甚。若下之，则胃中本无实邪，反令在下之元阳虚乏，手足为之逆冷，元阳避出于上，额反为之汗。（《医宗承启》）

第五节　柴胡加龙骨牡蛎汤证

本节主要论述邪犯少阳，弥漫三焦，表里俱病，虚实互见之谵语证治。

【原文】

　　傷寒八九日，下之，胸滿煩驚，小便不利，譫語，一身盡重，不可轉側者，柴胡加龍骨牡蠣湯主之。（107）

【名家选注】

　　沈明宗曰：伤寒八九日，邪气尚在三阳表里之间，但少阳居多，当从小柴胡汤和之而为正法，反以承气攻伤胸胃之气，表邪尽陷于胸，痰邪搏结胸中，心君不宁则烦；伤动少阳之气，而气逆则胸满；邪冲于心，心神飞越，故烦惊谵语，一身尽重。此非阳明内实谵语之比也。（《伤寒六经辨证治法》）

　　魏荔彤曰：心阳既为阴邪所乘，斯内乱而语矣。（《伤寒论本义》）

　　吴谦曰：烦惊谵语者，热乘于心，神不宁也。（《医宗金鉴》）

　　邵仙根曰：下后热邪内攻而胸满，邪痹于上也；小便不利，火盛水亏，邪痹于下也；烦惊者，邪动于心，而神明内乱也；谵语者，邪结于胃，此病之在里者也。（《伤寒指掌》）（邵评）

陈念祖曰：谵语，为阳明胃气不和也；一身尽重，不可转侧者，少阳循身之侧，枢机不利故也，以柴胡加龙骨牡蛎汤主之。(《伤寒论浅注》)

第六节 热入血室证

本节主要论述热入血室之谵语证。

【原文】

陽明病，下血讝語者，此爲熱入血室，但頭汗出者，刺期門，隨其實而取之，濈然汗出則愈。(216)

【名家选注】

柯琴曰：血病则魂无所归，心神无主，谵语必发，要知此非胃实，因热入血室而肝实也。肝热心亦热，热伤心气，既不能主血，亦不能作汗，但头有汗，而不能遍身。此非汗吐下法可愈矣，必刺肝之募，引血上归经络，推陈致新，使热有所泄，则肝得所藏，心得所主，魂有所归，神有所依，自然汗出周身，血不妄行，谵语自止矣。(《伤寒论注》)

【原文】

婦人中風，發熱惡寒，經水適來，得之七八日，熱除而脉遲身涼，胸脇下滿，如結胸狀，讝語者，此爲熱入血室也，當刺期門，隨其實而取之。(143)

【名家选注】

成无己曰：谵语者，热入血室而里实。期门者，肝之募，肝主血，刺期者，泻血室之热。审看何经气实，更随其实而泻之。(《注解伤寒论》)

柯琴曰：此言妇人适于经水来时，中于风邪，发热恶寒，此时未虑及月事矣。病从外来，先解其外可知，至七八日，热除身凉脉迟为愈，乃反见胸胁苦满而非结胸，反发谵语而非胃实，何也？脉迟故也。迟为在脏，必其经水适来时，风寒外来，内热乘肝，月事未尽之余，其血必结。当刺其募以泻其结热，满自消而谵语自止，此通因塞用法也。(《伤寒论注》)

钱潢曰：谵语者，邪在阴分，即下文所云昼日明了，暮而谵语，如见鬼状也。(《伤寒溯源集》)

第七节 其 他

一、过汗亡阳，心失所养之谵语证

【原文】

發汗多，若重發汗者，亡其陽，讝語。脉短者死，脉自和者不死。(211)

【名家选注】

汪琥曰：此系太阳病转属阳明谵语之证。本太阳经得病时，发汗多，转属阳明，重发其汗，汗多亡阳，汗本血之液，阳亡则阴亦亏，津血耗竭，胃中燥实而谵语。谵语者，脉当弦实或洪滑，为自和，自和者，言脉与病不相背也，是病虽甚不死。若谵语脉短者，为邪热盛，正气衰，乃阳证见阴脉也，以故主死。(《伤寒论辨证广注》)

张志聪曰：此言汗多亡阳谵语，凭脉而决其死生也。发汗多则亡中焦之津液矣，若重发汗，更亡心主之血液矣。夫汗虽阴液，必由阳气蒸发而出，故汗多重汗则亡其阳，表阳外亡，心气内乱，故谵语。(《伤寒论集注》)

吴谦曰：太阳病，发汗过多，不解，又复重发其汗，以致气液两亡，热邪乘燥传入阳明而生谵语，谵语者，胃热，阳也；脉短者，气衰，阴也。(《医宗金鉴》)

唐宗海曰：此见谵语不尽胃实，心神虚乏亦谵语也。又见心神藏于血中，血脉乏竭则神不可复，故死；血脉流利则神可归宅，故不死。(《伤寒论浅注补正》)

二、少阳病误汗之谵语证

【原文】

若已吐下發汗溫針，讝語，柴胡湯證罷，此爲壞病，知犯何逆，以法治之。(267)

【名家选注】

成无己曰：少阳之邪，在表里之间，若妄吐、下、发汗、温针，损耗津液，胃中干燥，木邪干胃，必发谵语。若柴胡证不罢者，则不为逆；柴胡证罢者，坏病也，详其因何治之逆，以法救之。(《注解伤寒论》)

三、太少并病误汗之谵语证

【原文】

太陽與少陽併病，頭項強痛，或眩冒，時如結胸，心下痞鞕者，當刺大椎第一間、肺俞、肝俞，慎不可發汗。發汗則讝語、脉弦。五日讝語不止，當刺期門。(142)

【名家选注】

成无己曰：少阳之邪，因干于胃，土为木刑，必发谵语。脉弦，至五六日传经尽，邪热去而谵语当止；若复不止，为少阳邪热甚也，刺期门，以泻肝胆之气。(《注解伤寒论》)

方有执曰：谵语者，心火炽而胃土燥也。木火通明，故木盛则火炽，所以弦脉偏见也。(《伤寒论条辨》)

四、太阳病误火之谵语证

【原文】

形作傷寒，其脉不弦緊而弱。弱者必渴，被火必讝語。弱者發熱脉浮，解之當汗出愈。(113)

【名家选注】

成无己曰：若被火气，两热相合，搏于胃中。胃中躁烦，必发谵语。（《注解伤寒论》）

卢之颐曰：若被火者，扰乱热烦，谵妄舛错，亦非热乘中土大实者比，顾热得脉浮，仍属形暑之首，又非麻黄汗法之可除，解之宜桂枝汤。（《仲景伤寒论疏钞金錍》）

张璐曰：被火者谵语，火气伤阴，阳神悖乱也。（《伤寒续论》）

汪琥曰：误被火劫，汗虽不出，风火相合，热搏于胃，胃中躁烦，必至谵语。然此谵语者，非胃实，不可下也。还诊其脉，弱中带浮，邪乃在表，解之之法，当用药使汗出而愈。（《伤寒论辨证广注》）

五、少阴病火劫伤阴之谵语证

【原文】

少陰病，欬而下利譫語者，被火氣劫故也，小便必難，以强責少陰汗也。（284）

【名家选注】

成无己曰：咳而下利，里寒而亡津液也，反以火劫，强责少阴汗者，津液内竭，加火气烦之，故谵语、小便难也。（《注解伤寒论》）

沈明宗曰：少阴邪热在里，当以清热养阴，若以火劫其汗，火邪内攻，津液耗竭，若攻冲于肺则咳，入胃则发谵语，奔迫大肠则下利，注于膀胱，阴水涸竭，故小便必难，因火强责少阴之汗故也。（《伤寒六经辨证治法》）

尤怡曰：少阴之邪，上逆而咳，下注而利矣。而又复谵语，此非少阴本病，乃被火气劫夺津液所致。火劫即温针灼艾之属。少阴不当发汗，而强以火劫之，不特竭其肾阴，亦并耗其胃液，胃干则谵语，肾燥则小便难也。（《伤寒贯珠集》）

第二十五章　不得眠 ▷▷▷▷

不得眠即"失眠"。亦作"不得卧""不得卧寐"等，指难以睡眠。轻者入睡困难，或睡而不实，眠中亦醒；重者彻夜不能入睡。在《伤寒论》中此证病机有四：一是热郁胸膈，上扰心神的栀子豉汤证；二是阴虚有热，水热互结的猪苓汤证；三是阴虚火旺，心肾不交的黄连阿胶汤证；四是阳亡阴盛，虚阳外脱的干姜附子汤证。

第一节　栀子豉汤证

本节主要论述热郁胸膈之不得眠证治。

【原文】

發汗後，水藥不得入口爲逆，若更發汗，必吐下不止。發汗吐下後，虛煩不得眠，若劇者，必反覆顛倒，心中懊憹，栀子豉湯主之；若少氣者，栀子甘草豉湯主之；若嘔者，栀子生薑豉湯主之。(76)

【名家选注】

成无己曰：发汗后，水药不得入口，为之吐逆。发汗亡阳，胃中虚冷也。若更发汗，则愈损阳气，胃气大虚，故吐下不止。发汗吐下后，邪热乘虚客于胸中，谓之虚烦者，热也，胸中烦热郁闷而不得发散者是也。热气伏于里者，则喜睡，今热气浮于上，烦扰阳气，故不得眠。心恶热，热甚则必神昏，是以剧者，反复颠倒而不安，心中懊憹而愦闷。(《注解伤寒论》)

尤怡曰：发汗吐下后，正气既虚，邪气亦衰，乃虚烦不得眠，甚则反复颠倒，心中懊憹者，未尽之邪，方入里而未集，已虚之气，欲胜邪而不能，则烦乱不宁，甚则心中懊憹，郁闷而不能自已也。(《伤寒贯珠集》)

吴谦曰：未经汗吐下之烦多属热，谓之热烦；已经汗吐下之烦多属虚，谓之虚烦。不得眠者，烦不能卧也。(《医宗金鉴》)

陈念祖曰：少阴君火居上，少阴肾水居下，而中土为之交通，若发汗吐下后，上中下三焦，俱为之伤，是以上焦之君火不能下交于肾，下焦之肾水不能上交于心，火独居上，阳不过阴，故心虚而烦；胃络不和，故不得眠。(《伤寒论浅注》)

【原文】

陽明病，脉浮而緊，咽燥口苦，腹滿而喘，發熱汗出，不惡寒反惡熱，身重。若發汗則躁，心憒憒反讝語。若加溫針，必怵惕煩躁不得眠。若下之，則胃中空

虚，客氣動膈，心中懊憹，舌上胎者，梔子豉湯主之。(221)

【名家选注】

尤怡曰：是以汗之而邪不能出于表，则躁，心愦愦然昏乱而谵语；火之而热且扰于中，则怵惕，烦躁不得眠；下之而邪不尽于里，则胃气徒虚，客气内动，心中懊憹。(《伤寒贯珠集》)

吴谦曰：此承前条互发其义，以明其治也。前条表证居多戒不可误下；此表里混淆，脉证错杂，不但不可误下，亦不可误汗也。若以脉浮而紧，误发其汗，则夺液伤阴；或加烧针，必益助阳邪，故谵语烦躁，怵惕愦乱不眠也；或以证之腹满、恶热而误下之，则胃中空虚，客气邪热，扰动胸膈，心中懊憹，舌上生胎，是皆误下之过，宜以梔子豉汤一涌而可安也。(《医宗金鉴》)

第二节　猪苓汤证

本节主要论述阴虚有热，水热互结之不得眠证治。

【原文】

少阴病，下利六七日，欬而呕渴，心烦不得眠者，猪苓汤主之。(319)

【名家选注】

成无己曰：下利不渴者，里寒也。《经》曰：自利不渴者，属太阴，以其脏寒故也。此下利呕渴，知非里寒；心烦不得眠，知协热也。与猪苓汤渗泄小便，分别水谷。(《注解伤寒论》)

方有执曰：下利固乃阴寒甚而水无制，六七日咳而呕渴，心烦不得眠者，水寒相搏，蓄积不行，内闷而不宁也。猪苓汤者，泻利以分清其水谷之二道也，二道清则利无有不止者，利止，则呕渴心烦不待治而自愈矣。(《伤寒论条辨》)

柯琴曰：少阴病，但欲寐，心烦而反不得卧，是黄连阿胶证也。然二三日心烦是实热，六七日心烦是虚烦矣。且下利而热渴，是下焦虚，不能制水之故，非苓、连、芍药所宜。咳呕烦渴者，是肾水不升；下利不眠者，是心火不降耳。凡利水之剂，必先上升而后下降，故用猪苓汤主之，以滋阴利水而升津液，斯上焦如雾而咳渴除，中焦如沤而烦呕静，下焦如渎而利自止矣。(《伤寒论注》)

汪琥曰：上方乃治阳明病热渴引饮、小便不利之剂，上条病亦借用之何也？盖阳明病发热、渴欲饮水、小便不利者，乃水热相结而不行；兹则少阴病下利、咳而呕渴、心烦不得眠者，亦水热搏结而不行也。病名虽异而病源则同，故仲景法同用猪苓汤主之，不过是清热利水兼润燥滋阴之义。(《伤寒论辨证广注》)

张志聪曰：本篇论少阴下利皆主土寒水泄，阳气虚微，此言少阴下利，至六七日则阴尽而阳复。咳者，肺主皮毛而里邪外出也；呕、渴、心烦者，少阴合心主之神而来复于阳也；不得眠者，因于烦也。凡此皆为阳热下利，故以猪苓汤主之。(《伤寒论集注》)

第三节　黄连阿胶汤证

本节主要论述阴虚火旺，心肾不交之不得眠证治。

【原文】

少陰病，得之二三日以上，心中煩，不得臥，黃連阿膠湯主之。（303）

黃連阿膠湯方

黃連四兩　黃芩二兩　芍藥二兩　雞子黃二枚　阿膠三兩（一云三挺）

上五味，以水六升，先煮三物，取二升，去滓，內膠烊盡，小冷，內雞子黃，攪令相得，溫服七合，日三服。

【名家选注】

成无己曰：《脉经》曰：风伤阳，寒伤阴。少阴受病，则得之于寒，二三日已上，寒极变热之时，热烦于内，心中烦，不得卧也。与黄连阿胶汤，扶阴散热。（《注解伤寒论》）

柯琴曰：此病发于阴，热为在里，与二三日无里证而热在表者不同。按少阴受病，当五六日发，然发热于二三日居多。二三日背恶寒者，肾火衰败也，必温补以益阳；反发热者，肾水不藏也，宜微汗以固阳；口燥咽干者，肾火上走空窍，急下之以存津液；此心中烦不得卧者，肾火上攻于心也，当滋阴以凉心肾。（《伤寒论注》）

程知曰：心烦不得卧，是阳热内烦，真阴邪热煎熬也，故以解热滋阴为主治。与芩、连之苦除热，鸡黄、阿胶之甘生血，芍药之酸收阴气而泄邪热。（《伤寒经注》）

钱潢曰：肾家虽有真阴，亦自有真阳作配，又增外入之阳邪，是一水不能胜二火，故使热邪内郁而心烦不得卧，致手足两少阴俱受病也。以黄连阿胶汤主之者，所以泻心家之烦热，益肾脏之真阴也。（《伤寒溯源集》）

黄元御曰：少阴病，但欲卧也。得之二三日以上，心中烦不得卧者，燥土克水而烁心液也。心之液，水之根也，液耗水涸，精不藏神，故心烦不得卧寐。黄连阿胶汤，黄连、芩、芍清君火而除烦热，阿胶、鸡子黄补脾精而滋燥土也。少阴水脏，在阳明则燥土克水，是为不足；在少阴则寒水侮土是为有余。有余则但欲寐，本篇之首章是也；不足则不得卧，阳明篇"时有微热，喘冒不得卧"是也，阳动阴静，异同天渊。（《伤寒悬解》）

陈念祖曰：下焦水阴之气不能上交于君火，故心中烦；上焦君火之气不能下入于水阴，故不得卧。法宜壮水之主，以制阳光，以黄连阿胶汤主之。（《伤寒论浅注》）

第四节　干姜附子汤证

本节主要论述阳气暴虚，阴寒内盛之不得眠证治。

【原文】

下之後，復發汗，晝日煩躁不得眠，夜而安靜，不嘔，不渴，無表證，脉沉微，身無大熱者，乾薑附子湯主之。（61）

【名家选注】

成无己曰：下之虚其里，汗之虚其表，既下又汗，则表里俱虚。阳主于昼，阴欲复，虚不胜邪，正邪交争，故昼日烦躁不得眠；夜阴为主，阳虚不能与之争，是夜则安静。不呕不渴者，里无热也；身无大热者，表无热也。又无表证而脉沉微，知阳气大虚，阴寒气胜，与干姜附子汤，退阴复阳。（《注解伤寒论》）

方有执曰：反下亡阴，阴既虚矣，又复发汗以亡其阳，则阳之虚，比之阴为尤甚。然阳用事于昼，热之烦，阳之亢也。躁虽阴，阳之扰也。不得眠者，阳不能胜阴而争夺于阴也。阳用事于夜，安静者，无阳事也。（《伤寒论条辨》）

柯琴曰：当发汗而反下之，下后不解，复发其汗，汗出而里阳将脱，故烦躁也。昼日不得眠，虚邪独据于阳分也；夜而安静，知阴不虚也。不呕渴，是无里热；不恶寒头痛，是无表证。脉沉微，是纯阴无阳矣；身无大热，表阳将去矣。幸此微热未除，烦躁不宁之际，独任干姜生附，以急回其阳，此四逆之变剂也。（《伤寒论注》）

吴谦曰：既下之以虚其里，复发汗以虚其表，阴阳两虚，阳无所附。夜而安静，不呕不渴，是内无阳证也；无表证，身无大热，脉沉微，是外无阳证也。表里无阳，内外俱阴，唯有昼日烦躁不得眠，一假阳证，则是独阴自治于阴分，孤阳自扰于阳分，非相胜乃相离也，故以干姜附子汤，助阳以配阴。盖以阴虽盛而未相格，阳气微而自不依附也。（《医宗金鉴》）

第五节　其　他

一、汗后伤津胃中干之不得眠证治

【原文】

太陽病，發汗後，大汗出，胃中乾，煩躁不得眠，欲得飲水者，少少與飲之，令胃氣和則愈。若脉浮，小便不利，微熱消渴者，五苓散主之。（71）

【名家选注】

柯琴曰：妄发其汗，津液大泄，故胃中干。汗为心液，汗多则离中水亏，无以济火，故烦。肾中水衰，不能制火，故躁。精气不能游溢以上输于脾，脾不能为胃行其津液，胃不和，故不得眠。（《伤寒论注》）

张锡驹曰：合下四节，论发汗后竭其胃中之津液而为烦渴症也。太阳病，发汗后，大汗，出则阳明水谷之津竭矣，故胃中干也。胃无津液，故烦躁，胃不和，故不得眠。欲得饮水者，阳明燥热之气甚，欲得水寒以滋之也。然不可恣其所欲，宜少少与之，微和润其胃气则愈。（《伤寒论直解》）

陈念祖曰：存津液为治伤寒之要，太阳病，发汗后，大汗出，阳明水谷之津竭矣，故胃中干。土燥于中，心不交肾，则烦；肾不能交心则躁；不得眠，即《内经》所谓胃不和则卧不安者是也。欲得饮水者，人身津液为水之类，内水耗竭，欲得外水以自救，只宜少少与饮之，令胃得水而不干，斯气润而和则愈，切不可误与五苓散。（《伤寒论浅注》）

二、衄家发汗致血虚之不得眠证

【原文】

衄家，不可發汗，汗出必額上陷脉急緊，直視不能眴，不得眠。（86）

【名家选注】

成无己曰：衄者，上焦亡血也。若发汗，则上焦津液枯竭，经络干涩，故额上陷，脉急紧。诸脉者，皆属于目。筋脉紧急则牵引其目，故直视不能眴。眴，瞬，合目也。《针经》曰：阴气虚则目不瞑，亡血为阴虚，是以不得眠也。（《注解伤寒论》）

张璐曰：久惯衄家，清阳之气素伤，更发其汗，以虚其虚，则两额之动脉必陷，故眦急不能卒视，不得眠。盖目与额皆阳明部分也。（《伤寒缵论》）

程应旄曰：清阳之气素伤，更发其汗，是为重虚。额上者，诸阳所聚，阳去则额上陷矣。诸脉皆属于目，目得血而能视，筋脉无血以养，则牵引其目，以致脉紧急，目上瞪而不能合眼矣。卫气夜行于阴则眠，今卫无营主，仅能行于阳而不能行于阴，则不得眠矣。凡遇可汗之证，便不可不顾虑夫阳经之营血有如此者。（《伤寒论后条辨》）

三、少阴病阴阳离决之不得眠证

【原文】

少陰病，脉微細沉，但欲臥，汗出不煩，自欲吐，至五六日自利，復煩躁不得臥寐者死。（300）

【名家选注】

钱潢曰：少阴之见证如此，乃当急温急补之时，失此不治，至五六日而更加自利，乃至不烦之证，至阳欲亡而作烦，阴迫阳而发躁，以但欲寐者而不得卧寐，则阳神飞越，真气败亡而死矣。虽欲温之，所谓渴而穿井，斗而铸兵，不亦晚乎？（《伤寒溯源集》）

陈念祖曰：今则不得卧寐者，是真阳被逼，无所归而飞越也。此皆阳气外脱，主死。（《伤寒论浅注》）

四、阴胜阳亡神越之不得眠证

【原文】

傷寒發熱，下利厥逆，躁不得臥者，死。（344）

【名家选注】

成无己曰：伤寒发热，邪在表也；下利厥逆，阳气虚也；躁不得卧者，病胜脏也。故死。（《注解伤寒论》）

方有执曰：肾主躁，不得卧，脏气绝也。（《伤寒论条辨》）

柯琴曰：厥利不止，脏腑气绝矣；躁不得卧，精神不治矣。（《伤寒论注》）

钱潢曰：躁不得卧者，阴极而虚阳受迫，阳气将绝而躁扰不得安宁，故死也。（《伤寒溯源集》）

第二十六章 衄血 ▷▷▷▷

衄血，即鼻出血。《伤寒论》中所述衄血，有因风寒外束，表闭不开，阳郁热盛，迫于血络所致者，若衄血量多则邪可随衄解，若衄血点滴不畅或虽衄不解，又须以麻黄汤从卫分解之；此外，邪入阳明、气分热盛或热入血分亦可导致衄血。

第一节 麻黄汤证

本节主要论述风寒外束，表闭不开，邪迫血络之衄血证治。

【原文】

傷寒脉浮緊，不發汗，因致衄者，麻黄汤主之。（55）

【名家选注】

张璐曰：衄家不可发汗，亡血家不可发汗，以久衄亡血已多，故不可发汗，复夺其血也。此因当汗不汗，热毒蕴结而成衄，故宜发其汗，则热得汗而衄自止矣。（《伤寒缵论》）

王丙曰：凡杂病鼻衄责其里热，伤寒鼻衄责其表热。表邪出于经则衄为热解，表邪入于经则衄为热郁，其血必不成流，脉虽衄后，仍浮紧也。与麻黄汤，所谓夺汗者无血也。（《伤寒论注》）

第二节 其 他

一、太阳经邪不解，阳郁过甚，以衄代汗之衄血证

【原文】

太陽病，脉浮緊，無汗，發熱，身疼痛，八九日不解，表證仍在，此當發其汗。服藥已微除，其人發煩目瞑，劇者必衄，衄乃解。所以然者，陽氣重故也。麻黄汤主之。（46）

【名家选注】

庞安时曰：脉浮紧无汗，服汤未中病，其人发烦，目瞑，极者必衄，小衄而脉尚浮者，宜麻黄汤。衄后脉已微者，不可再行也。（《伤寒总病论》）

【原文】

太陽病，脉浮緊，發熱，身無汗，自衄者，愈。（47）

【名家选注】

成无己曰：风寒在经，不得汗解，郁而变热，衄则热随血散，故云自衄者愈。（《注解伤寒论》）

【原文】

傷寒，不大便六七日，頭痛有熱者，與承氣湯。其小便清者，知不在裏，仍在表也，當須發汗。若頭痛者，必衄。宜桂枝湯。（56）

【名家选注】

汪琥曰：六七日不大便，明系在里有热，故虽头痛，必是阳明热蒸，此可与承气汤。若其人小便清者，知热不在里，仍在表也，虽不大便六七日，当须发其汗以解在表之热。若头痛不已者，为风寒之邪上壅，热甚于经，势必至衄，须乘其未衄之时，宜用桂枝汤以汗解之。（《伤寒论辨证广注》）

二、风火相灼，迫血于上之衄血证

【原文】

太陽病中風，以火劫發汗，邪風被火熱，血氣流溢，失其常度。兩陽相熏灼，其身發黃。陽盛則欲衄，陰虛小便難。陰陽俱虛竭，身體則枯燥，但頭汗出，劑頸而還，腹滿微喘，口乾咽爛，或不大便，久則譫語，甚者至噦，手足躁擾，捻衣摸床。小便利者，其人可治。（111）

【名家选注】

张锡驹曰：此火攻之危症也。夫风为阳邪，太阳病中风，复以火劫发汗，则邪风被火热之气，逼其血气流溢于外，而失其行阴行阳之常度矣。风火为两阳，风火炽盛，两相熏灼，故其身发黄。阳盛则迫血妄行于上而欲衄，阴虚则津液不足于下而小便难。夫所谓阳盛者，乃风火之阳，非阳气之阳也。（《伤寒论直解》）

三、阳明热入血分致衄

【原文】

陽明病，口燥，但欲漱水，不欲嚥者，此必衄。（202）

【名家选注】

张璐曰：漱水不欲咽，知邪入血分，血为阴，故不能消水也。阳明之脉起于鼻，血得热而妄行，必由清道出也。（《伤寒缵论》）

尤怡曰：阳明口燥欲饮水者，热在气而属腑；口燥但欲漱水不欲咽者，热在血而属经。经中热甚，血被热迫，必妄行为衄也。（《伤寒贯珠集》）

四、阳明气分热盛致衄

【原文】

脉浮發熱，口乾鼻燥，能食者則衄。（227）

【名家选注】

魏荔彤曰：脉浮发热，太阳病尚有存者，而口干鼻燥、能食，虽阳明里证未全成，阳明内热已太盛。热盛则上逆，上逆则引血，血上则衄，此又气足阳充之故，热邪亦随之而泄。(《伤寒论本义》)

第二十七章　恶寒、恶风 ▷▷▷▷

　　恶寒即怕冷、畏寒之意。恶风是有风才恶，恶寒是无风亦自恶，因为恶风与恶寒只是程度轻重不同，故在本教材中归于一章讲授。本证在外感表证或阳虚里证中都可出现。《伤寒论》中所述恶寒、恶风，共有十四种：一是风寒外袭，营卫失调的桂枝汤证；二是营卫不和，经输不利，筋脉失养的桂枝加葛根汤证；三是风寒之邪束表，经输不利的葛根汤证；四是风寒外束，卫阳被遏，营阴郁滞的麻黄汤证；五是风寒外束，阳郁内热的大青龙汤证；六是邪犯少阳，枢机不利的小柴胡汤证；七是表证未除，阳气虚弱的桂枝加附子汤证；八是表证未除，胸阳损伤的桂枝去芍药加附子汤证；九是无形邪热，痞塞心下，兼胃阳不足的附子泻心汤证；十是邪热炽盛，津气两伤的白虎加人参汤证；十一是阴阳两伤，肌肤失温的芍药甘草附子汤证；十二是肾阳虚衰，寒湿内盛的附子汤证；十三是吐利亡阳，火不温土的四逆汤证；十四是吐利过重，阳亡液脱的四逆加人参汤证。此外，由于少阴内寓元阴元阳，少阴阳虚往往多见本证。

第一节　桂枝汤证

　　本节主要论述风寒外袭，营卫失调之恶寒、恶风证治。

【原文】

　　太陽中風，陽浮而陰弱，陽浮者，熱自發，陰弱者，汗自出，嗇嗇惡寒，淅淅惡風，翕翕發熱，鼻鳴乾嘔者，桂枝湯主之。（12）

【名家选注】

　　成无己曰：太阳病，发热汗出者，此为荣弱卫强者是也。嗇嗇者，不足也，恶寒之貌也。淅淅者，洒淅也，恶风之貌也。卫虚则恶风，荣虚则恶寒，荣弱卫强，恶寒复恶风者，以自汗出，则皮肤缓，腠理疏，是亦恶风也。翕翕者，熇熇然而热也，若合羽所复，言热在表也。鼻鸣干呕者，风拥而气逆也。与桂枝汤和荣卫而散风邪也。（《注解伤寒论》）

　　郭雍曰：中风伤寒二证，本以有汗无汗而分，桂枝麻黄二汤，亦分有汗无汗而用。故汗出亦有恶寒者，亦属中风，王叔和亦用桂枝。不以恶寒而改用麻黄者，谓其有汗也。（《伤寒补亡论》）

　　万全曰：其证常自汗出，小便不数，手足温和，或手足指稍露之则微冷，覆之则温，浑身热，微烦而又憎寒，可用桂枝汤。若身无汗，或小便数，或手足逆冷，或不恶寒反恶热者，勿与服。（《伤寒摘锦》）

卢之颐曰：太阳为开，开病故反阖。此方辛甘宣散，能令肌层开发，外入之风使之内出，开阖之枢乃利也。又太阳从本从标，故病则从本而带标，方则从标而逆本，所谓阴阳对待之法。（《仲景伤寒论疏钞金錍》）

柯琴曰：此为仲景群方之魁，乃滋阴和阳，调和营卫，解肌发汗之总方也。凡头痛发热恶风恶寒，其脉浮而弱，汗自出者，不拘何经，不论中风、伤寒、杂病，咸得用此发汗；若妄汗妄下，而表不解者，仍当用此解肌。如所云头痛、发热、恶寒、恶风、鼻鸣干呕等病，但见一症即是，不必悉具，唯以脉弱自汗为主耳。（《伤寒附翼》）

【原文】

太陽病，頭痛，發熱，汗出，惡風，桂枝湯主之。（13）

【名家选注】

柯琴曰：此条是桂枝本证，辨症为主，合此症即用此汤，不必问其为伤寒中风杂病也。今人凿分风寒，不知辨证，故仲景佳方置之疑窟。四症中头痛是太阳本症，头痛发热恶风，与麻黄症同，本方重在汗出，汗不出者，便非桂枝症。（《伤寒论注》）

黄元御曰：风为阳邪，卫为阳气，风邪中人，则阳分受之，故伤卫气。卫秉肺气，其性收敛，风鼓卫气，失其收敛之职，是以汗出。风愈泄而卫愈敛，则内遏营血，郁蒸而为热，是卫气被伤而营血受病也，故伤在卫气而治在营血。桂枝汤甘草大枣补脾精以滋肝血，生姜调脏腑而宣经络，芍药清营中之热，桂枝达营中之郁也。汗者营卫之所蒸泄，孔窍一开而营郁外达，则中风愈矣。（《伤寒悬解》）

第二节　桂枝加葛根汤证

本节主要论述风寒外束，营卫不和，经输不利，筋脉失养之恶风证治。

【原文】

太陽病，項背強几几，反汗出惡風者，桂枝加葛根湯主之。（14）

桂枝加葛根湯方

葛根四兩　麻黃三兩（去節）　芍藥二兩　生薑三兩（切）　甘草二兩（炙）
大棗十二枚（擘）　桂枝二兩（去皮）

上七味，以水一斗，先煮麻黃、葛根，減二升，去上沫，內諸藥，煮取三升，去滓。溫服一升，覆取微似汗，不須歠粥，餘如桂枝法將息及禁忌。臣億等謹按：仲景本論，太陽中風自汗用桂枝，傷寒無汗用麻黃，今證云汗出惡風，而方中有麻黃，恐非本意也。第三卷有葛根湯證，云無汗、惡風，正與此方同，是合用麻黃也。此云桂枝加葛根湯，恐是桂枝中但加葛根耳。

【名家选注】

成无己曰：几几者，伸颈之貌也。动则伸颈，摇身而行，项背强者，动则如之。项背几几者，当无汗，反汗出恶风者，中风表虚也，与桂枝汤以和表，加麻黄葛根以祛风，且麻黄主表实，后葛根汤证云：太阳病，项背强几几，无汗恶风，葛根汤主之。药

味正与此方同。其无汗者，当用麻黄，今自汗出，恐不加麻黄，但加葛根也。(《注解伤寒论》)

方有执曰：邪凑太阳，则项背强，加阳明则颈亦病，故曰几几也。反，转也。言太阳未罢，汗转出不已，而恶风犹在也。以太阳尚在，故用桂枝为主方，以初有阳明，故加葛根为引用。(《伤寒论条辨》)

卢之颐曰：桂枝、麻黄、葛根三药，区分功力，何以别之？曰：悉属象形。桂枝象人经脉，经脉凝涩者流行之，仍使如环之无端也。麻黄象人毛孔，毛孔闭塞者开通之，仍使开阖之无间也。葛根象人理腠，理腠遏闭者分解之，仍使皮肤藏府，交合乎理文，三焦气血，通会于元真也。曰：桂枝之解肌，解肌层之经脉，葛根之解肌，解肌层之理腠，一属贯注，一属敷布之有别欤。曰：然则葛根之与麻黄，互为关键者矣。曰：理腠系毛孔之关机，毛孔系理腠之橐籥，决之开则开，决之阖则阖。理有一息过密，则窍有一息之闭拒，窍有一息之闭拒，则理有一息之过密。欲析其机，必先经脉始，经脉贯注，斯理腠敷布，斯毛孔开阖，否则开者折其开，阖者折其阖，互为关键者以此。(《仲景伤寒论疏钞金錍》)

第三节　葛根汤证

本节主要论述风寒之邪束表，太阳经输不利之恶风证治。

【原文】

太陽病，項背強几几，無汗惡風，葛根湯主之。(31)

【名家选注】

章楠曰：此同为太阳阳明合病，而无汗、恶风是寒闭腠理也，故与桂枝汤中加麻黄开腠，葛根解肌。名葛根汤者，表阳明经之主方，兼开太阳卫分之法也。(《伤寒论本旨》)

柯琴曰：葛根味甘气凉，能起阴气而生津液，滋筋脉而舒其牵引，故以为君。麻黄生姜，能开玄府腠理之闭塞，祛风而出汗，故以为臣。寒热俱轻，故少佐桂芍，同甘枣以和里。此于麻桂二方之间，衡其轻重，而为调和表里之剂也。故用之以治表实，而外邪自解，不必治里虚，而下利自瘳。(《伤寒附翼》)

第四节　麻黄汤证

本节主要论述风寒外束，卫阳被遏，营阴郁滞之恶风证治。

【原文】

太陽病，頭痛發熱，身疼腰痛，骨節疼痛，惡風無汗而喘者，麻黃湯主之。(35)

【名家选注】

柯琴曰：本条不冠伤寒，又不言恶寒而言恶风，先辈言麻黄汤主治伤寒不治中风，似非确论。盖麻黄汤大青龙汤治中风之重剂，桂枝汤葛根汤治中风之轻剂，伤寒可通用

之，非主治伤寒之剂也。(《伤寒论注》)

程知曰：太阳经脉，起目内眦，循头背腰骨，故所过疼痛。疼痛者，重着而痛，若冬气之凝结也。寒邪外来，人身之阳不得宣越，故令发热。寒邪在表，则不复任风寒，故恶风。凡恶寒未有不恶风者，恶风亦未有不恶寒者。故伤寒亦曰恶风，而中风亦曰啬啬恶寒，以交发其义也。寒主闭藏，故令无汗。人身之阳不得宣越于外，则必壅塞于内，故令作喘，喘即前文呕逆之义也。(《伤寒经注》)

第五节　大青龙汤证

本节主要论述风寒外束，阳郁内热之恶寒证治。

【原文】

太陽中風，脉浮緊，發熱惡寒，身疼痛，不汗出而煩躁者，大青龍湯主之。若脉微弱，汗出惡風者，不可服之。服之則厥逆，筋惕肉瞤，此爲逆也。(38)

【名家选注】

成无己曰：此中风见寒脉也。浮则为风，风则伤卫；紧则为寒，寒则伤荣。荣卫俱病，故发热恶寒，身疼痛也。风并于卫者，为荣弱卫强；寒并于荣者，为荣强卫弱。今风寒两伤，则荣卫俱实，故不汗出而烦躁也。(《注解伤寒论》)

方有执曰：病属太阳则脉浮，然浮以候风，紧以候寒。发热者，中风热即发也。恶寒身疼痛，不汗出，皆寒也。风为烦，寒则躁，盖谓风寒俱有而中伤，风多寒少之证，犹指言此风中有寒之谓也。(《伤寒论条辨》)

陈蔚曰：太阳底面便是少阴，少阴证本无汗，而烦躁证少阴太阳俱有之，若太阳中风脉浮，为肌病有欲汗之势，紧为表实，仍不得有汗，是肌与表兼病也。发热为太阳之标病，恶寒为太阳之本病，是标与本俱病也。太阳之气主周身之毫毛，太阳之经夹脊抵腰，身疼痛是经与气并病也。风为阳邪，病甚而汗不出，阳邪内扰，不可认为少阴之烦躁，以致议温有四逆汤，议寒有黄连阿胶汤之误。只用麻黄汤以发表，桂枝汤以解肌，而标本经气之治法俱在其中。去芍药者，恶其苦降，恐引邪陷入少阴也。加石膏者，取其质重性寒，纹理似肌，辛甘发散，能使汗为热隔之证，透达而解，如龙能行云而致雨也。更妙在倍用麻黄，夹石膏之寒尽行于外而发汗，不留于内而寒中，方之所以入神也。(《长沙方歌括》)

第六节　小柴胡汤证

本节主要论述邪犯少阳，枢机不利之恶风证治。

【原文】

傷寒四五日，身熱惡風，頸項强，脇下滿，手足溫而渴者，小柴胡湯主之。(99)

【名家选注】

吴谦曰：伤寒四五日，邪在三阳之时。身热恶风，太阳证也；颈项强，太阳阳明证也；胁下满，手足温而渴，阳明少阳证也。此为三阳合病之始，固当权其孰缓孰急，以施其治。然其人胁下满，手足温而渴，是已露去表入里，归并少阳之机，故独从少阳以为治也。主以小柴胡汤者，和解其表里也。此三阳合病不必悉具柴胡证，而当用柴胡之一法也。（《医宗金鉴》）

陈念祖曰：前言服柴胡汤已而渴者，以法治之，不再用柴胡也，嗣言柴胡不中与者，戒用柴胡也，然有不可泥者。伤寒四五日，为阴虚入阴之期，身热恶风，颈项强，仍在太阳之分，而不入于里阴也。胁下满，得少阳之枢象也。手足温者，是系在太阴，今手足温而渴者，为不涉于太阴，而涉于阳明也。（《伤寒论浅注》）

第七节　桂枝加附子汤证

本节主要论述表证未除，阳气虚弱之恶风证治。

【原文】

太陽病，發汗，遂漏不止，其人惡風，小便難，四肢微急，難以屈伸者，桂枝加附子湯主之。（20）

【名家选注】

汪琥曰：此条乃风寒之邪，始从太阳，直中少阴，其人肌表空疏，卫外之阳本虚，无热可郁，误投麻黄汤，大发其汗，成注云，亡阳脱液，系真寒之证。（《伤寒论辨证广注》）

郑重光曰：太阳中风，本自汗出，误汗遂漏不止，即如水流漓之互辞也。既漏不止，腠理大开，外风复入，而恶风愈甚矣。（《伤寒论条辨续注》）

沈金鳌曰：此四症并见，却以汗不止，小便难为重，以二者由于心肾，故专治之，而恶风四肢急俱痊也。盖太阳虽当汗，汗不止则亡阳，风乘虚入，故又恶风，汗多必津竭，故小便难。四肢者，诸阳之本，阳亡则不能荣筋，故筋急而屈伸不利也。（《伤寒论纲目》）

胡嗣超曰：又有腠理不密，一经发汗，遂如屋之漏水，绵绵不已者，于是卫气虚则恶风，津液伤则小便难，汗暴出则无阳，汗不止则夺阴，阴阳两亏，故四肢微急，难以屈伸也。桂枝汤敛汗液而和营卫，加附子扶阳也。（《伤寒杂病论》）

第八节　桂枝去芍药加附子汤证

本节主要论述表证未除，胸阳损伤之恶寒证治。

【原文】

若微寒者，桂枝去芍藥加附子湯主之。（22）

桂枝去芍藥加附子湯方

桂枝三兩（去皮）　　甘草二兩（炙）　　生薑三兩（切）　　大棗十二枚（擘）

附子一枚（炮，去皮，破八片）

上五味，以水七升，煮取三升，去滓，温服一升。本云桂枝湯，今去芍藥加附子。將息如前法。

【名家选注】

成无己曰：阳气已虚，若更加之微恶寒，则必当温剂以散之，故加附子。（《注解伤寒论》）

邵仙根曰：风寒在经，本无下法，误下而阳气大伤，其脉必促而无力，胸中虚满，按之必软而不痛，乃邪客胸中而无实热，其邪仍在阳分，胃阳固下而伤，寒邪将结而未聚，故用辛甘温药，从阳引而去之。微恶寒者，阳虚而阴气凝聚，前方恐不胜任，故附子以通阳而逐阴邪也。（《伤寒指掌》）（邵评）

第九节　附子泻心汤证

本节主要论述无形邪热，痞塞心下，兼卫阳不足之恶寒证治。

【原文】

心下痞，而復恶寒汗出者，附子瀉心湯主之。（155）

【名家选注】

钱潢曰：伤寒郁热之邪，误入而为痞，原非大实，而复见恶寒汗出者，知其命门真阳已虚，以致卫气不密，故玄府不得紧闭而汗出，阳虚不任外气而恶寒也。（《伤寒溯源集》）

魏荔彤曰：心下痞矣，按之濡不待言矣，而复恶寒汗出者，其关上脉亦必浮。盖表阳外虚而里阴内盛也，仍是前条阳浮于上而不能固守于上焦，为其下阴邪所逼，有飞越之意矣。故阳出而汗必出，汗出而寒必恶。（《伤寒论本义》）

第十节　白虎加人参汤证

本节主要论述邪热炽盛，津气两伤之恶寒证治。

【原文】

傷寒無大熱，口燥渴，心煩，背微恶寒者，白虎加人参湯主之。（169）

【名家选注】

张锡驹曰：太阳循身之背，阳明循身之面，热俱并于阳明，则阳明实而太阳虚，故背微恶寒也。亦以白虎加人参汤主之。（《伤寒论直解》）

吴谦曰：背恶寒，非阳虚恶寒，乃阳明内热熏蒸于背，汗出肌疏，故微恶之也。主白虎汤，以直走阳明，大清其热；加人参者，盖有意以顾肌疏也。（《医宗金鉴》）

舒诏曰：背微恶寒者，即表有寒之谓也。里阳盛极，格除于外，故见微恶寒也。

（《伤寒集注》）

第十一节　芍药甘草附子汤证

本节主要论述阴阳两伤，肌肤失温之恶寒证治。

【原文】

發汗，病不解，反惡寒者，虛故也，芍藥甘草附子湯主之。（68）

芍藥甘草附子湯方

芍藥　甘草（炙）各三兩　附子一枚（炮，去皮，破八片）

上三味，以水五升，煮取一升五合，去滓，分溫三服。疑非仲景方。

【名家选注】

方有执曰：未汗而恶寒，邪盛而表实，仇雠之恶也。已汗而恶寒，邪退而表虚，怯懦之恶也。盖汗出之后，大邪退散，荣气衰微，卫气疏慢，病虽未尽解，不他变而但恶寒，故曰虚，言表气新虚而非病变也。然荣者，阴也，故用芍药之酸以收之；卫者，阳也，阳气疏慢，故用附子之辛以固之，甘草甘平，合荣卫而和谐之，乃国老之所长也。（《伤寒论条辨》）

钱潢曰：发汗病不解者，发汗过多而阳气虚损，故生外寒，仍如未解之状也。恶寒而曰反者，不当恶而恶也。本以发热恶寒而汗之，得汗则邪气当解而不恶寒矣，今病不解而反恶寒者，非风寒在表而恶寒，乃误汗亡阳，卫气丧失，阳虚不能卫外而恶寒也。（《伤寒溯源集》）

陈念祖曰：虚人不宜发汗，汗之则为虚虚，发汗后，病应解而不解，不应恶寒而反恶寒者，以其人本虚故也。虚则宜补，补正即所以却邪，以芍药甘草附子汤主之。（《伤寒论浅注》）

唐宗海曰：须知"虚故也"，是指太阳膀胱之阳虚，盖因发汗大发其阳，卫阳不能托邪外出，故病不解，阳虚故恶寒。用附子为主，以补膀胱之阳虚。其芍药甘草，只是调营气以戢其汗而已。营调则汗液不至太动，阳气复振，则卫外驱邪，病自不留。解"虚"字必指膀胱而言，乃于汗后恶寒及用附子之法，丝丝入扣，幸勿笼统言也。（《伤寒论浅注补正》）

第十二节　附子汤证

本节主要论述肾阳虚衰，寒湿内盛之恶寒证治。

【原文】

少陰病，得之一二日，口中和，其背惡寒者，當灸之，附子湯主之。（304）

附子湯方

附子二枚（炮，去皮，破八片）　茯苓三兩　人參二兩　白朮四兩　芍藥三兩上五味，以水八升，煮取三升，去滓，温服一升，日三服。

【名家选注】

许叔微曰：《素问》云：背为阳，腹为阴。背恶寒者，阳弱也。（《伤寒百证歌》）

成无己曰：少阴客热，则口燥舌干而渴。口中和者，不苦不燥，是无热也。背为阳，背恶寒者，阳气弱，阴气胜也。《经》曰：无热恶寒者，发于阴也。灸之，助阳消阴；与附子汤，温经散寒。（《注解伤寒论》）

方有执曰：口中和，谓不燥不渴，里无热也。少阴之脉贯脊，脊，背吕也。背字从北从肉，北，天地之阴方也。北肉为背，人身偏阴之处也。阳脉在背，根阴之义也……肾居北方，其行属水，生于天一，故曰少阴。然则阴寒凑于少阴，宜乎背恶寒而他处不恶也。灸之以火者，火能助阳而阴自消。主之以附子者，附子温经而寒自散也。人参甘寒，补其气以扶阳于生；芍药酸平，收其阴而为阳之附；茯苓甘淡，淡以利窍逐水以消阴，甘以入心顺心以从阳；术味甘苦，苦以燥湿，制水而燠土，甘以益脾，和中而固本也。（《伤寒论条辨》）

王肯堂曰：背者胸中之府，诸阳受气于胸中而转行于背。《内经》曰：人身之阴阳者，背为阳，腹为阴。阳气不足，阴寒气盛，则背为之恶寒；若风寒在表而恶寒者，则一身尽寒矣。但背恶寒者，阴寒气盛可知，如此条是也。又或乘阴气不足，阳气内陷于阴中，表阳新虚，有背微恶寒者，经所谓伤寒无大热，口燥渴，心烦，背微恶寒，白虎加人参汤主之是也。一为阴寒气盛，一为阳气内陷，何以明之？盖阴寒为病，则不能消耗津液，故于少阴病则曰口中和；及阳气内陷，则热烁津液为干，故于太阳病则口燥舌干而渴也。要辨阴阳寒热不同者，当于口中润燥详之。（《伤寒准绳》）

第十三节　四逆汤证

本节主要论述吐利亡阳，火不温土之恶寒证治。

【原文】

吐利汗出，發熱惡寒，四肢拘急，手足厥冷者，四逆湯主之。（388）

【名家选注】

方有执曰：吐利，四肢拘急，手足厥冷，里阴虚也；汗出，发热，恶寒，表阳衰也。四逆汤，表里合救之剂也。（《伤寒论条辨》）

张锡驹曰：此言四逆汤能滋阴液也。夫中焦之津液，内灌溉于脏腑，外濡养于筋脉。吐则津液亡于上矣，利则津液亡于下矣，汗出则津液亡于外矣。亡于外则表虚而发热恶寒，亡于上下则无以荣筋而四肢拘急，无以顺接而手足厥冷也。宜四逆汤助阳气以生阴液，盖无阳则阴无以生也。（《伤寒论直解》）

尤怡曰：此阳虚霍乱之候。发热恶寒者，身虽热而恶寒，身热为阳格之假象，恶寒为虚冷之真谛也。四肢拘急，手足厥逆者，阳气衰少，不柔于筋，不温于四末也，故宜四逆汤助阳气而驱阴气。（《伤寒贯珠集》）

章楠曰：此以表阳不固，寒邪由太阳直入于里，故吐利又兼汗出，发热恶寒，四肢

拘急而厥逆，表里之证并现也。主以四逆，回脾肾之阳，以散寒邪，里邪去，表亦自和矣。（《伤寒论本旨》）

第十四节　四逆加人参汤证

一、吐利过重，阳亡液脱之恶寒证治

【原文】

恶寒脉微而復利，利止亡血也，四逆加人参湯主之。（385）

四逆加人参湯方

甘草二兩（炙）　附子一枚（生，去皮，破八片）　乾薑一兩半　人参一兩

上四味，以水三升，煮取一升二合，去滓，分温再服。

【名家选注】

成无己曰：恶寒脉微而利者，阳虚阴胜也，利止则津液内竭，故云亡血。（《注解伤寒论》）

柯琴曰：利止而恶寒未罢，仍宜四逆；以其脉微为无血，当仍加人参以通之也。（《伤寒论注》）

尤怡曰：恶寒脉紧者，寒邪在外也。恶寒脉微者，阳虚而阴胜也。则其利为阴寒而非阳热。其止亦非邪尽而为亡血矣。故当与四逆以温里，加人参以补虚益血也。（《伤寒贯珠集》）

二、下后复汗，阴阳两虚之恶寒证治

【原文】

下之後，復發汗，必振寒，脉微細。所以然者，以内外俱虚故也。（60）

【名家选注】

陈念祖曰：下之后，复发汗，则气虚于外，不能熏肤充身，故必振寒，血虚于内，不能营行经脉，故脉微细。所以然者，以误施汗下，内外气血俱虚故也。（《伤寒论浅注》）

第十五节　其　他

一、少阴阳虚寒化之恶寒证

【原文】

少陰病，下利，若利自止，恶寒而踡臥，手足温者，可治。（288）

【名家选注】

方有执曰：下利，阴寒盛也；自止，寒邪退也；恶寒踡臥，其脏本虚寒也。手足属

脾，温者，脾土和也。土和则万物生，故曰可治也。(《伤寒论条辨》)

钱潢曰：阴寒在里，则胃阳不守而下利。若利自止，则知胃气复固，阳气复能自守。恶寒者，阳虚不能胜任外气也。(《伤寒溯源集》)

【原文】

少陰病，惡寒而踡，時自煩，欲去衣被者，可治。(289)

【名家选注】

沈明宗曰：恶寒乃阳微阴盛，而阴主静，故踡；阴邪上逆，阳不归宁，故时自烦而欲去衣被。虽然阳气扰乱不宁，尚在欲脱未脱之际，还可收阳内返，故定可治。(《伤寒六经辨证治法》)

【原文】

少陰病，惡寒身踡而利，手足逆冷者，不治。(295)

【名家选注】

吴谦曰：恶寒，身踡而卧，虽系少阴证，而不至于死。若下利不止，手足逆冷不回，是有阴无阳，即不吐利躁烦，亦不可治也。(《医宗金鉴》)

郑寿全曰：恶寒身蜷而利，阳气下趋已甚，又见手足逆冷，阳将尽也，法在不治之例，能急温之，手足能温者，尚可不死。(《伤寒恒论》)

【原文】

少陰病，四逆惡寒而身踡，脉不至，不煩而躁者死。(298)

【名家选注】

黄元御曰：四逆，恶寒而身踡，阴盛极矣，脉又不至，则阳气已绝，如是则不烦而躁者亦死。盖阳升则烦，阳脱则躁。阳中之阳已亡，是以不烦；阴中之阳欲脱，是以躁也。(《伤寒悬解》)

陈念祖曰：少阴病，阳气不行于四肢，故四逆；阳气不布于周身，故恶寒而身踡；阳气不通于经脉，故脉不至。且不见心烦，而唯见躁扰者，纯阴无阳之中，忽呈阴证似阳，为火将绝而暴张之状，主死。(《伤寒论浅注》)

二、阳明病初起之恶寒证

【原文】

問曰：病有得之一日，不發熱而惡寒者，何也？答曰：雖得之一日，惡寒將自罷，即自汗出而惡熱也。(183)

【名家选注】

方有执曰：不发热而恶寒，起自伤寒也；恶寒将自罢，邪过表也；即自汗出，邪热郁于阳明之肌肉，腠理反开，津液反得外泄也；恶热，里热甚也。此以太阳伤寒传入阳明之外证言。(《伤寒论条辨》)

程应旄曰：初得阳明，表气被阻，故亦有不发热而恶寒证，须臾即化热矣，邪不关表故也。(《伤寒论后条辨》)

汪琥曰：此恶寒者，非比太阳病之恶寒。夫太阳为寒水之经，其表寒必甚；此为阳明病恶寒，阳明为燥金之经，其表实自微，唯其微，故答云：虽得之一日，恶寒将自罢。自罢者，从未发表而寒自已，即自汗出而恶热。自汗出、恶热，乃阳明病入府之外证。（《伤寒论辨证广注》）

【原文】

問曰：惡寒何故自罷？答曰：陽明居中，主土也，萬物所歸，無所復傳，始雖惡寒，二日自止，此爲陽明病也。（184）

【名家选注】

柯琴曰：太阳病八九日，尚有恶寒证，若少阳寒热往来，三阴恶寒转甚，非发汗温中，何能自罢？唯阳明恶寒，未经表散，即能自止，与他经不同。"始虽恶寒"二句，语意在"阳明居中"句上，夫知阳明之恶寒易止，便知阳明为病之本矣。胃为戊土，位处中州，表里寒热之邪，无所不归，无所不化，皆从燥化而为实，实则无所复传，此胃家实所以为阳明之病根也。（《伤寒论注》）

程知曰：言邪入阳明之腑，则恶寒自罢，不复再传也。胃为中土，十二经之所归，既传于胃之里，则不复在于经之表，故恶寒自止，以为阳明病。（《伤寒经注》）

第二十八章　厥　逆 ▷▷▷▷

厥逆不是单独的疾病，而是可以出现于多种疾病过程中的一种症状。人体在正常情况下，阴阳相贯，如环无端，阴阳之气相辅相成，相互维系，气血和顺，则厥逆不生。导致厥逆的病因很多，如寒、热、痰、水等，但其病机皆在于"阴阳气不相顺接"。《注解伤寒论》曰："手之三阴三阳，相接于手十指，足之三阴三阳，相接于足十趾，阳气内陷，阳不与阴相顺接，故手足为之厥冷也。"可见，不论病因属寒、属热、属痰、属水、属虫积，厥逆发生的最终机制都是阴阳经脉之气失调，阴阳气不能顺接于手足。因此，就厥逆的病机而言，是"阴阳气不相顺接"，导致阳气不能正常布达温煦，四肢失温则厥；就其证候特征而言，为"手足逆冷"。

若无形热郁致厥，可用白虎汤清之；假使阳衰寒盛致厥，当用四逆汤；若因胸中实邪阻滞，阳气不得四布所致手足厥冷，宜瓜蒂散吐之；若胃虚水停致厥，当用茯苓甘草汤；若肝胆郁滞化热、肠中阳虚生寒致厥，当用乌梅丸；若血虚寒凝，不能荣于脉中致手足厥寒，治用当归四逆汤；若肝胃气滞，阳郁于里，不能通达于四末，治用四逆散。

第一节　热　厥

本节主要论述热厥重证证治。

【原文】

伤寒脉滑而厥者，里有热，白虎汤主之。（350）

【名家选注】

汪琥曰：伤寒本热病，热伤阳明则脉滑。脉滑者，《脉经》云，往来流利，乃热盛气壅之诊也。脉虽滑而外证见厥，厥者，手足逆冷也。叔和因其手足逆冷，遂撰入厥阴篇。以厥阴者阴之尽，邪伤其经，不分冷热而外证见厥者多，殊不知足阳明胃腑属土，土主四末，腑热亢极，则气壅而血不流通，以故四肢之末见厥，在里则燥热实盛，乃厥深热亦深也，故宜用白虎汤以解其里热。（《伤寒论辨证广注》）

钱潢曰：滑者，动数流利之象，无沉细微涩之形，故为阳脉。滑主痰食，又主胃实，乃伤寒郁热之邪在里，阻绝阳气，不得畅达于四肢而厥，所谓厥深热亦深也。为阴经之邪复归阳明，故当清泻胃热，而以白虎汤主之。（《伤寒溯源集》）

柯琴曰：脉微而厥为寒厥，脉滑而厥为热厥，阳极似阴之证，全凭脉以辨之。然必烦渴引饮，能食而大便难，乃为里有热也。（《伤寒来苏集》）

吴谦曰：伤寒脉微细，身无热，小便清白而厥者，是寒虚厥也，当温之。脉乍紧，身无热，胸满而烦厥者，是寒实厥也，当吐之。脉实，大小便闭，腹满硬痛而厥者，热实厥也，当下之。今脉滑而厥，滑为阳脉，里热可知，是热厥也，然内无腹满痛不大便之证，是虽有热而里未实，不可下而可清，故以白虎汤主之。(《医宗金鉴》)

第二节 寒 厥

本节主要论述阳虚阴寒盛之厥证治。

【原文】

大汗出，热不去，内拘急，四肢疼，又下利厥逆而恶寒者，四逆汤主之。(353)

【名家选注】

陈念祖曰：大汗身热四肢疼，皆是热邪为患，而仲景使用四逆汤者，以外有厥逆恶寒之证，内有拘急下利之候，阴寒之象内外毕露，则知大汗为阳气外亡，身热由虚阳外越，肢疼为阳气内脱。不用姜附以急温，虚阳有随绝之患，其辨证处，又只在恶寒下利也。总之，仲景辨阳经之病，以恶热不便为里实，辨阴经之病，以恶寒下利为里虚，不可不知。(《伤寒论浅注》)

柯琴曰：治之失宜，虽大汗出而热不去，恶寒不止，表未除也。内拘急而下利，里寒已发，四肢疼而厥冷，表寒又见矣，可知表热里寒者，即表寒亡阳者矣。(《伤寒来苏集》)

第三节 痰 厥

本节主要论述痰食阻滞于胸之厥证治。

【原文】

病人手足厥冷，脉乍紧者，邪结在胸中，心下满而烦，饥不能食者，病在胸中，当须吐之，宜瓜蒂散。(355)

【名家选注】

张志聪曰：曰病人者，非厥阴之为病，而亦非外受之寒邪也，以手足厥冷，故列于厥阴篇中。(《伤寒论集注》)

吴谦曰：病人手足厥冷，若脉微而细，是寒虚也。寒虚者可温可补；今脉乍紧者，是寒实也，寒实者宜温宜吐也。时烦吐蛔，饥不能食，乃病在胃中也；今心中烦满，饥不能食，是病在胸中也。寒饮实邪，壅塞胸中，阳气为邪所遏，不能外达四肢，是以手足厥冷，胸满而烦，饥不能食也。当吐之，宜瓜蒂散涌其在上之邪，则满可消而厥可回矣。(《医宗金鉴》)

第四节 水 厥

本节主要论述阳虚水停中焦之厥证治。

【原文】

伤寒厥而心下悸，宜先治水，当服茯苓甘草汤，却治其厥。不尔，水渍入胃，必作利也。(356)

【名家选注】

汪琥曰：此条乃厥阴病热，消渴以后之变证也。成注引《金匮》云，水停心下则悸，兹则厥而心下悸者，明系消渴饮水多，寒饮留于心下，胸中之阳不能四布，故见厥，此非外来之寒比也。故仲景之法，宜先治水，须与茯苓甘草汤，而治厥之法却在其中，盖水去则厥自除也。不尔者，谓不治其水也。不治其水，水渍而下入于胃，必作湿热利也。诸家注皆以阴寒为厥，谓仲景另有治厥法，误矣。

又：茯苓甘草汤，兼治厥而心下悸，实防水渍入胃之药。胃，土也，补土所以胜水，故用茯苓甘草，又生姜辛温，亦能助胃，桂枝虽走太阳之药，其辛温之性，亦能借以助胃而散水。又胃，阳也，水，阴也，胃有积水，则阳气不能四布，姜桂之性，用以行胃阳而外达于四肢之间，却治厥也。譬之热证多服寒药，当以辛热之药从治，同一理耳。(《伤寒论辨证广注》)

魏荔彤曰：此厥阴预防下利之法。盖病至厥阴，以阳升为欲愈，邪陷为危机。若夫厥而下利，则病邪有陷无升，所以先治下利为第一义，无论其厥之为寒为热，而俱以下利为不可犯之证。如此条厥而心下悸者，为水邪乘心，心阳失御之故。见此则治厥为缓，而治水为急，何也？厥犹可从发热之多少以审进退之机；水则必趋于下，而力能牵肠下坠者也。法当用茯苓甘草汤以治水，使水通而下利不作，此虽治末，实治本也。若不治水，则水渍入胃，随肠而下，必作下利，利作则阳有降无升，厥利何由而止，故治厥必先治水也。(《伤寒论本义》)

第五节 蛔 厥

本节主要论述上热下寒，蛔虫内扰之厥证治。

【原文】

伤寒脉微而厥，至七八日肤冷，其人躁无暂安时者，此为藏厥，非蛔厥也。蛔厥者，其人当吐蛔。今病者静，而复时烦者，此为藏寒，蛔上入其膈，故烦，须臾复止，得食而呕，又烦者，蛔闻食臭出，其人常自吐蛔。蛔厥者，乌梅丸主之。又主久利。(338)

【名家选注】

章楠曰：脏厥者，邪已入脏，故肤冷，其元阳将亡，心神散乱，故躁无暂安时，危笃之死证也。蛔厥者，邪在厥阴之经，故手足冷而肤不冷，是肝热胃寒，蛔不能安，故当吐蛔。蛔不动时，其人则静，非如脏厥之躁无暂安时，而亦不吐蛔，以此为辨也。病人本静，得食而呕又烦者，因蛔闻食臭出上于膈，当自吐蛔。蛔厥者，主以乌梅丸，平厥阴之邪，扶脾胃之阳，故又主久利。以寒热错杂之病，故并用寒热之药，为厥阴之主方，其脏厥无方治，可知为死证也。（《伤寒论本旨》）

第六节　血　厥

本节主要论述血虚寒凝，血脉不畅之厥证治。

【原文】

手足厥寒，脉细欲绝者，当归四逆汤主之。（351）

当归四逆汤方

当归三两　桂枝三两（去皮）　芍药三两　细辛三两　甘草二两（炙）　通草二两　大枣二十五枚（擘，一法，十二枚）

上七味，以水八升，煮取三升，去滓，温服一升，日三服。

【名家选注】

陆彭年曰：手足厥寒，脉细欲绝，则四逆汤为正方。今当归四逆汤虽以四逆名，其方乃桂枝汤去生姜，加当归、细辛、通草，故前贤多疑之，钱氏柯氏以为四逆汤中加当归，如茯苓四逆汤之例。今案本方方意，实为肌表活血之剂，血被外寒凝束，令手足厥寒，脉细欲绝，初非阳虚所致。日本医以本方治冻疮，大得效验，可以见其活血之功焉。（《伤寒论今释》）

钱潢曰：四肢为诸阳之本，邪入阴经，致手足厥而寒冷，则真阳衰弱可知，其脉微细欲绝者，《素问·脉要精微论》云，脉者，血之府也。盖气非血不附，血非气不行，阳气既已虚衰，阴血自不能充实，当以四逆汤温复其真阳，而加当归以营养其阴血，故以当归四逆汤主之。（《伤寒溯源集》）

第七节　气　厥

本节主要论述少阴阳气内郁，不达四末之厥证治。

【原文】

少阴病，四逆，其人或咳，或悸，或小便不利，或腹中痛，或泄利下重者，四逆散主之。（318）

【名家选注】

柯琴曰：厥冷四逆有寒热之分。胃阳不敷于四肢为寒厥，阳邪内扰于阴分为热厥。然四肢不温，故厥者必利。先审泻利之寒热，而四逆之寒热判矣，下利清谷为寒，当用姜、附壮元阳之本。泄利下重为热，故用芍药、枳实酸苦涌泄之品以清之。不用芩、连者，以病于阴而热在下焦也。更用柴胡之甘平者以散之，令阴火得以四达，佐甘草之甘凉以缓其下重，合而为散，散其实热也。用白饮和服，中气和而四肢阴阳自接，三焦之热自平矣。（《伤寒来苏集》）

主要参考书目 ▷▷▷▷

[1]（宋）许叔微.伤寒百证歌注［M］.上海：上海科学技术出版社，2000.

[2]黄竹斋.伤寒杂病论汇通读本［M］.北京：学苑出版社，2019.

[3]森立之.伤寒论考注［M］.北京：学苑出版社，2001.

[4]聂惠民，王庆国，高飞.伤寒论集解［M］.北京：学苑出版社，2001.

[5]（金）成无己.注解伤寒论［M］.北京：中国医药科技出版社，2018.

[6]（清）柯琴.伤寒来苏集［M］.北京：中国医药科技出版社，2016.

[7]（清）尤在泾.伤寒贯珠集［M］.北京：中国中医药出版社，2008.